R. Schneider

Heilpraktikerprüfung II

Rolf Schneider

Heilpraktikerprüfung II

Vorbereitung auf die amtsärztliche Überprüfung
mit kommentierten Antworten

URBAN & FISCHER IM GUSTAV FISCHER VERLAG
Ulm · Stuttgart · Jena · Lübeck

Zuschriften und Kritiken sowie weitere Prüfungsfragen an:
Rolf Schneider, Schiestlstraße 26, 97080 Würzburg

Wichtiger Hinweis: Die Erkenntnisse in der Medizin unterliegen laufendem Wandel durch Forschung und klinische Erfahrungen. Der Autor dieses Werkes hat große Sorgfalt darauf verwendet, daß die in diesem Werk gemachten therapeutischen Angaben (insbesondere hinsichtlich Indikation, Dosierung und unerwünschten Wirkungen) dem derzeitigen Wissensstand entsprechen. Das entbindet den Benutzer dieses Werkes aber nicht von der Verpflichtung, anhand der Beipackzettel zu verschreibender Präparate zu überprüfen, ob die dort gemachten Angaben von denen in diesem Buch abweichen, und seine Verordnung in eigener Verantwortung zu bestimmen.

Die deutsche Bibliothek – CIP-Einheitsaufnahme

Schneider, Rolf:
Heilpraktikerprüfung / Rolf Schneider. – Ulm ; Stuttgart ; Jena ;
Lübeck : G. Fischer
Bd. 2. Vorbereitung auf die amtsärztliche Überprüfung mit
kommentierten Antworten. – 1. Aufl. – 1999
    ISBN 3-437-55106-X

Alle Rechte vorbehalten
1. Auflage 1999

99 00 01 02 03   5 4 3 2 1

© 1999 Urban & Fischer im Gustav Fischer Verlag · Ulm · Stuttgart · Jena · Lübeck

Das Werk einschließlich aller seiner Teile ist urheberrechtlich geschützt. Jede Verwertung außerhalb der engen Grenzen des Urheberrechtsgesetzes ist ohne Zustimmung des Verlages unzulässig und strafbar. Dies gilt insbesondere für Vervielfältigungen, Übersetzungen, Mikroverfilmungen und die Einspeicherung und Verarbeitung in elektronischen Systemen.

Lektorat: HP Andreas Beutel, Ulm
Redaktion: Ildikó Vogel, Ulm; Vera Kommer, Heidenheim
Herstellung: Birgit Dahl, Ulm
Satz: Laupp & Göbel GmbH, Nehren
Druck und Bindung: Franz Spiegel Buch GmbH, Ulm
Umschlaggestaltung: prepress ulm GmbH, Ulm
Titelphotographie: MEV Verlag, Augsburg
Graphik: S. 283 G. Raichle

Gedruckt auf $100\,g/m^2$ Recystar mit 1,3 f. Volumen aus 100 % Altpapier.

Printed in Germany

Den Menschen gewidmet, die mich förderten,
durch leidvolle Erfahrungen ebenso wie durch liebevolle Zuwendung
zu reifen und erwachsen zu werden.

Danksagung

Einen herzlichen Dank an Frau Ildikó Vogel und dem Lektorenteam unter der Leitung von Frau Dr. Schmidt und Herrn Andreas Beutel vom Urban & Fischer Verlag, die dieses Werk in vielfacher Hinsicht unterstützten.

Vorwort

Die große Resonanz aus der Studentenschaft zahlreicher Schulen, vieler autodidaktisch lernender HeilpraktikeranwärterInnen und nicht zuletzt die Kommentare in den Medien zeigen, daß die Gedanken, die ich mir bei der Gestaltung des ersten Bandes gemacht habe, im vorliegenden Band konsequent weitergeführt werden sollen.

Kurze prägnante Kommentare zu allen in den Fragen vorkommenden Aussagen helfen dem Lernenden, zur angestrebten Prüfungsreife zu gelangen.

Rolf Schneider, Würzburg 1998

Themenübersicht

		Seite
1.	Herz	1
2.	Kreislauf	31
3.	Blut und Immunsystem	51
4.	Nervensystem und Psyche	75
5.	Lunge und Bronchialsystem	115
6.	Magen-Darm-Trakt und Verdauung	139
7.	Stoffwechsel	171
8.	Harnapparat und Niere	197
9.	Labor und Hygiene	209
10.	Infektionskrankheiten	227
11.	Berufs- und Gesetzeskunde	249
12.	Muskel- und Skelettsystem	271
13.	Themenübergreifende Fragen	293
	Literatur	341

Die Lösungsvorschläge unterliegen oft einer Frageninterpretation.
Dies kann bei der Korrektur gleicher Fragen durch das Gesundheitsamt zu differierender Auslegung betreffs der richtigen Antworten führen.
Eventuell differierende Gesetze der verschiedenen Bundesländer oder zwischenzeitliche Novellierungen bei Gesetzesfragen können nicht berücksichtigt werden.

Lösungsschema für die Verknüpfungsfragen (Weil-Fragen)

Antwort	erste Aussage	zweite Aussage	Verknüpfung
A	richtig	richtig	richtig
B	richtig	richtig	falsch
C	richtig	falsch	
D	falsch	richtig	
E	falsch	falsch	

? 1.1 Prüfen Sie die folgenden Aussagen über Herzklappenfehler:

1. Die Aortenklappeninsuffizienz (Schließunfähigkeit der Aortenklappe) ist der häufigste erworbene Herzklappenfehler.
2. Bei der Mitralklappeninsuffizienz hört man auskultatorisch einen auffallenden (betonten) ersten Herzton.
3. Die Mitralklappenstenose (Stenose = Verengung) führt nicht selten zu blau-rötlichen Wangen und Lippenzyanose („Mitralgesicht").
4. Bei der Mitralinsuffizienz ist eine große Blutdruckamplitude auffallend.
5. Die Aortenklappenstenose führt häufig zu einer stark tastbaren Pulswelle.

Welche Aussage(n) ist/sind richtig?

A) nur 3.
B) 1. und 2.
C) 4. und 5.
D) 2., 4. und 5.
E) Alle Aussagen sind richtig.

? 1.2 Welche Maßnahme(n) ergreifen Sie bei einem Herz-Kreislauf-Stillstand?

1. Beatmung
2. externe Herzmassage
3. Beine hochlagern (für venösen Rückfluß)
4. Gabe von Strophantin D6

Welche Aussage(n) ist/sind richtig?

A) nur 1.
B) 1. und 2.
C) 1. und 3.
D) 1., 2. und 3.
E) Alle Aussagen sind richtig.

→ 1.1 Lösung: A)

Erörterung: Bei einer Herzklappenstenose ist der Blutfluß durch die betroffene Klappe durch eine Verengung gestört; bei einer Herzklappeninsuffizienz ist der Klappenverschluß nicht vollständig, so daß es zu einem Blutrückfluß kommt.

1. Erworbene Herzklappenfehler entstehen meist aufgrund einer Infektion mit Streptokokken, die entweder direkt auf den Herzklappen wachsen oder diese infektallergisch (rheumatisches Fieber) beeinträchtigen. Es entstehen so meist Herzklappenstenosen, unter denen die *Mitralklappenstenose* die häufigste ist.

2. Bei der Auskultation der Mitralklappeninsuffizienz ist im Anschluß an einen leisen ersten Herzton ein systolisches Decrescendo- oder Bandgeräusch zu hören. Bei der Mitralklappen*stenose* hingegen ist ein paukender ersten Herzton hörbar.

3. Bei der Mitralklappenstenose kommt es durch mangelnde Füllung der linken Herzkammer u.a. zu Symptomen wie (Belastungs-) Dyspnoe, Leistungsminderung, nächtlichem Husten, Hämoptoe und Facies mitralis (gerötete Wangen und Lippenzyanose).

4. Nicht bei der Mitral-, sondern bei der *Aortenklappeninsuffizienz* ist eine große Blutdruckamplitude auffällig. Durch das große Schlagvolumen (das Blut fließt in der Diastole z.T. wieder in den Ventrikel zurück) kommt es zu einem hohen systolischen Druck; aufgrund des Windkesseldefekts der Aorta durch den Blutreflux ist der diastolische Druck erniedrigt.

5. Die Aortenklappenstenose geht mit niedrigem Blutdruck und kleiner Blutdruckamplitude einher. Bei der *Aortenklappeninsuffizienz* hingegen ist die Pulswelle durch den hohen systolischen und den niedrigen diastolischen Blutdruck besonders gut zu tasten. Diese pulsatorischen Phänomene sind häufig schon mit bloßem Auge zu sehen, z.B. durch Pulsationen der Karotiden, durch den Kapillarpuls nach leichtem Druck auf einen Fingernagel oder durch pulssynchrones Kopfnicken.

→ 1.2 Lösung: B)

Erörterung: Der Herz-Kreislauf-Stillstand ist charakterisiert durch Pulslosigkeit mit fehlendem Herzschlag bei der Auskultation, Bewußtlosigkeit, Atemstillstand und weite, lichtstarre Pupillen.

1. + 2. Nach der Freimachung der Atemwege (evtl. mit Entfernung von Fremdkörpern aus dem Mund-Rachen-Bereich) wird der Patient Mund-zu-Mund bzw. Mund-zu-Nase beatmet. Danach sollte sofort mit der Herzdruckmassage begonnen werden; dazu muß der Patient flach auf einer harten Unterlage liegen, der Druckpunkt ist das untere Sternumdrittel.
Die Beatmung geschieht im Wechsel mit der Herzdruckmassage, das Verhältnis beträgt bei einem Helfer 2:15, bei zwei Helfern 1:5.

3. Bei der kardiopulmonalen Reanimation muß der Patient flach auf einer harten Unterlage liegen. Bei Patienten im Schock hingegen werden die Beine hochgelagert, um den venösen Rückfluß zum Herzen zu verbessern.

4. Das Homöopathikum Strophantin D6 ist indiziert bei nervösen kardialen Angstzuständen oder Angina pectoris. Dabei wirkt es bei längerer Einnahme unterstützend.

? **1.3 Zu den Symptomen bei Digitalis-Überdosierung gehören:**

1. Farbensehen
2. Übelkeit
3. Ausschlag
4. Atemnot

Welche Aussage(n) ist/sind richtig?

A) nur 1.
B) 1. und 2.
C) 1. und 3.
D) 1. und 4.
E) Alle Aussagen sind richtig.

? **1.4 Was sollte bei einem kumarinpflichtigen Patienten nicht durchgeführt werden (Quick 20 %)?**

A) intravenöse Injektion
B) intramuskuläre Injektion
C) Blutentnahme
D) subkutane Injektion

Welche Aussage ist richtig?

1.3 Lösung: B)

 Erörterung: Die in verschiedenen Pflanzen vorhandenen Digitalisglykoside sind herzwirksam. Sie steigern u.a. die Kontraktilität des Herzens; überdosiert führen sie zur Digitalisvergiftung.

 1. + 2. Zu den zentralnervösen Symptomen bei Digitalis-Überdosierung gehören Farbensehen (1.), Übelkeit (2.), Kopfschmerzen und evtl. Neuralgien.

3. Allergische Reaktionen werden bei Glykosiden nicht beobachtet.

 4. Auch Atemnot tritt bei Digitalisintoxikation nicht auf.

 1.4 Lösung: B)

 Erörterung: Kumarine wirken gerinnungshemmend, da sie die Synthese der Vitamin-K-abhängigen Gerinnungsfaktoren in der Leber hemmen.

Bei Kumarineinnahme haben die Patienten eine verlängerte Blutungszeit und eine erhöhte Blutungsgefahr. Daher sollten sie keine intramuskulären Injektionen erhalten. Bei erfolgter intravenöser Injektion oder Blutentnahme sollte die Einstichsstelle länger als normal zugedrückt werden, damit keine Einblutung ins Gewebe entsteht (dennoch bilden sich meist Hämatome aus).

1.5 Wo entspringen die Herzkranzgefäße?

A) aus dem linken Ventrikel
B) aus der Aorta
C) aus dem rechten Ventrikel
D) unterhalb der Aortenklappe aus der Aortenwurzel

Welche Aussage ist richtig?

1.6 Welche Symptome sind typisch für eine Rechtsherzinsuffizienz?

1. Leberschwellung (Hepatomegalie)
2. Nykturie
3. Schwellung der Knöchel (Ödeme)
4. Atemnot
5. Stauungsgastritis

Welche Aussage(n) ist/sind richtig?

A) nur 3.
B) 1. und 2.
C) 1., 2. und 3.
D) 1., 2., 3. und 5.
E) Alle Aussagen sind richtig.

→ 1.5 Lösung: B)

 Erörterung: Die Blutversorgung des Herzens.

Die Sauerstoffversorgung des Herzens wird von den beiden Herzkranzgefäßen, der Arteria coronaria dextra und der Arteria coronaria sinistra, übernommen. Sie entspringen beide der Aortenwurzel *oberhalb* der Aortenklappe.

→ 1.6 Lösung: E)

 Erörterung: Die Rechtsherzinsuffizienz ist eine Form der Herzinsuffizienz mit unzureichender Leistung des rechten Ventrikels; sie kann zu einem Rückstau des Blutes in den großen Kreislauf mit Anstieg des Venendrucks führen.

 1. Hepatomegalie kann ein Stauungszeichen sein, da das Blut sich über die untere Hohlvene (Vena cava inferior) bis in die Leber zurückstaut und dort eine Leberschwellung verursacht.

 2. Lagerungsbedingt kommt es nachts zu einem Rückfluten der peripher gesammelten Flüssigkeit zum Herzen, und das erhöhte Volumen wird über die Nieren ausgeschieden, was zur Nykturie führt.

 3. Ödeme der unteren Extremitäten durch einen Blutrückstau können auf eine Rechtsherzinsuffizienz hinweisen.

 4. Bei der Linksherzinsuffizienz kommt es typischerweise durch einen Stau im kleinen Kreislauf mit Lungenödem zu Atemnot (Dyspnoe) und Husten. Jedoch auch bei einer fortgeschrittenen (dekompensierten) Rechtsherzinsuffizienz können Dyspnoe und Zyanose auftreten, da die Lunge bei Belastung (und später auch in Ruhe) unzureichend durchblutet wird.

 5. Da die Leber ihr venöses Blut in die untere Hohlvene abgibt, staut sich bei Rechtsherzinsuffizienz das Blut in die Leber und auch in die Venen von Magen, Milz und in die obere Mesenterialvene zurück. Der Blutstau in den Magenvenen führt zur oben genannten Stauungsgastritis.

? 1.7 Welche ist die wichtigste Maßnahme bei einem Herzinfarkt?

A) Schmerzbekämpfung
B) Sauerstoffgabe
C) Ruhigstellung
D) notfallmäßige Einweisung ins Krankenhaus

Welche Aussage ist richtig?

? 1.8 Wohin kann der Schmerz bei Angina pectoris (außer typischerweise in den linken Arm) einstrahlen?

1. in den rechten Bauch
2. in Hals und Unterkiefer
3. in die rechte Schulter
4. in den linken Unterbauch

Welche Aussage(n) ist/sind richtig?

A) nur 3.
B) 1. und 3.
C) 2. und 4.
D) 1., 2. und 3.
E) Alle Aussagen sind richtig.

→ 1.7 Lösung: D)

Erörterung: Der Herzinfarkt ist eine ischämiebedingte Nekrose des Herzgewebes meist aufgrund einer Koronarstenose. Der Mangel an Sauerstoff bestimmt im wesentlichen das Ausmaß der Schädigung.

Der Herzinfarkt kann ein lebensgefährliches Geschehen darstellen, bei dem die rasche ärztliche Hilfe die Überlebenschancen des Patienten erheblich erhöht. Der Patient sollte, noch bevor er in das Krankenhaus eingeliefert wird (oder auf dem Weg dorthin), im Notarztwagen mit Sauerstoff per Nasensonde und, falls nötig, mit Medikamenten zur Ruhigstellung und Schmerzbekämpfung versorgt werden.

→ 1.8 Lösung: D)

Erörterung: Eine Angina-pectoris-Symptomatik ist meist Ausdruck einer arteriosklerotischen Veränderung der Herzkranzarterien, die vorwiegend bei Belastung auftritt, d. h. das Herz bekommt aufgrund der fortgeschrittenen Arteriosklerose zu wenig Sauerstoff.

1. + 2. + 3. Typisch für Angina pectoris sind die vorwiegend hinter dem Brustbein lokalisierten Schmerzen, die in umliegende Körperregionen ausstrahlen können. Dies betrifft vor allem die linke, aber auch die rechte Körperhälfte.

4. Schmerzen im linken Unterbauch können beispielsweise durch eine Entzündung im Eierstock (Ovar) oder im Sigmoid entstehen; sie haben nichts mit einer Angina-pectoris-Symptomatik zu tun.

? 1.9 Symptome bei Angina pectoris sind:

A) Atemnot
B) Zyanose
C) Husten
D) Auswurf

Welche Aussage ist richtig?

? 1.10 Welche der folgenden Maßnahmen ist vorrangig bei Herzinfarkt?

A) Krankenhauseinweisung
B) intravenöse Strophantingabe mit 0,6 mg pro Kilogramm Körpergewicht
C) Sauerstoffgabe
D) Gabe von schmerzlindernden Mitteln

Welche Aussage ist richtig?

→ 1.9 Lösung: A)

Erörterung: Das typische Symptom bei Angina pectoris ist der drückende, stechende, einengende Schmerz hinter dem Brustbein.

 A) Patienten mit Angina pectoris können außerdem über Atemnot, Angst und Übelkeit klagen.

 B) Zyanose bedeutet eine blau-rote Verfärbung der Haut und Schleimhäute infolge der Abnahme des Sauerstoffgehalts im Blut. Sie tritt z. B. bei Schock, Herzinsuffizienz, verschiedenen Lungenerkrankungen oder bei angeborenen Herzfehlern auf.

 C) Der Hustenreflex wird duch entzündliche (z. B. durch Lungenentzündung), mechanische (z. B. durch einen Fremdkörper), chemische (durch Rauch oder Dämpfe) oder thermische (extrem warme/kalte Luft) Reize ausgelöst. Husten ist kein Symptom der Angina pectoris.

 D) Husten kann produktiv (mit Auswurf) oder nonproduktiv („trocken", ohne Auswurf) sein.

→ 1.10 Lösung: A)

Erörterung: Der Herzinfarkt kann für den Patienten ein lebensgefährliches Geschehen darstellen und bedarf daher einer sofortigen ärztlichen Behandlung.

 A) Bei einem akutem Herzinfarkt ist es besonders wichtig, den Patienten so schnell wie möglich per Notarztwagen und mit ärztlicher Transportbegleitung in ein Krankenhaus bringen zu lassen. Der gefährlichste Zeitraum für den Patienten sind die ersten 72 Stunden!

 B) Strophantin ist ein Herzglykosid und bei Herzinfarkt nicht indiziert. Herzglykoside werden u. a. bei manifester chronischer Herzinsuffizienz eingesetzt, da sie die Kontraktilität des Herzens steigern.

 C + D) Der Patient sollte, noch bevor er in das Krankenhaus eingeliefert wird (oder auf dem Weg dorthin), im Notarztwagen mit Sauerstoff per Nasensonde und, falls nötig, mit Medikamenten zur Ruhigstellung und Schmerzbekämpfung versorgt werden.

? 1.11 Wo können Schmerzen bei einem Myokardinfarkt (außer in der linken Schulter und dem linken Arm) noch auftreten?

1. im Kinn bzw. Unterkiefer
2. im Hals
3. im rechten Arm
4. im rechten Oberbauch

Welche Aussage(n) ist/sind richtig?

A) nur 3.
B) nur 4.
C) 2. und 3.
D) 1., 2. und 3.
E) Alle Aussagen sind richtig.

? 1.12 Wie wirkt sich eine Digitalisüberdosierung aus? Durch:

1. Appetitlosigkeit
2. Übelkeit und Erbrechen
3. Farbensehen
4. Tachykardie
5. Verwirrtheit

Welche Aussagen sind richtig?

A) Keine der Aussagen ist richtig.
B) 1., 2. und 3.
C) 1., 2. und 5.
D) 2., 3., 4. und 5.
E) Alle Aussagen sind richtig.

→ 1.11 Lösung: E)

Erörterung: Typisch für einen Herzinfarkt sind die intensiven, lang anhaltenden Angina-pectoris-Schmerzen, die durch Ruhe oder Nitroglyzerin kaum beeinflußbar sind.

Die hinter dem Brustkorb lokalisierten Schmerzen können in die umliegenden Körperregionen ausstrahlen, z. B. in Unterkiefer, Kinn, Hals, Arme, Rücken und Oberbauch.

→ 1.12 Lösung: E)

Erörterung: Digitalisglykoside sind hauptsächlich bei manifester chronischer Herzinsuffizienz indiziert, da sie die Kontraktilität des Herzen steigern. Die therapeutische Breite ist gering, so daß es leicht zur Überdosierung mit Vergiftungserscheinugen kommen kann.

Bei einer Digitalisintoxikation können auftreten:
- *kardiale Symptome:* Hierzu zählen alle Herzrhythmusstörungen, z. B. Extrasystolen, Tachykardie (4.)
- *gastrointestinale Symptome:* Übelkeit, Erbrechen (2.), Durchfall, Bauchschmerzen, Appetitlosigkeit (1.).
- *neurotoxische Symptome:* Müdigkeit, Kopfschmerzen, Seh- und Farbsehstörungen (3.), Verwirrtheit (5.), psychotische Symptome bis zu Halluzinationen, Delir und Bewußtseinsstörungen.

? ## 1.13 Prüfen Sie folgende Aussagen zum Herzen:

1. Es ist ein muskulöses Hohlorgan.
2. Während der Anspannungsphase der Kammern sind alle Herzklappen geöffnet.
3. Während der Anspannungsphase der Kammern sind alle Herzklappen geschlossen.
4. Kurz vor Ende der Kammerdiastole (Entspannung) erfolgt die Vorhofkontraktion.
5. Die Mitralklappe trennt den rechten Vorhof von der rechten Kammer.

Welche Aussagen sind richtig?

A) 1. und 3.
B) 1. und 5.
C) 1., 2. und 4.
D) 1., 3. und 5.
E) 1., 4. und 5.

? ## 1.14 Woher werden die Herzkranzgefäße mit Blut versorgt?

A) aus der Aorta
B) aus der Aorta, unmittelbar unterhalb der Aortenklappe
C) aus den Lungenarterien
D) aus dem Herzen selbst

Welche Aussage ist richtig?

→ 1.13 Lösung: A)

Erörterung: Hier wird das Wissen über Anatomie und Physiologie des Herzens gefragt.

✓ **1.** Das Herz ist ein muskulöses Hohlorgan, das durch wechselnde Kontraktionen und Erschlaffung von Vorhöfen und Kammern den Blutstrom in den Gefäßen in Bewegung hält.

F **2.** Wären alle Klappen geöffnet, ließe sich kein Druck aufbauen, der letztendlich die Taschenklappen öffnet und die Austreibung des Blutes aus den Kammern ermöglicht.

✓ **3.** Die Systole kann in eine Anspannungs- und eine Austreibungsphase unterteilt werden. Während der *Anspannungsphase* steigt der Kammerdruck (bei geschlossenen Klappen) solange an, bis der Aorten- bzw. Pulmonalarteriendruck erreicht ist.
Während der *Austreibungsphase* wächst der Druck noch weiter, die Taschenklappen öffnen sich und ein Teil des Blutes (Schlagvolumen) wird von den Kammern in die Aorta bzw. Pulmonalarterie befördert. Nach Erreichen des maximalen systolischen Drucks fällt der Druck wieder bis unter den Aorten- (bzw. Pulmonalarterien-) druck, so daß die Taschenklappen zuschlagen.

F **4.** Während der *gesamten* Kammerdiastole erfolgt die Vorhofkontraktion.

F **5.** Das Herz ist durch eine Scheidewand (Septum) in eine rechte und eine linke Hälfte geteilt. Das rechte Herz wird durch die Trikuspidalklappe, das linke durch die Mitralklappe in Vorhof und Kammer unterteilt.

→ 1.14 Lösung: A)

Erörterung: Die Blutversorgung des Herzens.

 A) Die rechte und linke Herzkranzarterie (Arteriae coronariae dextra et sinistra) entspringen aus der Aorta *oberhalb* der Aortenklappe. Sie erhalten ihr Blut in der Kammerdiastole, wenn das zurückfließende Blut die Aortenklappe schließt.

 B) Würden die Herzkranzgefäße unterhalb der Aorta entspringen, müßten sie die hohen Drücke, die in der Systole aufgebaut werden, aushalten.

 C) In die Lungenarterien fließt sauerstoffarmes Blut, das vom rechten Ventrikel in die Lunge gepumpt wird.

 D) Dieser Ausdruck ist sehr ungenau; wahrscheinlich ist der linke Ventrikel gemeint, aus dem die Herzkranzgefäße nicht entspringen.

? 1.15 Schmerzen bei Angina pectoris treten häufig im linken Arm auf. Wohin können sie ausstrahlen?

1. in den Unterkiefer
2. in die Halsregion
3. in den rechten Oberbauch oder den rechten Arm
4. in die linke Schulter

Welche Aussage(n) ist/sind richtig?

A) nur 3.
B) 2. und 3.
C) 1., 2. und 3.
D) 2., 3. und 4.
E) Alle Aussagen sind richtig.

? 1.16 Sie haben einen männlichen Patienten, der über starke präkordiale Schmerzen klagt, die plötzlich aufgetreten sind und sich bei Ruhe nicht bessern. Vor kurzem habe der Patient einen Infekt gehabt. Auskultatorisch hören Sie ein systolisch und diastolisch persistierendes kratzend-schabendes Geräusch. Welche Diagnose ist am wahrscheinlichsten?

A) Perikarditis
B) Interkostalneuralgie
C) Rippenfraktur
D) Lungenerkrankung

Welche Aussage ist richtig?

→ 1.15 Lösung: E)

 Erörterung: Schmerzlokalisation bei Angina pectoris.

Die hinter dem Brustkorb lokalisierten Schmerzen können in die umliegenden Körperregionen ausstrahlen, z. B. in Unterkiefer, Kinn, Hals, Arme, Rücken und Oberbauch.
Die Schmerzen kommen meist in der linken Körperhälfte vor, können aber auch rechts auftreten.

→ 1.16 Lösung: A)

 Erörterung: Differentialdiagnose bei Schmerzen im Brustkorb.

✓ **A)** Eine Entzündung des Herzbeutels (Perikarditis) kann im Rahmen eines Infekts auftreten und ist dabei am häufigsten viral bedingt. Eine trockene Perikarditis äußert sich durch stechenden Schmerz hinter dem Brustbein, der sich im Liegen und in tiefer Inspiration verstärkt. Ein schabendes systolisch-diastolisches Reibegeräusch ist bei der Auskultation zu hören.

F **B)** Bei einer Neuralgie beruhen die Schmerzen auf der Irritation oder Schädigung eines Nerven und sind auf sein Ausbreitungsgebiet beschränkt. Dies hat nichts mit dem auskultatorischen Befund zu tun.

F **C)** Eine Rippenfraktur kann zwar präkordiale Schmerzen verursachen, bedingt aber ebenfalls nicht den auskultatorischen Befund.

F **D)** Eine Lungenerkrankung (z. B. Pneumonie) kann Schmerzen im Brustkorb hervorrufen. Zu den typischen Symptomen einer Lungenerkrankung gehören aber eher Luftnot, Husten mit Auswurf und Zyanose.

? 1.17 Welche der folgenden Erkrankungen kommt/kommen als Ursache für ein chronisches Rechtsherzversagen in Frage?

1. Asthma bronchiale
2. chronische Bronchitis mit Obstruktion (Verlegung, Verstopfung) der Bronchien
3. Lungenemphysem (Lungenblähung)
4. wiederkehrende Lungenembolien
5. Pulmonalklappenstenose (Stenose = Verengung)

Welche Aussage(n) ist/sind richtig?

A) nur 2.
B) nur 5.
C) 2. und 5.
D) 1., 2., 3. und 5.
E) Alle Aussagen sind richtig.

? 1.18 Prüfen Sie folgende Aussagen über das Herz:

1. Es hat einen dreischichtigen Wandaufbau: Endokard, Myokard und Epikard.
2. Die Tätigkeit des Herzens ist nicht vom vegetativen Nervensystem beeinflußbar.
3. Die Steuerung der Herztätigkeit geht vom Sinusknoten aus, der in der Wand des rechten Vorhofs liegt.
4. Die Pulmonalklappe liegt zwischen linkem Vorhof und linker Kammer.
5. Zwischen rechtem Vorhof und rechter Kammer liegt eine Taschenklappe.

Welche Aussage(n) ist/sind richtig?

A) nur 1.
B) 1. und 3.
C) 1., 2. und 4.
D) 2., 3. und 5.
E) Alle Aussagen sind richtig.

→ 1.17 Lösung: E)

Erörterung: Bei den genannten Erkrankungen kann es bei langjährigem Krankheitsverlauf zu einer Widerstandserhöhung im kleinen Kreislauf und somit zu einer Druckbelastung des rechten Herzens kommen, bis der rechte Ventrikel nicht mehr imstande ist, das Blut ausreichend weiterzupumpen. Dieses Krankheitsbild wird auch Cor pulmonale genannt.

☑ **1. + 2. + 3.** Chronisches Asthma bronchiale und chronische Bronchitis können eine Lungenüberblähung verursachen, bei der die Lungengefäße komprimiert werden und der Widerstand im arteriellen Schenkel des Lungenkreislaufs ansteigt.

☑ **4.** Rezidivierende Lungenembolien erhöhen den intraarteriellen Widerstand im Lungengewebe und können ebenfalls zur pulmonalen Hypertension führen.

☑ **5.** Durch eine angeborene oder erworbene Pulmonalklappenstenose liegt eine Verengung zwischen der rechten Herzkammer und der zur Lunge führenden Arterie vor. Eine Rechtsherzinsuffizienz entsteht, wenn das rechte Herz nicht mehr in der Lage ist, das Blut gegen den überhöhten Druck zu befördern.

→ 1.18 Lösung: B)

Erörterung: Die Anatomie des Herzens.

☑ **1.** Das *Endokard* stellt die innerste Schicht der Herzwand dar; sie besteht aus einer einschichtigen Lage von Endothelzellen und kleidet die Hohlräume des Herzens vollständig aus. Eine besondere Differenzierung sind die Herzklappen. Das *Myokard* ist aus typischem Herzmuskelgewebe aufgebaut. Das *Epikard* ist eine seröses, dem Herzen anliegende Blatt des Perikards.

F **2.** Die Steuerung der Herztätigkeit erfolgt über das vegetative Nervensystem. Hierbei wirken die Äste des Sympathikus beschleunigend, die des Parasympathikus verlangsamend.

☑ **3.** Der Sinusknoten ist im rechten Vorhof an der Einmündungsstelle der oberen Hohlvene lokalisiert. Er liefert den elektrischen Reizimpuls für die Erregung des Herzens.

F **4. + 5.** Zwischen den Vorhöfen und den Kammern liegen die Segelklappen, im rechten Herzen die Trikuspidal-, im linken Herzen die Mitralklappe. Zwischen der linken Kammer und der Aorta liegt die Aortenklappe, zwischen der rechten Kammer und der Pulmonalarterie die Pulmonalklappe.

Herz 19

? 1.19 Welche der folgenden Symptome treten bei Rechtsherzinsuffizienz auf?

1. Zyanose
2. Aszites
3. Stauungsleber
4. gestaute Halsvenen
5. Ödeme in den Beinen

Welche Aussagen sind richtig?

A) 1. und 4.
B) 3. und 4.
C) 2., 3. und 5.
D) 3., 4. und 5.
E) Alle Aussagen sind richtig.

? 1.20 Eine ältere Patientin beklagt sich bei Ihnen, weil sie seit einiger Zeit sehr schlecht schlafe; nachts habe sie starken Husten oft mit schaumigem Auswurf. Im Bett brauche sie viele Kopfkissen, sonst finde sie gar keine Ruhe. Wenn sie einen Hustenanfall bekomme, müsse sie gleich aufstehen und ans Fenster gehen, sonst bekomme sie keine Luft. Um welche Erkrankung könnte es sich am ehesten handeln?

A) Lungenödem infolge chronischer Herzinsuffizienz
B) chronische Bronchitis
C) Asthma bronchiale
D) Bronchialkarzinom
E) Angina pectoris

Welche Aussage ist richtig?

→ 1.19 Lösung: E)

Erörterung: Bei der Rechtsherzinsuffizienz ist die Pumpleistung der rechten Kammer herabgesetzt, was einen Blutrückstau in den großen Kreislauf mit Anstieg des Venendrucks verursacht.

✓ **1.** Bei einer fortgeschrittenen Rechtsherzinsuffizienz können Dyspnoe und Zyanose auftreten, da die Lunge bei Belastung (und später auch in Ruhe) unzureichend durchblutet wird.

✓ **2. + 3.** Aus der Leber fließt das Blut in die untere Hohlvene. Bei einer Rechtsherzinsuffizienz kommt es zu einem Rückstau des Blutes in die Leber, was sich u.a. durch eine Lebervergrößerung bemerkbar machen kann. Ist der Druck hoch genug, tritt Flüssigkeit aus den Venen in den freien Bauchraum über und sammelt sich dort als Aszites.

✓ **4.** Im Rahmen einer Rechtsherzinsuffizienz können auch die Halsvenen, deren Blut über die obere Hohlvene in das rechte Herz fließt, gestaut sein.

✓ **5.** Der Anstieg des Venendrucks in den Beinen bewirkt die Diffusion von Flüssigkeit in das Gewebe.

→ 1.20 Lösung: A)

Erörterung: Bei einem Lungenödem sind die Lungen mit Flüssigkeit, die aus den Kapillaren ausgetreten ist, gefüllt.

✓ **A)** Die Linksherzinsuffizienz verursacht einen Stau im kleinen Kreislauf mit Lungenödem. Bei Flachlagerung durchzieht die Flüssigkeit das ganze Lungengewebe wie einen Schwamm, die Hochlagerung bringt Erleichterung, da sich die Flüssigkeit im unteren Bereich der Lunge ansammelt und der Rest des Lungengewebes normal ventiliert werden kann. Patienten mit einem Lungenödem husten häufig schaumiges Sputum ab.

F **B)** Die chronische Bronchitis ist durch Husten mit Auswurf in mindestens je drei Monaten zweier aufeinanderfolgender Jahre gekennzeichnet. Das Sputum ist glasig-zäh bzw. bei bakterieller Infektion eitrig und riecht evtl. fötide. Patienten mit chronischer Bronchitis schlafen nicht typischerweise mit erhöhtem Oberkörper.

F **C)** Asthma bronchiale ist eine reversible Atemwegsobstruktion infolge Entzündung und bronchialer Hyperreaktivität. Das Leitsymptom ist die anfallsweise auftretende Atemnot, bei der der Patient einen quälenden Hustenreiz verspürt und ein verlängertes Exspirium mit Stridor zeigt. Diese Patienten sitzen typischerweise im Anfall aufrecht und nehmen ihre Atemhilfsmuskulatur in Anspruch (z.B. durch Aufstützen der Arme auf die Knie).

F **D)** Das Bronchialkarzinom zeigt unspezifische Symptome wie Husten, Dyspnoe und Thoraxschmerzen, die meist erst im fortgeschrittenen Stadium auftreten. Blutiges Stutum kann ebenfalls ein Spätsymptom sein.

F **E)** Bei einem Angina-pectoris-Anfall leidet der Patient unter Schmerzen hinter dem Brustbein, die ausstrahlen können in Hals, Unterkiefer, Schulter, Arme und Oberbauch.

? 1.21 Welche Aussage trifft zu?

Die Komplikationsrate beim akuten Herzinfarkt ist am höchsten ...

A) in den ersten Stunden.

B) nach 6–8 Tagen.

C) nach 6–8 Wochen.

D) nach 6–8 Monaten.

E) Keine der Aussagen trifft zu.

? 1.22 Beurteilen Sie die folgende Aussagenkombination:

Bei einem akuten Lungenödem aufgrund von Linksherzversagen sollte flach
gelagert werden,
weil
bei einem Lungenödem eine Drucksteigerung im kleinen Kreislauf erreicht
werden sollte.

Welche Aussage ist richtig?

Antwort	erste Aussage	zweite Aussage	Verknüpfung
A	richtig	richtig	richtig
B	richtig	richtig	falsch
C	richtig	falsch	
D	falsch	richtig	
E	falsch	falsch	

→ **1.21 Lösung: A)**

Erörterung: Beim akuten Herzinfarkt, auch Myokardinfarkt genannt, handelt es sich um das Absterben eines Bereiches des Herzgewebes, hervorgerufen durch eine Minderdurchblutung des entsprechenden Gewebes. Meistens entsteht diese durch eine zunehmende Verkalkung der Herzkranzgefäße mit Einengung des Gefäßquerschnittes.

A) Die häufigste Komplikation eines akuten Herzinfarktes stellen Herzrhythmusstörungen dar, dies beinhaltet bradykarde und tachykarde Störungen. Bei knapp einem Fünftel der Herzinfarktpatienten tritt ein gefährliches Kammerflimmern auf, dies geschieht meistens in den ersten vier Stunden nach Infarkteintritt, dabei vermindert sich die Auswurffunktion des Herzens drastisch, Folge kann ein kardiogener Schock sein.

B) Eine weitere Komplikation ist das Einreißen des Herzgewebes, ausgehend von den abgestorbenen und in narbiger Umbildung befindlichen Bezirken bei natürlich weiterbestehender Pumpbelastung des Herzens. Das spielt sich in der Regel in der ersten Woche ab und verläuft meistens tödlich. Weiterhin können sich in dieser Zeit auch Herzwandaneurysmen ausbilden, das sind unphysiologische Aussackungen der geschädigten Herzwand, die häufig zu einer verminderten Herzleistung (Herzinsuffizienz) führen.

C + D) Spätere Komplikationen treten seltener auf, allerdings versterben innerhalb eines Jahres etwa 20 % der Patienten, die einen Herzinfarkt überlebt haben.

→ **1.22 Lösung: E)**

Erörterung: Bei einem Lungenödem befindet sich Flüssigkeit, die aus den Lungenkapillaren ausgetreten ist, im Gewebe und in den Alveolen.
Die häufigste Ursache des Lungenödems ist die Linksherzinsuffizienz, bei der aufgrund der Drucksteigerung im kleinen Kreislauf die Flüssigkeit aus den Gefäßen in das Gewebe übertritt.
Patienten mit einem Lungenödem sollten aufrecht sitzend gelagert werden, da sich die Flüssigkeit im unteren Bereich der Lunge ansammeln und das restliche Lungengewebe besser belüftet werden kann. Dabei wird der Druck im kleinen Kreislauf gesenkt.

? 1.23 Bei welchem Herzklappenfehler ist die Blutdruckamplitude erhöht?

A) Aortenklappeninsuffizienz
B) Mitralklappenstenose
C) Pulmonalklappenstenose
D) Aortenklappenstenose

Welche Aussage ist richtig?

? 1.24 Sie stellen einen akuten Herz-Kreislauf-Stillstand fest. Der Patient hat keinen palpablen Karotispuls, keine Herzgeräusche und keine Lichtreaktion der beidseits weiten Pupillen. Was können Sie noch feststellen?

1. Atemstillstand
2. Schnappatmung
3. knisterndes Atemgeräusch
4. Krämpfe

Welche Aussage(n) ist/sind richtig?

A) Keine der Aussagen ist richtig.
B) nur 1.
C) 1. und 4.
D) 2. und 4.
E) Alle Aussagen sind richtig.

→ **1.23 Lösung: A)**

 Erörterung: Symptomatik bei verschiedenen Herzklappenfehlern.

✓ **A)** Bei der Aortenklappeninsuffizienz fließt ein Teil des Blutes in der Diastole in die linke Kammer zurück, da die Aortenklappe nicht genügend schließt. Leitsymptome sind daher eine große Blutdruckamplitude (der systolische Druck ist erhöht, der diastolische erniedrigt) und ein schneller Puls.

F **B)** Die Mitralklappenstenose hat v. a. Auswirkung auf den kleinen Kreislauf, da die Füllung der linken Kammer behindert ist; das Blut staut sich in die Lungengefäße zurück.

F **C)** Bei der Pulmonalklappenstenose kommt es zur Druckbelastung des rechten Ventrikels bis hin zur Rechtsherzinsuffizienz. Leichtere Formen sind beschwerdefrei, in schweren Fällen treten Belastungsdyspnoe und eine periphere Zyanose auf.

F **D)** Bei einer leichten Aortenklappenstenose bestehen oft keine Beschwerden; treten Symptome auf, so besteht bereits eine höhergradige Aortenstenose. Symptome sind blasses Aussehen, niedriger Blutdruck mit kleiner Amplitude, Belastungsdyspnoe und Schwindel. Eine Linksherzinsuffizienz kann sich entwickeln.

→ **1.24 Lösung: B)**

 Erörterung: Der Herz-Kreislauf-Stillstand ist definiert durch das Fehlen einer leistungsfähigen Herzfunktion, weshalb das Blut nicht mehr im Organismus zirkulieren kann.

✓ **1.** Außer den oben genannten Symptomen sind Atemstillstand, Bewußtlosigkeit und blasse, graue oder zyanotische Haut feststellbar.

F **2. + 3.** Bei einem Herz-Kreislauf-Stillstand atmet der Patient nicht.

F **4.** Krämpfe sind unwillkürliche Kontraktionen der Muskulatur, z. B. bei Tetanus, Epilepsie, Wadenkrampf usw. Sie treten nicht bei einem Herz-Kreislauf-Stillstand auf.

? ## 1.25 Wie entstehen Herzklappenfehler?

1. nach rheumatischem Fieber
2. durch Streuung eines Zahnwurzelherdes
3. durch Ablagerung von Streptokokkenantikörpern
4. durch Leberzirrhose

Welche Aussage(n) ist/sind richtig?

A) Keine der Aussagen ist richtig.
B) nur 1.
C) 2. und 4.
D) 1., 2. und 3.
E) Alle Aussagen sind richtig.

? ## 1.26 Beurteilen Sie folgende Aussagen über Angina pectoris:

1. Physische und psychische Belastung können einen Anfall auslösen.
2. Beruhigung lindert Symptome.
3. Eine opulente Mahlzeit kann einen Anfall verstärken.
4. Nitratgabe hilft.
5. Interkostalneuritis ist eine häufige Ursache.

Welche Aussage(n) ist/sind richtig?.

A) nur 1.
B) 1. und 3.
C) 1. und 4.
D) 2., 3. und 4.
E) 1., 2., 3. und 4.

→ 1.25 Lösung: D)

Erörterung: Ätiologie von Herzklappenfehlern.

1. + 3. Das rheumatische Fieber ist eine entzündliche Erkrankung, die nach einer Infektion des oberen Respirationstraktes mit β-hämolysierenden Streptokokken der Gruppe A auftritt. Sie kann sich an Herz, Gelenken, zentralem Nervensystem, Haut- und Subkutangewebe manifestieren. Der Organismus reagiert auf die Streptokokken mit Produktion von Antikörpern (infektinduzierte Autoimmunreaktion), die im Sinne einer Kreuzreaktion auch auf das Herzgewebe reagieren. Bei Klappenbefall sind v. a. die Mitral-, seltener die Aortenklappe betroffen.

2. Bakterien, die beispielsweise aus dem Mundraum stammen und in die Blutbahn gelangen, können sich auf den Herzklappen (v. a. wenn diese schon vorgeschädigt sind) absiedeln und diese schädigen. Nicht nur die Vorschädigung des Herzens, sondern auch die Virulenz der Erreger und die Abwehrlage des Patienten bestimmen das Krankheitsbild.

4. Eine Leberzirrhose ist durch die Zerstörung der Läppchen- und Gefäßstruktur der Leber mit knotigem Umbau gekennzeichnet. Sie ist Spätfolge verschiedener Lebererkrankungen, z. B. bei Alkoholabusus oder nach Virushepatitis.

→ 1.26 Lösung: E)

Erörterung: Die Angina pectoris ist eine Manifestationsform der koronaren Herzerkrankung (KHK), deren Ursache zu 95 % eine stenosierende Arteriosklerose der Herzkranzgefäße ist.

1. + 4. Bei einem Angina-pectoris-Anfall kommt es aufgrund eines kurzzeitigen Sauerstoffmangels im Herzmuskel zu einer reversiblen Ischämie mit typischen Schmerzen hinter dem Brustbein. Auslösende Faktoren sind körperliche und psychische Belastungen. Bei Nitratgabe und Beendigung der körperlichen Anstrengung verschwinden die Schmerzen, da die Herzkranzgefäße erweitert und wieder besser durchblutet werden.

2. Vor allem bei psychischer Belastung kann Beruhigung die Schmerzen lindern.

3. Kalte Außentemperaturen und ein voller oder geblähter Magen können die Schmerzen verstärken.

5. Eine Interkostalneuritis hat nichts mit Angina pectoris zu tun. Bei einer Neuritis beruhen die Schmerzen auf der Irritation oder Schädigung eines Nerven und sind auf sein Ausbreitungsgebiet beschränkt.

? 1.27 Patienten mit Herzneurose haben ein erhöhtes Risiko für ...

1. einen akuten Kreislaufstillstand.
2. einen Herzinfarkt.
3. hypochondriale Selbstbeobachtung mit Aktivitätseinschränkungen.
4. Leberkoma.

Welche Aussage(n) ist/sind richtig?

A) nur 1.
B) nur 3.
C) 1. und 2.
D) 2. und 4.
E) Alle Aussagen sind richtig.

? 1.28 Zeichen des Herz-Kreislauf-Stillstands ist/sind:

1. weite Pupillen
2. Bewußtlosigkeit
3. Pupillendifferenz
4. beidseitig fehlender Karotispuls
5. Atemstillstand

Welche Aussage(n) ist/sind richtig?

A) nur 2.
B) nur 5.
C) 4. und 5.
D) 2., 4. und 5.
E) 1., 2., 4. und 5.

→ 1.27 Lösung: B)

Erörterung: Eine Herzneurose ist gekennzeichnet durch die (organisch unbegründete) Angst vor einem akuten Herzstillstand und geht einher mit Panik, Herzklopfen, Tachykardie und Blutdruckanstieg.

F **1. + 2.** Es besteht zwar Angst vor einem Herz-Kreislauf-Stillstand (z. B. durch einen Herzinfarkt), es besteht jedoch kein erhöhtes Risiko, da die Angst körperlich nicht begründet ist.

✓ **3.** Durch die Angst beobachten die Patienten ihren Körper hinsichtlich einer ihnen auffälligen Symptomatik (z. B. Herzklopfen, Pulsanstieg) in einer übertriebenen Art und vermeiden ängstlich körperliche Belastungen.

F **4.** Das Leberkoma wird durch eine mangelhafte Entgiftungsfunktion der Leber bei schweren Lebererkrankungen hervorgerufen und ist charakterisiert durch die Schädigung des zentralen Nervensystems.

→ 1.28 Lösung: E)

Erörterung: Bei einem Herz-Kreislauf-Stillstand wird das Blut im Organismus nicht mehr befördert, da eine leistungsfähige Herzfunktion fehlt.
Zeichen eines Herz-Kreislauf-Stillstands sind Atemstillstand, fehlender Karotispuls, beidseits weite, reaktionslose Pupillen und Bewußtlosigkeit. Die Haut ist blaß und grau oder zyanotisch.

? 1.29 Beurteilen Sie die folgende Aussagenkombination:

Der Herz-Kreislauf-Stillstand wird u. a. mit Katecholaminen behandelt,
weil
Katecholamine positiv inotrop (kontraktionskraftsteigernd) wirken und den
arteriellen Blutdruck steigern können.

Antwort	erste Aussage	zweite Aussage	Verknüpfung
A	richtig	richtig	richtig
B	richtig	richtig	falsch
C	richtig	falsch	
D	falsch	richtig	
E	falsch	falsch	

? 1.30 Ursachen für Herzrhythmusstörungen können sein:

1. psychische Faktoren
2. Überdosierung mit Digitalis
3. niedrige Blutkaliumwerte
4. Schilddrüsenüberfunktion
5. mangelnde Durchblutung des Herzmuskels

Welche Aussagen sind richtig?

A) 1. und 5.
B) 2. und 3.
C) 1., 2. und 5.
D) 1., 4. und 5.
E) Alle Aussagen sind richtig.

→ **1.29 Lösung: A)**

 Erörterung: Therapiemöglichkeiten des Herz-Kreislauf-Stillstands.
Bei einem Herz-Kreislauf-Stillstand darf keine Zeit verloren werden, bis mit der Therapie begonnen wird. Sofortmaßnahmen sind Mund-/Rachenreinigung, Herzdruckmassage und Beatmung. Nach einer EKG-Monitordiagnose wird differenziert weiterbehandelt: Bei Kammerflattern, -flimmern, -tachykardie oder Asystolie wird dem Patienten u.a. Adrenalin verabreicht, das die Herzfrequenz steigert (positiv chronotrop), die Kontraktilität erhöht (positiv inotrop) und die Überleitungszeit der Herzerregung verkürzt (positiv dromotrop).

→ **1.30 Lösung: E)**

 Erörterung: Rhythmusstörungen sind häufig; sie kommen bei organisch gesunden Menschen vor oder sind Folge einer kardialen oder extrakardialen Erkrankung.

✓ 1. Herzrhythmusstörungen können psychisch bedingt sein, z. B. durch Aufregung.

✓ 2. Digitalisglykoside können bei Überdosierung jede Art von Herzrhythmusstörung verursachen.

✓ 3. Eine ausgewogene Kaliumkonzentration im Serum ist wichtig für die Vermeidung von Herzrhythmusstörungen. Kalium beinflußt das Ruhepotential der Zellen und spielt eine Rolle bei der Bildung von Aktionspotentialen. Bei Hypokaliämie besteht ein hohes Ruhepotential, d. h. die Zeitdauer bis zur Auslösung eines Aktionspotentials ist verlängert. Ektope Herde in der Herzmuskulatur können dadurch aktiviert werden, so daß es zu Rhythmusstörungen kommt.

✓ 4. Schilddrüsenhormone stimulieren direkt das Herz und erhöhen seine Sensibilität gegenüber Katecholaminen (z. B. Adrenalin, Noradrenalin), was Herzrhythmusstörungen auslösen kann.

✓ 5. Die mangelnde Durchblutung des Herzmuskels bei Angina pectoris oder bei einem Herzinfarkt kann Herzrhythmusstörungen bewirken, v.a. wenn erregungsbildende bzw. -leitende Strukturen durch die Mangeldurchblutung betroffen sind.

2.1 Ein 55jähriger Patient hat Schmerzen in der linken Wade, besonders nach längerem Gehen. Durch Ruhepausen verschwinden die Schmerzen wieder. Welche weiteren Symptome finden Sie bzw. wie lautet Ihre Diagnose?

A) akuter Verschluß einer Oberschenkelarterie
B) abgeschwächte Fußpulse der betroffenen Seite
C) akuter venöser Verschluß
D) Thrombophlebitis

Welche Aussage ist richtig?

2.2 Ein Patient mit Krampfadern hat ein Ulkus links oberhalb des Fußknöchels. Der linke Unterschenkel ist geschwollen und hat eine scharf abgegrenzte Rötung, die Haut ist gespannt. Der Patient hat Fieber. Wie lautet Ihre Diagnose?

A) akuter Verschluß einer Arterie
B) akuter Verschluß einer Vene
C) Venenthrombose
D) Erysipel
E) Erythema nodosum

→ 2.1 Lösung: B)

Erörterung: Differentialdiagnose bei Beinschmerzen.

A) Der akute Verschluß einer Arterie im Extremitätenbereich ist durch einen plötzlichen sehr starken Schmerz charakterisiert. Durch eine Minderdurchblutung der Extremität kommt es zur Blässe, Mißempfindung, Pulslosigkeit und Bewegungsunfähigkeit des Beins und evtl. zum Schock. Der Schmerz hält auch in Ruhe an.

B) Es ist als Leitsymptom der belastungsabhängige ischämische Schmerz beschrieben, der den Patienten zwingt, nach einer bestimmten Gehstrecke stehenzubleiben. Diese Schmerzen sind durch eine Mangeldurchblutung des Muskels unter Belastung bedingt und verschwinden beim Stehenbleiben. Es handelt sich somit um eine *chronisch arterielle Verschlußkrankheit*, der meist eine Arteriosklerose zugrunde liegt. Typisch ist eine Abschwächung bzw. ein Verlust der Pulse der betroffenen Extremität.

C) Ein akuter Verschluß einer Beinvene führt zu ziehenden Schmerzen wie bei Muskelkater und wird auch als Schwere- und Spannungsgefühl empfunden. Das betroffene Bein ist überwärmt, zyanotisch, druckempfindlich und geschwollen. Eine Beschwerdebesserung in Ruhe findet nicht statt.

D) Eine Thrombophlebitis ist eine Entzündung einer oberflächlichen Vene, die als geröteter, schmerzhafter Strang tastbar ist. Der Schmerz ist belastungsunabhängig.

→ 2.2 Lösung: D)

Erörterung: Krampfadern sind sackförmig oder zylindrisch erweiterte Venen, die meist geschlängelt verlaufen oder Knäuel bilden.

A) Ein akuter Verschluß einer Arterie führt in dem betroffenen Bein zu starken Schmerzen, Blässe, Pulslosigkeit, Mißempfindung und zur Bewegungsunfähigkeit. Fieber tritt nicht typischerweise auf.

B + C) Ein Verschluß einer Beinvene (Venenthrombose) führt zu ziehenden Schmerzen, Spannungsgefühl und Überwärmung des Beins, jedoch ist das Bein eher zyanotisch. Eine scharf begrenzte Rötung, die eher für eine lokale Infektion typisch ist, besteht nicht.

D) Krampfadern sind meist Zeichen einer chronisch venösen Insuffizienz, bei der es zur Ödembildung kommt. Im fortgeschrittenen Stadium entwickeln sich Geschwüre am Unterschenkel, die schlecht abheilen (Ulcus cruris). Sie können Eintrittsstelle für Erreger sein, die eine Infektion bedingen. Die Erreger des Erysipels (Wundrose) sind Streptokokken, die in der Nähe der Eintrittspforte eine lokalisierte schmerzhafte Rötung mit Überwärmung und Schwellung der Haut hervorrufen. Der Patient hat Schüttelfrost und hohes Fieber.

E) Das Erythema nodosum ist gekennzeichnet durch schmerzhafte rote bis walnußgroße Knoten. Es tritt symmetrisch an den Unterschenkeln (seltener an den Unterarmen) auf, es besteht dabei ein allgemeines Krankheitsgefühl mit mäßigem Fieber und Gelenkschmerzen. Das Erythema nodosum ist Zeichen einer allergischen Reaktion der Haut im Zusammenhang mit einer Infektion (z. B. bei Tuberkulose oder einer Streptokokkeninfektion).

Kreislauf

? 2.3 Die Pfortader sammelt das Blut aus:

1. Milz
2. Magen
3. Hoden bzw. Ovarien
4. Darm

Welche Aussage(n) ist/sind richtig?

A) Keine der Aussagen ist richtig.
B) nur 3.
C) 1., 2. und 3.
D) 1., 2. und 4.
E) Alle Aussagen sind richtig.

? 2.4 Beschreiben Sie die Lagerung eines Patienten mit Lungenödem.

A) Oberkörper tief und Beine hoch
B) Oberkörper flach und Beine flach
C) Oberkörper hoch und Beine tief
D) Oberkörper hoch und Beine angewinkelt

→ 2.3 Lösung: D)

Erörterung: Die Anatomie der Pfortader.
Die Pfortader (Vena portae) entsteht durch Zusammenfluß der Milz- und der oberen Darmvene.
Die *Milzvene* (Vena splenica) nimmt zuvor Venen des Pankreas, Magenvenen und die untere Darmvene auf.
Die *obere Darmvene* (Vena mesenterica superior) erhält Zuflüsse von Venen des Magens, Pankreas, Dünndarms und Dickdarms.
Das Blut aus den Hoden bzw. den Eierstöcken (Ovarien) fließt rechts direkt und links über die linke Nierenvene in die untere Holvene (Vena cava inferior; Aussage 3 ist falsch).

→ 2.4 Lösung: C)

Erörterung: Ein Lungenödem entsteht bei einem massiven Austritt von Flüssigkeit aus den Lungenkapillaren in das Gewebe und die Lungenalveolen (-bläschen).
Das Lungenödem ist am häufigsten kardial durch eine Linksherzinsuffizienz bedingt. Es besteht zunehmende Atemnot mit Zyanose bis zur rasselnden Atmung.
Der Patient sollte sitzend gelagert werden mit tiefhängenden Beinen (C), um den hydrostatischen Druck in den Lungengefäßen zu senken. Zusätzlich sammelt sich dadurch die Flüssigkeit im unteren Bereich der Lunge, so daß das restliche Lungengewebe besser belüftet werden kann.

2.5 Wie gehen Sie bei einem Kreislaufstillstand vor?

1. externe Herzmassage
2. Beatmung
3. Schmerzmittelgabe
4. Notarzt rufen

Welche Aussage(n) ist/sind richtig?

A) nur 1.
B) nur 3.
C) 1., 2. und 3.
D) 1., 2. und 4.
E) Alle Aussagen sind richtig.

2.6 Beurteilen Sie die folgende Aussagenkombination:

Bluthochdruck gehört zu den typischen Symptomen einer akuten Nierenbeckenentzündung,
weil
nur im Nierenbecken das blutdrucksteigernde Enzym Adrenalin gebildet wird.

Antwort	erste Aussage	zweite Aussage	Verknüpfung
A	richtig	richtig	richtig
B	richtig	richtig	falsch
C	richtig	falsch	
D	falsch	richtig	
E	falsch	falsch	

→ 2.5 Lösung: D)

Erörterung: Der Herz-Kreislauf-Stillstand ist charakterisiert duch Pulslosigkeit, Bewußtlosigkeit, Atemstillstand, weite Pupillen und graue oder zyanotische Hautverfärbung.
Bei der Diagnose eines Herz-Kreislauf-Stillstands muß schnell reagiert werden. *Vor* Beginn der lebensrettenden Sofortmaßnahmen wird ein Notruf durchgeführt (4.).
Bei der Wiederbelebung wird nach dem *ABC-Schema* vorgegangen:
- *Atemwege freimachen:* Entfernen von Fremdkörpern aus dem Mund-Rachen-Bereich und Überstrecken des Kopfes. Erfolgen daraufhin keine Atemzüge, besteht ein Atemstillstand.
- *Beatmung:* Der Patient wird zweimal Mund-zu-Mund oder Mund-zu-Nase beatmet. Falls bei der darauf folgenden Pulskontrolle an der Halsschlagader oder der Oberschenkelarterie (in der Leiste) kein Puls vorhanden ist, wird die Diagnose eines Kreislaufstillstands gestellt.
- *Circulation (Kreislauf):* Bei flacher Lagerung auf einer harten Unterlage wird die Herzdruckmassage mit 15 Kompressionen durchgeführt. Herzdruckmassage und Beatmung wechseln sich bei der „Ein-Helfer-Methode" im Verhältnis 15:2, bei der „Zwei-Helfer-Methode" im Verhältnis 5:1 ab.

Die lebensrettenden Maßnahmen werden solange durchgeführt, bis sie durch erweiterte Basismaßnahmen durch die gerufenen Helfer (Notarzt, Rettungsdienst) fortgesetzt werden.

→ 2.6 Lösung: E)

Erörterung: Der Blutdruck bei Nierenparenchym- und Harnwegsinfektionen.
Im Nierenparenchym wird das proteinspaltende Enzym Renin produziert, das von dort ins Blut gelangt. Renin spaltet das in der Leber produzierte Angiotensinogen in Angiotensin I, das wiederum durch enzymatische Spaltung (durch das sogenannte Converting-Enzym) in Angiotensin II überführt wird. AngiotensinII ist die stärkste gefäßverengende Substanz des Organismus und führt zur Erhöhung des Blutdrucks.
Renin wird bei einer Erniedrigung des Blutdrucks oder des Blutvolumens ausgeschüttet.
Bei *chronischen Nierenparenchymerkrankungen* (z.B. bei chronischer Glomerulonephritis) oder bei *Verengung einer Nierenarterie* ist die Reninausschüttung gesteigert, und es entwickelt sich ein Bluthochdruck.
Bei akuten Nierenparenchym- und bei Harnwegserkrankungen (zu denen eine Nierenbeckenentzündung gehört) findet keine vermehrte Reninausschüttung statt, folglich kommt es nicht zum Bluthochdruck (erste Aussage ist falsch).
Das blutdrucksteigernde Adrenalin wird im Nebennierenmark, nicht in der Niere gebildet (zweite Aussage ist falsch).

? 2.7 Patienten mit einer akuten tiefen Beinvenen-thrombose ...

1. haben häufig ein Ulcus cruris („offenes Bein").
2. haben häufig gangränöse (brandige) Veränderungen der Zehen.
3. sind gefährdet durch Lungenembolien.
4. neigen zu periodischen Fieberschüben.
5. haben oft keine tastbaren Fußpulse.

Welche Aussage(n) ist/sind richtig?

A) Keine der Aussagen ist richtig.
B) nur 3.
C) 1., 2. und 3.
D) 2., 4. und 5.
E) Alle Aussagen sind richtig.

? 2.8 Durch welche der folgenden Einwirkungen auf das Ungeborene kann eine Embryopathie verursacht werden?

1. durch Sauerstoffmangel
2. durch physikalische Einwirkung
3. durch chemische Einwirkung
4. durch Stoffwechselerkrankungen der Mutter

Welche Aussage(n) ist/sind richtig?

A) nur 3.
B) 2. und 3.
C) 2. und 4.
D) 1., 2. und 3.
E) Alle Aussagen sind richtig.

→ 2.7 Lösung: B)

Erörterung: Erkrankungen der venösen Gefäße.

F 1. Das Wadengeschwür (Ulcus cruris) tritt gehäuft bei chronisch venöser Insuffizienz auf. Bei dieser Erkrankung besteht (v.a. beim Stehen) ein Überdruck in den Venen, durch den das Blut nicht mehr weiterfließen kann. Durch Zerstörung der Venenklappen, Störungen der Mirkozirkulation und des Lymphabflusses kommt es zu Ödembildung, Veränderungen der Haut und im fortgeschrittenen Stadium zur Geschwürbildung.

F 2. Eine Gangränbildung der Zehen ist meist eine Folgeerkrankung bei Arteriosklerose (z. B. bei Diabetes mellitus). Durch zunehmende sklerotische Gefäßveränderungen kommt es zur Mangeldurchblutung der Zehen, wodurch sich im späteren Stadium der Erkrankung Nekrosen bilden. Die Gangränbildung der Zehen ist somit Zeichen chronisch arterieller Durchblutungsstörungen.

✓ 3. Eine tiefe Beinvenenthrombose entsteht bei Veränderungen der Gefäßinnenwand (z. B. durch eine Entzündung), Blutstromänderung (z. B. mit Strömungsverlangsamung) und Veränderungen der Blutzusammensetzung. Es bildet sich ein Blutpfropf (Thrombus), der die Gefäßlichtung verschließt. Er kann sich von der Gefäßwand lösen und mit dem Blutstrom in die Lunge wandern. Dort bleibt er in einer Lungenarterie „stecken" und verschließt ihre Lichtung (Lungenembolie).

F 4. Das Beschwerdebild einer tiefen Beinvenenthrombose ist geprägt durch ziehende Schmerzen im betroffenen Bein mit Schwere- und Spannungsgefühl, Schwellung, Überwärmung und Druckempfindlichkeit. Fieber kann evtl. bestehen, es manifestiert sich jedoch nicht periodisch in Schüben.

F 5. Bei einem Verschluß einer Arterie (nicht einer Vene) ist ihr Puls nicht mehr tastbar.

→ 2.8 Lösung: E)

Erörterung: Ursachen einer Embryopathie.
Eine Embryopathie ist eine vorgeburtliche Erkrankung mit der Folge einer Entwicklungsstörung des Embroys (Frucht in der Gebärmutter in den ersten zwei Schwangerschaftsmonaten).
Eine Embryopathie kann durch Infektionen (z. B. Röteln) und Stoffwechselerkrankungen der Mutter (z. B. Diabetes mellitus), durch chronischen Sauerstoffmangel des Embryos oder durch chemische (z. B. Medikamente) oder physikalische (z. B. radioaktive Strahlung) Einwirkungen entstehen.

? 2.9 Welche Ratschläge geben Sie einem Patienten mit Hypertonie?

A) gar kein Kochsalz verwenden
B) viel trinken
C) viel trinken und viel Kochsalz zu sich nehmen
D) kochsalzarme Diät einhalten

Welche Aussage ist richtig?

? 2.10 Zu den ersten Zeichen einer sich langsam entwickelnden Hypertonie können gehören:

1. Ohrensausen
2. Ödeme
3. Zyanose
4. Unter Umständen treten keine Symptome auf.

Welche Aussage(n) ist/sind richtig?

A) nur 3.
B) 1. und 4.
C) 2. und 3.
D) 1., 2. und 3.
E) Alle Aussagen sind richtig.

→ 2.9 Lösung: D)

Erörterung: Allgemeinmaßnahmen bei Bluthochdruck.
Patienten mit Bluthochdruck sollten auf Nikotin verzichten und den Alkoholkonsum einschränken. Eine Ernährungsumstellung bei übergewichtigen Patienten mit Gewichtsreduktion ist anzuraten. Dabei sollte sich der Salzkonsum auf maximal 5–6 g Kochsalz pro Tag beschränken (ganz auf Salz zu verzichten ist nicht gut, da der Organismus eine bestimmte Menge an Salz braucht).
Auf ausreichende körperliche Bewegung ist zu achten, wobei Ausdauersportarten wie Schwimmen und Radfahren zu bevorzugen sind.

→ 2.10 Lösung: B)

Erörterung: Symptome des Bluthochdrucks.
Bei Bluthochdruck können Beschwerden anfangs fehlen. Typisch ist jedoch der frühmorgendlich auftretende Kopfschmerz (der sich durch Höherstellen des Bettkopfendes bessert), und es treten Schwindel, Ohrensausen, Nervosität, Herzklopfen und v. a. in Hochdruckkrisen Nasenbluten auf. Unter Belastung kann der Patient über Atemnot klagen.

? 2.11 Ein Patient klagt plötzlich über starke Schmerzen im rechten Bein. Sie stellen fest: Das Bein ist blaß, kalt und pulslos im Vergleich zum linken, es besteht keine Umfangsdifferenz. Was tun Sie?

A) sofortige Klinikeinweisung
B) ein Mittel zur Vasodilatation injizieren
C) das rechte Bein mit einem Heizkissen wärmen
D) das rechte Bein hochlagern

? 2.12 Ursachen der Hypertonie können sein:

1. Morbus Addison
2. chronische Glomerulonephritis
3. Phäochromozytom
4. Hypothyreose
5. Conn-Syndrom

Welche Aussagen sind richtig?

A) 1. und 4.
B) 2. und 3.
C) 2., 3. und 5.
D) 1., 3. und 5.
E) 2., 3. und 4.

→ 2.11 Lösung: A)

Erörterung: Erstmaßnahmen bei einem akuten Verschluß einer Beinarterie.
Der akute Verschluß einer Arterie stellt einen Notfall dar. Die klinische Syptomatik läßt sich anhand der Faustregel der „6 P's" leicht merken. Es bestehen: **p**ain (Schmerz), **p**aleness (Blässe), **p**araesthesia (Mißempfinden, Parästhesie), **p**ulslessness (Pulslosigkeit), **p**aralysis (Lähmung) und **p**rostration (Schock).
Eine Klinikeinweisung (am besten in ein gefäßchirurgisches Krankenhaus) sollte sofort veranlaßt werden. Das Bein wird zur Unterstützung der Durchblutung tiefgelagert und dabei gut gepolstert und gewärmt.

→ 2.12 Lösung: C)

Erörterung: In weniger als 10% aller Hypertonien ist die Ursache bekannt!

1. Morbus Addison ist charakterisiert durch eine Nebenniereninsuffizienz mit verminderter oder fehlender Produktion aller Nebennierenrinden-Hormone. Neben der orthostatischen Hypotonie kommt es zu Stoffwechselstörungen in der Steroidsynthese und zur vermehrten ACTH-Ausschüttung. Leitsymptome sind:
   – Schwäche und schnelle Ermüdbarkeit
   – niedriger arterieller Blutdruck
   – gesteigerte Hautpigmentierung (Bronzekrankheit)
   – Gewichts- und Flüssigkeitsverlust.

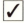
2. Die chronische Glomerulonephritis ist eine Erkrankung des Nierenparenchyms, bei der es durch eine gesteigerte Ausschüttung des dort gebildeten Renins zu einer Blutdrucksteigerung kommt.

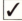
3. Ein Phäochromozytom ist ein Katecholamin-produzierender Tumor. Die ungehemmte Adrenalin- und Noradrenalinbildung führt zu Bluthochdruck mit Blutdruckkrisen.

4. Hypothyreose bedeutet eine Unterfunktion der Schilddrüse. Sie geht u.a. einher mit Antriebsarmut, Konzentrations- und Gedächnisschwäche, Kälteempfindlichkeit, Muskelschwäche und Verstopfung. Bluthochdruck kommt nicht vor.

5. Das Conn-Syndrom entsteht durch einen Aldosteron-produzierenden Tumor. Aldosteron bewirkt durch eine Natrium – und Flüssigkeitsretention in der Niere eine Erhöhung des Blutdrucks.

? 2.13 Arterielle Embolien kommen . . .

1. häufig aus dem rechten Herzen.
2. aus den Lungenarterien.
3. aus dem linken Herzen.
4. nur aus der Aorta.
5. von der Pulmonalklappe.

Welche Aussage(n) ist/sind richtig?

A) nur 3.
B) 1. und 4.
C) 2. und 5.
D) 1., 2. und 3.
E) Alle Aussagen sind richtig.

? 2.14 Warum orientieren Sie sich bei einer Venenpunktion in der Ellenbeuge eher lateral (seitlich auswärts) als medial (mittelwärts, einwärts)?

A) Wegen der Gefahr einer Arterienverletzung.
B) Wegen der Gefahr der Sehnenverletzung.
C) Weil die Armvenen ausschließlich lateral am Ellenbogen verlaufen.
D) Weil lateral das Pulsieren der Vene besser zu ertasten ist.
E) Um den Unterarmknochen nicht zu verletzen.

→ 2.13 Lösung: A)

Erörterung: Eine Embolie ist eine Verlegung einer Gefäßlichtung durch ein Gebilde (Embolus), das im Blut nicht löslich ist.
Es wird zwischen arteriellen und venösen Embolien unterschieden:
Bei der *arteriellen* Embolie komme der Embolus v.a. aus dem linken Herzen, seltener aus der Aorta oder den großen Arterien. Der Embolus wird durch den Blutstrom in die Gefäße des Kopfs, der unteren Extremität oder der Eingeweide transportiert. Folgen sind Schlaganfall (Apoplex), akuter Arterienverschluß der Beine, Darmarterienverschluß oder Nierenembolie.
Bei der *venösen* Embolie gelangt ein Embolus aus einer Vene des großen Blutkreislaufs (v.a. aus dem Bereich der Beine) über das rechte Herz in die Lungenarterie und führt zur Lungenembolie.

→ 2.14 Lösung: A)

Erörterung: Grundkenntnisse über die Venenpunktion

 A) Bei der Venenpunktion in der Ellenbeuge wählt man einen Zugang möglichst weit lateral, um nicht versehentlich die Arteria brachialis zu punktieren, was zu Gefäßkrämpfen und im Extremfall zum Absterben der Extremität führen kann.

 B) Ebenso liegt die Bizepssehne eher medial, eine Verletzung dieser Sehne bei der Venenpunktion ist aber eher unwahrscheinlich.

 C+D) Das gesamte oberflächliche Venensystem hat eine hohe anatomische Variabilität. In der Regel sind die zwei größten Venen am Unterarm die V. basilaris (medial) und die V. cephalica (lateral).
Venen pulsieren nicht! In diesem Fall haben Sie eine Arterie palpiert.

 E) Die Unterarmknochen (Elle und Speiche) sind durch Unterhaut-, Muskel- und Bindegewebsschichten deutlich von den zu punktierenden oberflächlichen Venen entfernt. Außerdem wird bei der Venenpunktion sehr flach eingegangen, so daß eine Verletzung der knöchernen Anteile von vornherein vermieden wird.

? 2.15 Sie stellen bei einem Patienten einen geschwollenen Unterschenkel fest. Wo vermuten Sie die Ursache(n)?

1. Phlebothrombose
2. Rechtsherzinsuffizienz
3. Erysipel
4. Lymphstau
5. Thrombophlebitis

Welche Aussage(n) ist/sind richtig?

A) Keine der Aussagen ist richtig.
B) nur 4.
C) 1. und 4.
D) 1., 3., 4. und 5.
E) Alle Aussagen sind richtig.

? 2.16 Ihr Patient hat eine anfallsweise auftretende Hypertonie, Schweißausbrüche, Zittern und Herzklopfen. Auf welche Diagnose weisen diese Symptome hin?

A) Arteriosklerose
B) vegetative Dystonie
C) Mangel an Aldosteron
D) Hyperthyreose

Welche Aussage ist richtig?

→ 2.15 Lösung: C)

Erörterung: Ursachen einer Ödembildung eines Unterschenkels.

✓ **1.** Eine Phlebothrombose ist eine tiefe Venenthrombose. Das Bein ist geschwollen, überwärmt, druckempfindlich, schmerzt und fühlt sich schwer an.

F **2.** Bei einer Rechtsherzinsuffizienz staut sich das Blut in den großen Kreislauf und somit auch in die Beine zurück. Es kommt zur Ödembildung *beider* Unterschenkel.

F **3.** Das Erysipel (Wundrose) ist eine durch β-hämolysierende Streptokokken der Gruppe A hervorgerufene Entzündung der Haut mit schmerzhafter, scharf begrenzter, ödematöser Rötung der Haut. Von einer solchen Rötung ist in der Frage nicht die Rede.

✓ **4.** Ein asymmetrisches Ödem bildet sich bei einer Verlegung der abführenden Lymphbahnen, da zum Großteil mit der Lymphe die Gewebsflüssigkeit abtransportiert wird.

F **5.** Eine Thrombophlebitis ist eine Entzündung einer oberflächlichen Vene, die als geröteter, schmerzhafter Strang tastbar ist. Es besteht eine lokale Schwellung, jedoch nicht des gesamten Unterschenkels.

→ 2.16 Lösung: D)

Erörterung: Ursachen von Blutdruckveränderungen.

F **A)** Die Arteriosklerose führt aufgrund ihrer Chronizität zur ständigen Blutdruckerhöhung, wobei Hochdruckkrisen auftreten können. Es kann u. a. zu Kopfschmerzen, Schwindel und Sehproblemen kommen.

F **B)** Die vegetative Dysfunktion (vegetative Labilität) zeigt ein Beschwerdebild, jedoch ohne anatomisch oder pathophysiologisch nachweisbaren Ursachen. Es treten u. a. gehäuft Kopfschmerzen, Magen-, Herz- und Atembeschwerden, Schwindelgefühl und Müdigkeit auf.

F **C)** Ein Mangel an Aldosteron kommt beispielsweise im Rahmen einer Nebenniereninsuffizienz vor. Es kommt v. a. zu Störungen im Mineral- und Wasserhaushalt des Körpers.

✓ **D)** Eine Hyperthyreose ist eine Überfunktion der Schilddrüse mit den folgenden Symptomen: psychomotorische Unruhe mit gesteigerter Nervosität, Schlaflosigkeit und Zittern der Hände; beschleunigte Herztätigkeit (kann als Herzklopfen zu spüren sein), evtl. Herzrhythmusstörungen; Gewichtsverlust trotz Heißhunger, Schweißausbrüche, gesteigerte Stuhlfrequenz und evtl. Durchfälle.

? 2.17 Welche konservativen Therapiemaßnahmen empfehlen Sie bei Varikosis?

1. Bewegung, vor allem in den Unterschenkeln (durch Laufen)
2. Tragen elastischer Stützstrümpfe
3. Vermeiden abschnürender Kleidungsstücke am Bein
4. Thermobäder zur Durchblutungsförderung
5. Tragen von hochhackigen Schuhen zur Entlastung der Wadenmuskulatur

Welche Aussage(n) ist/sind richtig?

A) Keine der Aussagen ist richtig.
B) 4. und 5.
C) 1., 2. und 3.
D) 1., 2., 3. und 4.
E) Alle Aussagen sind richtig.

? 2.18 Zeichen einer Hirndrucksteigerung ist/sind:

1. Kopfschmerzen
2. Stauungspapille
3. Pupillenerweiterung
4. Erbrechen

Welche Aussage(n) ist/sind richtig?

A) Keine der Aussagen ist richtig.
B) nur 1.
C) 1., 2. und 4.
D) 1., 3. und 4.
E) Alle Aussagen sind richtig.

➔ 2.17 Lösung: C)

Erörterung: Krampfadern (Varikosis) treten bei 10 % der Bevölkerung auf, wobei eine Zunahme des Auftretens im höheren Alter zu verzeichnen ist.

- [✓] **1.** Sitzen und Stehen ist bei Krampfadern ungünstig, Laufen und Liegen hingegen günstig.
- [✓] **2.** Kompressionsstrümpfe erhöhen den Druck in den Venen und tragen dadurch zu einem verbesserten Blutfluß bei.
- [✓] **3.** Abschnürende Kleidungsstücke am Bein (z.B Socken mit engem Gummi) sollten vermieden werden, da sie den venösen Blutfluß behindern.
- [F] **4.** Thermobäder erweitern die Gefäße durch die Wärmewirkung; sie sollten bei Krampfadern vermieden werden. Besser ist beispielsweise Wassertreten, das die Muskelpumpe aktiviert und dadurch die Gefäße unterstützt.
- [F] **5.** Das Schuhwerk sollte bequem und elastisch sein. Da hochhackige Schuhe die Wadenmuskulatur nicht entlasten, sind sie zu vermeiden.

➔ 2.18 Lösung: C)

Erörterung: Eine Hirndrucksteigerung liegt beispielsweise bei Hydrozephalus (Wasserkopf), Hirnödem, bei entzündlichen oder raumfordernden Prozessen im Schädel vor.

- [✓] **1. + 4.** Symptome sind Kopfschmerzen, Nüchternerbrechen und Atemstörungen bis hin zu Bewußtseinsstörungen.
- [✓] **2.** Bei der Spiegelung der Augen zur Betrachtung des Augenhintergrunds kann eine gestaute Papille (des Sehnerven) festgestellt werden.
- [F] **3.** Die Pupillenweite ist bei einer Hirndrucksteigerung nicht verändert.

? 2.19 Indikation zur Durchführung der Lagerungsprobe nach Ratschow ist der Verdacht auf:

A) venöse Insuffizienz
B) arterielle Verschlußkrankheit
C) Herzinsuffizienz
D) tiefe Beinvenenthrombose
E) Einflußstauung im kleinen Becken (z. B. durch einen Tumor)

? 2.20 Ein Patient klagt vorwiegend bei Belastung über Schmerzen in den Beinen, die sich in Gehpausen bessern. Worauf weisen die Symptome hin?

A) Venenentzündung
B) akuter Venenverschluß
C) akuter Arterienverschluß
D) arterielle Durchblutungsstörung

→ 2.19 Lösung: B)

Erörterung: Die Ratschow-Lagerungsprobe ist ein Test zur Erkennung arterieller Durchblutungsstörungen.
Der Patient liegt auf dem Rücken und hebt beide Beine senkrecht in die Höhe, wobei er die Oberschenkel mit den Händen abstützt. In dieser Stellung läßt man den Patienten die Füße rollen. Ein Gesunder kann die Füße über 10 Minuten beschwerdefrei bewegen. Bei Patienten mit arteriellen Durchblutungsstörungen wird die Haut der Beine blaß, und es treten Schmerzen auf. Danach läßt man den Patienten sich aufsetzen, wobei die Beine hängen sollen. Normalerweise zeigt sich nach wenigen Sekunden eine Rötung, und nach weiteren 5 Sekunden sind die Venen wieder gefüllt. Bei Patienten mit arteriellen Durchblutungsstörungen kommt es zu einer verzögerten Nachröte und Wiederauffüllung der Venen.

→ 2.20 Lösung: D)

Erörterung: Der belastungsabhängige Beinschmerz.

F **A)** Die Entzündung einer oberflächlichen Vene wird Thrombophlebitis genannt. Die betroffene Vene ist als geröteter schmerzhafter Strang tastbar, der Schmerz ist lokalisiert und belastungsunabhängig.

F **B)** Ein akuter Venenverschluß im Bein verursacht ziehende Schmerzen (wie Muskelkater), das Bein fühlt sich schwer und gespannt an. Es ist überwärmt, druckempfindlich und geschwollen. Es kommt nicht zur Beschwerdebesserung in Ruhe.

F **C)** Bei einem akuten Verschluß einer Beinarterie verspürt der Patient einen plötzlichen sehr starken Schmerz. Das Bein ist minderdurchblutet, blaß, pulslos, bewegungsunfähig, und es besteht eine Mißempfindung. Es liegt ein Notfall vor, bei dem sich ein Schock entwickeln kann. Der Schmerz ist belastungsunabhängig.

 D) Es ist der belastungsabhängige Schmerz beschrieben, der den Patienten nach einer bestimmten Gehstrecke zum Stehenbleiben zwingt. Dieser Schmerz ist durch eine Minderdurchblutung der Beinmuskulatur unter Belastung bedingt. Es handelt sich somit um einer chronische arterielle Verschlußkrankheit, wie sie bei einer Arteriosklerose vorkommen kann. Bei der körperlichen Untersuchung der Beine (durch die systemische Veränderung der Arterien sind meist beide Beine betroffen) fällt eine Abschwächung bzw. ein Verlust der Pulse auf.

? 3.1 Eine Leukozytose (Vermehrung der Leukozytenzahl im Blut) kann man finden bei:

1. Herzinfarkt
2. den meisten bakteriellen Infektionen
3. Peritonitis
4. Keuchhusten
5. Masern

Welche Aussagen sind richtig?

A) 2. und 3.
B) 1., 2. und 3.
C) 1., 2., 3. und 4.
D) 1., 2., 3. und 5.
E) Alle Aussagen sind richtig.

? 3.2 Welcher Test dient der Messung einer Blutungsneigung?

A) Quick-Test
B) Messung der Blutungszeit
C) Thromboplastinzeit-Messung
D) Rumple-Leede-Test

Welche Aussage ist richtig?

→ 3.1 Lösung: C)

Erörterung: Die Leukozytose ist die Erhöhung der Leukozytenzahl im Blut über 9000/mm^3.

✓ **1.** Die Enzymdiagnostik bei Herzinfarkt dient dem Nachweis einer erhöhten Serumkonzentration herzmuskelspezifischer Enzyme. Außerdem werden labordiagnostisch eine beschleunigte Blutkörperchensenkungsgeschwindigkeit sowie eine Leukozytose einige Stunden bis Tage nach dem Infarkt erfaßt. Die Leukozytose ist u.U. durch die Aktivität von Immunzellen im Nekrosegebiet zu erklären.

✓ **2.** Eine Leukozytose tritt bei den meisten infektiösen Prozessen auf, die mit einer akuten Entzündung einhergehen, da die Leukozyten u.a. die Aufgabe haben, eingedrungene Erreger abzuwehren.

✓ **3.** Die akute Entzündung des Bauchfells (Peritonitis) zeigt sich meist mit Bauchschmerzen, Erbrechen, Tachykardie sowie Leukozytose bis hin zu Kollaps und Schock.

✓ **4.** Keuchhusten (Pertussis, Stickhusten) ist eine bakterielle Infektion der Atemwege, bei der es zu stakkatoartigen Hustenanfällen mit juchzender, ziehender Einatmung kommt. Das Blutbild zeigt in den meisten Fällen eine starke Leukozytose.

F **5.** Bei den Masern handelt es sich um eine akute Virusinfektion, die durch Tröpfchen übertragen wird. Nach einem grippeähnlichen Vorstadium kommt es zum Ausbruch eines typischen Ausschlags (Exanthems) über den ganzen Körper. Die Diagnose wird u.a. auch durch das charakteristische Blutbild gestellt, das eine *Erniedrigung* der Leukozytenzahl (Leukopenie) zeigt.

→ 3.2 Lösung: B)

Erörterung: An der Blutstillung sind Gefäßwand, Thrombozyten mit ihren Mediatoren und die im Plasma vorkommenden, auf die Mediatoren reagierenden, gerinnungsfördernden Stoffe (Blutgerinnungsfaktoren) beteiligt.

F **A+C)** Mit der Messung der Thromboplastinzeit (= des Quick-Wertes) wird der Teil der Gerinnung untersucht, der von den Blutgerinnungsfaktoren I, II, VII und X abhängig ist. Die Normwerte liegen bei 70–130 %; eine Verlängerung der Thromboplastinzeit kommt z.B. bei Vitamin-K-Mangel vor, da dieses Vitamin zur Bildung der Faktoren II, VII, IX und X notwendig ist.

✓ **B)** Zur Feststellung von Störungen im Gerinnungssystem, der Thrombozyten- und der Gefäßfunktion wird die Blutungszeit gemessen. Dazu wird mit einer Blutlanzette in die Fingerbeere oder ins Ohrläppchen gestochen und das austretende Blut mit Hilfe eines Filterpapiers abgesaugt, bis die Blutstillung eingetreten ist (nach 120–200 Sekunden). Liegt eine Blutungsneigung vor, ist die Blutungszeit verlängert.

F **D)** Der Rumple-Leede-Test dient der Prüfung der Kapillarresistenz, die abhängig ist von der Funktion der Gefäße und der Zahl und Funktion der Thrombozyten.
Mit einer Blutdruckmanschette, die um den Oberarm des Patienten gelegt ist, wird fünf Minuten lang ein Druck, der 10 mmHg über dem diastolischen Blutdruck liegt, aufrechterhalten. Treten punktförmige Hauteinblutungen (Petechien) auf, ist dies ein Hinweis auf Kapillarstörungen und evtl. Thrombozytopenie.

? 3.3 Prüfen Sie folgende Aussagen zur Hämophilie:

A) Sie beruht auf einer gestörten Thrombozytenfunktion.
B) Nur Frauen können erkranken.
C) Sie wird durch das X-Chromosom vererbt.
D) Sie wird durch das Y-Chromosom vererbt.

Welche Aussage ist richtig?

? 3.4 Ein Anstieg der Retikulozyten im Blut kann Folge sein von:

1. chronischen Blutungen
2. einer hämolytischen Anämie
3. Folsäuremangel

Welche Aussage(n) ist/sind richtig?

A) nur 1.
B) nur 2.
C) nur 3.
D) 1. und 2.
E) Alle Aussagen sind richtig.

→ 3.3 Lösung: C)

Erörterung: Die Ursache bei der Blutgerinnungsstörung liegt in einem Mangel an einem bestimmten Blutgerinnungsfaktor.
Die Bluterkrankheit (Hämophilie) ist eine in $2/3$ der Fälle x-chromosomal-rezessiv vererbte Blutgerinnungsstörung. Frauen als Merkmalsträgerinnen sind dabei gesund, da durch die zwei X-Chromosomen das kranke X-Chromosom inaktiniert ist. Männer als Merkmalsträger der Hämophilie sind dagegen immer von der Erkrankung betroffen.
In ca. $1/3$ der Fälle liegt die Ursache in einer Spontanmutation. Bei der Hämophilie A (der klassischen Hämophilie) besteht Faktor-VIII-, bei der Hämophilie B Faktor-IX-Mangel.
Die Thrombozytenfunktion ist bei der Hämophilie nicht gestört.

→ 3.4 Lösung: D)

Erörterung: Retikulozyten sind junge Erythrozyten, in denen noch eine weitere geringe Hämoglobinbildung stattfindet (in den ausgereiften Erythrozyten findet keine Hämoglobinproduktion mehr statt). In bestimmten Situationen werden sie vermehrt vom Knochenmark in das Blut ausgeschüttet.

1.+2. Chronischer Blutverlust und hämolytische Anämien (Mangel an Erythrozyten im Blut durch beschleunigten Erythrozytenabbau oder durch verkürzte Erythrozytenlebensdauer) stellen für das Knochenmark eine Stimulation zur Neubildung von Erythrozyten dar. Dabei werden ihre Vorstufen (Retikulozyten) vermehrt in das Blut ausgeschüttet.

3. Folsäure wie auch Vitamin B12 und andere Stoffe sind wichtig zur Blutbildung. Besteht Folsäuremangel, können nicht genügend Erythrozyten gebildet werden, und es kommt zu einem Rückgang der Retikulozytenzahlen im Blut.

? 3.5 Wie erfolgt die aktive Immunisierung?

A) durch die Gabe von Antikörpern
B) wenn ein Säugling beim Stillen Antikörper der Mutter erhält
C) durch die Gabe von abgeschwächten Erregern (Antigenen)

Welche Aussage ist richtig?

? 3.6 Prüfen Sie folgende Aussagen zur passiven Impfung:

A) Sie soll wegen der Nebenwirkungen nur gezielt angewendet werden.
B) Sie wird in Europa immer weniger angewendet.
C) Es werden überwiegend Seren von Pferd und Rind zur passiven Impfung gewonnen.

Welche Aussage ist richtig?

→ 3.5 Lösung: C)

Erörterung: Unterschiede zwischen aktiver und passiver Immunisierung (oder Impfung).

F **A)** Bei der passiven Impfung werden Antikörper gegeben, die in einem anderen Organismus gebildet und vor der Applikation gereinigt werden. Sie wirken sofort, haben jedoch eine kürzere Wirkdauer als die aktiven Impfstoffe.

F **B)** Bereits im Mutterleib erhält das Kind Antikörper der Mutter über den Mutterkuchen (Plazenta), die bis über 4–6 Monate nach der Geburt nachweisbar sind. Nach der Geburt erhält das Kind Antikörper der Mutter über die Muttermilch und ist somit während der Stillzeit v. a. gegen bakterielle Infektionen geschützt. Dieser Vorgang wird auch *Leihimmunität* genannt. Er zählt zur passiven Immunisierung.

✓ **C)** Die Impfung mit abgeschwächten Erregern nennt man aktive Impfung. Sie ist die Prophylaxe mit längerer Wirkungsdauer als die passive Impfung, da der Körper dazu gebracht wird, selbst Antikörper zu produzieren (bzw. bei der Tuberkuloseimpfung die zelluläre Immunität zu erlernen).

→ 3.6 Lösung: C)

Erörterung: Bei der passiven Impfung werden Antikörper (Immunglobuline) gegeben, die in einem anderen Organismus gebildet werden.
Die passive Impfung hat den Vorteil einer sofortigen Schutzwirkung im Vergleich zur aktiven Impfung. Daher wird sie meist aus prophylaktischen Gründen gegeben. Die Schutzwirkung hält jedoch nur 2–4 Wochen an. Die Tierseren stammen meist von Pferden oder Rindern; die Nebenwirkungsrate ist durch eine gründliche Reinigung der Präparate sehr gering.
Beispiel: Bei einer offenen Verletzung wird bei unsicherem oder nicht ausreichendem Tetanus-Impfschutz immer aktiv und passiv geimpft (Tetanussimultanimpfung); durch die ca. 30 Tage anhaltende Schutzwirkung der Antikörper wird somit ein nahtloser Schutz bis zum Wirken der aktiven Immunisierung (nach ca. 14 Tagen) erreicht.

? 3.7 Sie haben eine Patientin, die an einem rechtsseitigen Mammakarzinom operiert wurde. Was empfehlen Sie zur Lymphstauprophylaxe?

1. Arm zur besseren Durchblutung tief legen
2. keine beengende Kleidung tragen
3. Krankengymnastik
4. Arm möglichst hoch legen

Welche Aussage(n)ist/sind richtig?

A) nur 1.
B) 2. und 4.
C) 3. und 4.
D) 1., 2. und 3.
E) 2., 3. und 4.

? 3.8 Zu den Symptomen einer akuten lymphatischen Leukämie gehören:

1. Fieber
2. Blässe
3. Leukozyten immer stark erhöht
4. Infektionsanfälligkeit

Welche Aussage(n) ist/sind richtig?

A) nur 3.
B) 1. und 2.
C) 1. und 3.
D) 1., 2. und 4.
E) Alle Aussagen sind richtig.

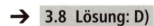

→ 3.7 Lösung: E)

Erörterung: Bei der Entfernung eines bösartigen Brusttumors werden die Lymphknoten in der Achselhöhle der betreffenden Seite häufig mitentfernt, daher kann es zu einem gestörten Lymphabfluß des Arms kommen.
Bei einem Lymphstau schwillt der Arm an, da der Abtransport der Flüssigkeit aus dem Gewebe gestört ist. Die Gefahr von Entzündungen bei kleinen Verletzungen steigt.
Um einem Lymphstau vorzubeugen, sollte die Patientin keine beengende Kleidung tragen (2.) und den Arm möglichst häufig hochlegen (4.). Krankengymnastik oder besser noch Lymphdrainage unterstützen zusätzlich den Lymphstrom in Richtung Oberkörper (3.).

→ 3.8 Lösung: D)

Erörterung: Die Leukämie ist eine bösartige Erkrankung des blutbildenden Gewebes.

 1. + 2. + 4. Die Leukämie bedeutet eine selbständige Bildung einer Leukozytenrasse. Dabei ist die Folge dieser unabhängigen Bildung eine Verdrängung der normalen Blutbildung mit Erniedrigung der Erythro-, Thrombo- und Granulozyten im Blut. Es kommt daher zu einer erhöhten Infektanfälligkeit des Patienten mit Fieber, Blutungen (aufgrund der niedrigen Thrombozytenzahlen) und Blässe (aufgrund der Anämie).

 3. Bei der akuten lymphatischen Leukämie (ALL) kommt es zu einer Produktion von Lymphozyten, die häufig mit einer Erhöhung der Leukozytenwerte einhergeht. Die Leukozytenzahl kann jedoch auch normal bis erniedrigt sein.

Blut und Immunsystem

? **3.9 Wann findet eine vermehrte Bildung von Retikulozyten statt?**

1. bei einem vermehrten Abbau von Erythrozyten
2. bei Mangel an Vitamin B12
3. bei Mangel an Folsäure
4. bei einer hämolytischen Anämie

Welche Aussage(n) ist/sind richtig?

A) nur 2.
B) nur 3.
C) 2. und 3.
D) 1. und 4.
E) 1., 2. und 4.

? **3.10 Beurteilen Sie folgende Aussagen über die Sarkoidose (Morbus Boeck):**

1. Es besteht eine Schädigung des mesenchymalen Gewebes.
2. Es handelt sich um eine Lungenerkrankung.
3. Jedes Organ kann befallen sein.
4. Es handelt sich um eine besondere Verlaufsform der Tuberkulose.

Welche Aussage(n) ist/sind richtig?

A) nur 2.
B) 2. und 4.
C) 1., 2. und 3.
D) 2., 3. und 4.
E) Alle Aussagen sind richtig.

→ 3.9 Lösung: D)

Erörterung: Retikulozyten sind Vorstufen der Erythrozyten, die in bestimmten Situationen vermehrt aus dem Knochenmark in das Blut abgegeben werden.

1. + 4. Werden die Erythrozyten im Blut vermehrt abgebaut (Hämolyse), kommt es zu einem Mangel an roten Blutkörperchen (Anämie), was das Knochenmark zur vermehrten Bildung und Ausschüttung von Retikulozyten stimuliert.

2. + 3. Folsäure und Vitamin B12 sind notwendig zur Bildung der roten Blutkörperchen; liegt ein Mangel dieser Stoffe vor, kommt es zu einem Rückgang der Retikulozyten und somit der Erythrozyten im Blut (Anämie).

→ 3.10 Lösung: C)

Erörterung: Die Sarkoidose (Morbus Boeck) ist eine entzündliche Erkrankung des mesenchymalen Bindegewebes unbekannter Ätiologie mit verstärkter Immunaktivität in den betroffenen Organen. Diese Systemerkrankung manifestiert sich bevorzugt in Lunge und Lymphknoten, kann aber auch jedes andere Organ befallen. Es werden drei Stadien der Erkrankung unterteilt:
– *Stadium I:* Lymphknotenschwellung am Lungenhilus
– *Stadium II:* Ausbreitung der Entzündung über den Blut- oder Lymphweg
– *Stadium III:* Narbenbildung
Stadium I und II sind rückbildungsfähig.
Außerhalb des Brustraums sind v. a. Milz und Leber befallen, aber auch Augen, Herz, Haut sowie Nervensystem, Nieren, Darm und Knochen können betroffen sein.

? 3.11 Bei der akuten lymphatischen Leukämie (ALL) gibt es folgende Symptome:

1. immer erhöhte Leukozytenzahl
2. Anämie
3. Lymphknotenschwellung
4. Abwehrschwäche

Welche Aussage(n) ist/sind richtig?

A) nur 1.
B) nur 2.
C) 1. und 4.
D) 1., 2. und 3.
E) 2., 3. und 4.

? 3.12 Welche Eigenschaften hat eine passive Immunisierung?

1. Sie kann beim Säugling durch mütterliche Antikörper bestehen.
2. Sie kann durch Impfen mit Antikörpern hervorgerufen werden.
3. Sie bietet Sofortschutz.
4. Es besteht eine kurze Wirkungszeit.
5. Es besteht eine lange Wirkungszeit.

Welche Aussagen sind richtig?

A) 1. und 2.
B) 2. und 4.
C) 1., 2. und 4.
D) 1., 2. und 5.
E) 1., 2., 3. und 4.

→ 3.11 Lösung: E)

 Erörterung: Die akute lymphatische Leukämie ist vorwiegend eine Erkrankung des Kindesalters.

 1. Die Leukozytenwerte sind häufig erhöht, können jedoch auch normal bis erniedrigt sein.

 2. + 4. Durch die Verdrängung des normalen blutbildenden Systems durch einen bösartigen Lymphozytenklon kommt es sehr häufig zur Anämie (Erniedrigung der Erythrozytenwerte) und zur Granulopenie (Erniedrigung der Granulozyten), die eine Abwehrschwäche bedingt.

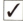 **3.** Weitere Symptome der ALL können Lymphknotenschwellungen, Blutungen, Blässe und Fieber sein.

→ 3.12 Lösung: E)

 Erörterung: Immunität umfaßt die Eigenschaften eines Organismus, die zu einer spezifischen, gegen einen bestimmten Erreger gerichteten Resistenz führen.

 1. Bereits im Mutterleib erhält das Kind Antikörper der Mutter über den Mutterkuchen (Plazenta), die bis über 4–6 Monate nach der Geburt nachweisbar sind. Nach der Geburt erhält das Kind Antikörper der Mutter über die Muttermilch und ist somit während der Stillzeit v. a. gegen bakterielle Infektionen geschützt.

 2. + 3. + 4. Eine passiv erworbene Immunität wird durch Verabreichung von Antikörpern erzielt. Der Schutz tritt sofort ein, jedoch werden im Organismus diese Antikörper nach und nach abgebaut, so daß der Schutz nur vorübergehend besteht.

 5. Nach einem wirksamen Kontakt mit einem Antigen entwickelt der Organismus die aktive Immunität. Dies geschieht über einen Zeitraum von mehreren Tagen; die aktive Immunität hält häufig viele Jahre an.

Blut und Immunsystem

? 3.13 Beurteilen Sie die folgende Aussagenkombination:

Opportunistische Infektionen (Erkrankungen, die durch Erreger ausgelöst werden, die nur bei bestimmten infektionsbegünstigenden Faktoren krankmachend wirken) treten vornehmlich bei immungeschwächten Patienten auf,
weil
ein intaktes Immunsystem das Angehen eines Infektes grundsätzlich verhindert.

Antwort	erste Aussage	zweite Aussage	Verknüpfung
A	richtig	richtig	richtig
B	richtig	richtig	falsch
C	richtig	falsch	
D	falsch	richtig	
E	falsch	falsch	

Welche Aussage ist richtig?

? 3.14 Wo werden beim gesunden Erwachsenen die Erythrozyten gebildet?

A) in der Leber
B) im Rückenmark
C) in den Lymphknoten
D) in der Milz
E) Keine der Aussagen A) bis D) ist richtig.

Welche Aussage ist richtig?

➔ **3.13 Lösung: C)**

Erörterung: Die Abwehrlage des Organismus.
Haut und Schleimhäute des Menschen sind durch eine Vielzahl von Keimen besiedelt, die den Menschen im Normalfall nicht krankmachen. Ist jedoch das Milieu dieser Normalflora verändert oder liegt eine geschwächte Abwehrlage des Organismus vor, kann dies Infektionen durch diese Keime begünstigen. Ein typisches Beispiel hierfür ist das Auftreten einer Pilzinfektion (z. B. einer Candidainfektion) bei Antibiotikatherapie.
Ein intaktes Abwehrsystem begünstigt eine gute Abwehrlage des Organismus, kann jedoch nicht unbedingt jede Infektion verhindern; dies ist u. a. auch von der Virulenz der Erreger abhängig.

➔ **3.14 Lösung: E)**

Erörterung: In 1 mm^3 Blut eines erwachsenen Menschen sind etwa 4,5–5 Millionen Erythrozyten enthalten. Sie nehmen in den Lungen Sauerstoff auf und befördern ihn in die Gewebe, andererseits transportieren sie Kohlendioxid aus den Geweben in die Lungen.
Nach der Geburt erfolgt die Blutbildung im Mark aller Knochen (rotes Knochenmark). Während zur Zeit der Geburt das rote Knochenmark überwiegt, wandelt es sich beim weiteren Knochenwachstum in den langen Knochen in fettzellhaltiges gelbes Knochenmark um. Nach Abschluß des Körperwachstums findet sich blutbildendes Mark nur noch in kurzen und platten Knochen (z. B. im Becken) sowie im lymphatischen System.
Die Blutbildung beim Erwachsenen außerhalb des Knochenmarks (z. B. in Leber, Milz) ist pathologisch.

? 3.15 Befunde bei einer akuten myeloischen Leukämie (AML) sind:

1. Milzschwellung
2. stark beschleunigte Blutkörperchensenkungsgeschwindigkeit (sog. Sturzsenkung)
3. Fieber
4. Hautblutungen
5. Anämie

Welche Aussagen sind richtig?

A) 1., 3. und 4.
B) 1., 3. und 5.
C) 1., 3., 4. und 5.
D) 2., 3., 4. und 5.
E) Alle Aussagen sind richtig.

? 3.16 Welche Beschreibung trifft auf die Eisenmangelanämie zu?

A) Erythrozytenzahl vermindert, Hämoglobingehalt vermindert
B) Erythrozytenzahl normal, Hämoglobingehalt vermindert
C) Erythrozytenzahl normal, Hämoglobingehalt erhöht
D) Erythrozytenzahl erhöht, Hämoglobingehalt erhöht

Welche Aussage ist richtig?

→ 3.15 Lösung: C)

Erörterung: Bei den Leukämien handelt es sich um eine bösartige Entartung von blutbildenden Zellen. Bei der AML finden sich besonders viele Vorstufen der weißen Blutkörperchen im Blut.

1. Milz- und Lymphknotenschwellungen können auftreten. Eine massive Milzschwellung ist besonders bei chronisch myeloischer Leukämie (CML) bekannt.

2. Die Blutkörperchensenkungsgeschwindigkeit (BSG) bezeichnet die Sedimentationsgeschwindigkeit von Erythrozyten in ungerinnbar gemachtem Blut. Die BSG ist z. B. bei Entzündungen beschleunigt. Eine Sturzsenkung mit einem Wert von über 100 mm in der ersten Stunde ist typisch für ein Plasmozytom, einer Wucherung eines Plasmazellklons, der Immunglobuline produziert.

3. Zu den Allgemeinsymptomen gehören Abgeschlagenheit, Fieber und Nachtschweiß.

4. + 5. Durch die Verdrängung der normalen Blutbildung (Erythro-, Leuko- und Thrombozyten) kommt es zu Blutungen (z. B. in die Haut) und zur Anämie mit Blässe.

→ 3.16 Lösung: A)

Erörterung: Eine Anämie (Blutarmut) ist eine Verminderung der Hämoglobinkonzentration, des Hämatokrits und/oder der Erythrozytenzahl unter die Norm.
Eine Anämie kann entstehen durch:
– Bildungsstörung von Erythrozyten (z. B. durch Mangel an Vitamin B12, Folsäure oder Eisen, da diese Stoffe zur Produktion der roten Blutkörperchen gebraucht werden)
– gesteigerten Erythrozytenabbau (z. B. durch einen Defekt der produzierten Erythrozyten, Infektionskrankheiten, Autoantikörper)
– Erythrozytenverlust (durch Blutungen)
– Verteilungsstörung (durch Sammeln der Erythrozyten in einer vergrößerten Milz).
Die Eisenmangelanämie ist mit 80 % aller Anämien die häufigste; es sind v. a. Frauen betroffen, die durch Menstruation, Schwangerschaft und Stillzeit einen erhöhten Bedarf an Eisen haben.

Blut und Immunsystem 67

? **3.17 Prüfen Sie folgende Aussagen zur akuten Leukämie:**

1. An Symptomen besteht u. a. eine erhöhte Infektanfälligkeit.
2. Infolge Blutarmut bestehen Blässe und Müdigkeit.
3. Es können Lymphknotenschwellungen bestehen.
4. Es können punktförmige Hautblutungen auftreten.
5. Die Zahl der weißen Blutkörperchen im Blut ist stets erhöht.

Welche der Aussage(n) ist/sind richtig?

A) nur 3.
B) nur 5.
C) 1., 2. und 3:
D) 1., 2., 3. und 4.
E) Alle Aussagen sind richtig.

? **3.18 Bei der perniziösen Anämie besteht ein Mangel an:**

A) Vitamin A
B) Vitamin B6
C) Vitamin B12
D) Vitamin K
E) Vitamin E

Welche Aussage ist richtig?

→ 3.17 Lösung: D)

Erörterung: Eine Leukämie ist eine bösartige Entartung von blutbildenden Zellen.
Durch die ungehemmte Produktion von blutbildenen Zellen eines Klons kommt es zur Verdrängung der normalen Blutbildung. Es erfolgt eine Überschwemmung des Organismus und Infiltration von Organen außerhalb des Knochenmarks.
Bei den akuten Leukämien ist die Symptomatik durch die schnell zunehmende Knochenmarksverdrängung und Anämie (2.) bestimmt. Dabei kommt es leicht zu Infektionen (1.) mit hohem Fieber und Nachtschweiß. Häufig sind Blutungen, die sich z. B. als Hautblutungen (4.) äußern aufgrund der niedrigen Thrombozytenzahlen im Blut (Thrombopenie).
Besonders bei den lymphatischen Leukämien sind Lymphknoten- (3.) und Milzschwellung häufig.
Die Leukozytenzahl im Blut ist meist erhöht, sie kann jedoch auch normal bis erniedrigt sein (Aussage 5 ist falsch).

→ 3.18 Lösung: C)

Erörterung: Die perniziöse Anämie ist eine Form der Anämie, die durch Autoantikörper entsteht.

 A) Vitamin A (Retinol) ist ein fettlösliches Vitamin und spielt eine wesentliche Rolle beim Sehvorgang. Darüber hinaus stabilisiert es Zellmembrane im Körper. Das wichtigste Mangelsymptom ist die Nachtblindheit.

 B) Vitamit B6 (Pyridoxin) ist wichtig im Aminosäurestoffwechsel. Ein (sehr seltener) Mangel zeigt sich u.U. durch Dermatitis, hypochrome Anämie, Nervenleiden (Neuropathie) und Muskelkrämpfe.

 C) Vitamin B12 (Cobalamin) ist als Coenzym an der RNA- und DNA-Synthese beteiligt. Es wird v.a. im Zwölffingerdarm (Duodenum) an den intrinsic factor, der von den Belegzellen des Magens gebildet wird, gebunden. Im Dünndarm (Ileum) binden Rezeptoren diesen Vitamin-B12-intrinsic-factor-Komplex und nehmen ihn in die Zellen auf.
Bei der perniziösen Anämie bestehen Autoantikörper gegen die Belegzellen und den intrinsic factor, so daß das Vitamin nicht in den Körper aufgenommen werden kann. Ein Symptom dieser Erkrankung ist die Anämie.

 D) Vitamin K gehört mit seinen Untergruppen zu den fettlöslichen Vitaminen, d. h. es sind Gallensäuren für die Resorption aus dem Darm notwendig. Es bewirkt in der Leber eine Steigerung der Synthese der Gerinnungsfaktoren II, VII, IX und X und ist somit für die Blutgerinnung zuständig.

 E) Vitamin E ist hitzestabil und kommt hauptsächlich in Pflanzenölen vor. Beim Menschen ist kein sicheres Mangelsymptom bekannt.

? 3.19 Prüfen Sie folgende Aussagen über den Transport der Lymphe:

1. Er beträgt 2 Liter pro Tag.
2. Durch Klappen findet eine gerichtete Strömung statt.
3. Er erfolgt durch Gefäßkontraktion.
4. Bei einer Lymphabflußhemmung kommt es zum Ödem.

Welche der Aussage(n) ist/sind richtig?

A) Keine der Aussagen ist richtig.
B) nur 3.
C) 2. und 4.
D) 1., 2. und 4.
E) Alle Aussagen sind richtig.

? 3.20 Aderlaß . . .

1. ist bei Polyzythämie kontraindiziert.
2. kann bei Eisenspeicherkrankheiten durchgeführt werden.
3. bedeutet eine therapeutische Blutentnahme von mindestens 1500 ml.
4. kann bessere Fließeigenschaften des Blutes bewirken.

Welche Aussage(n) ist/sind richtig?

A) Keine der Aussagen ist richtig.
B) nur 2.
C) 1. und 4.
D) 2. und 4.
E) Alle Aussagen sind richtig.

→ 3.19 Lösung: E)

Erörterung: Die Gewebsflüssigkeit wird zu einem Teil ins Blut, zum anderen Teil in das Lymphsystem aufgenommen.

1. + 2. Die fast zellfreie Gewebsflüssigkeit (Lymphe) wird in Lymphgefäßen, die sich zu immer größeren Stämmen vereinigen und in herznahe Venen münden, geleitet. In ihre Bahn sind in gewissen Abständen Lymphknoten geschaltet, die die Lymphe kontrollieren und Lymphozyten an sie abgeben. Die Lymphe wird dabei durch mehrere klappenhaltige Lymphgefäße in die Lymphknoten geleitet.
Pro Tag wird etwa 2 Liter Lymphe aus dem Gewebe drainiert.

3.) Die Zirkulation der Lymphe in den Lymphgefäßen wird durch auf die Gefäßwand wirkende Kräfte unterstützt, z. B. durch die Kontraktion der Muskulatur. Ein gerichteter Lymphfluß kommt hauptsächlich durch die vielen Klappen und durch rhythmische Kontraktion der glatten Muskelzellen in den Wänden großer Lymphgefäße zustande.

4.) Eine Abflußbehinderung im Lymphsystem (z. B. nach Unterbindung größerer Lymphgefäße bei Operationen) kann ausgeprägte regionale Ödeme hervorrufen.

→ 3.20 Lösung: D)

Erörterung: Der Aderlaß ist eine künstliche Eröffnung einer Vene zur Blutentnahme. In der klassischen Weise mit einer Entnahme von 500–800 ml Blut wird der Aderlaß heute nur noch wenig ausgeführt.

1. Die Polyzythämie ist eine Erkrankung des Knochenmarks mit autonomer Bildung aller drei Blutzellreihen (Erythrozyten, Leukozyten und Thrombozyten). Es kommt durch die erhöhte Zellzahl zu einer Blutverdickung, was die Mikrozirkulation gefährdet und zu thromboembolischen Komplikationen führen kann. Zur Therapie gehören regelmäßige Aderlässe, durch die die Zellzahlen im Blut verringert werden können.

2. Eisenspeicherkrankheiten (Hämochromatosen) sind gekennzeichnet durch eine starke Erhöhung des Eisengehalts im Körper (z. B. bei hämatologischen Erkrankungen). Das Eisen lagert sich in den Organen ab und führt zu entprechenden Krankheitserscheinungen, z.B. Leberzirrhose, Diabetes mellitus und Herzmuskelkrankheiten. Bei der primären Hämochromatose (der vererbten Form) sind regelmäßige Aderlässe Mittel der Wahl, um „überflüssiges" Eisen aus dem Blut zu entfernen.

3. Es werden maximal 800 ml Blut entnommen, sonst besteht Schockgefahr.

4. Durch einen Aderlaß wird das Blut verdünnt, da die Zellzahl im Blut verringert wird.

Blut und Immunsystem 71

? 3.21 T-Lymphozyten sind ...

A) Vorläuferzellen der Plasmazellen.
B) die repräsentativen Zellen der parakortikalen Lymphknotenregionen.
C) die Träger der zellvermittelten Immunreaktion.
D) notwendig zur Auslösung von Immunreaktionen des verzögerten Typs.
E) langlebige, rezirkulierende Zellen.

Welche Aussage trifft nicht zu?

? 3.22 Zur vollständigen Beschreibung einer Lymphknotenveränderung gehören folgende Angaben:

A) Konsistenz
B) Lage
C) Größe
D) livide Verfärbung
E) Verschieblichkeit

Welche Aussage trifft nicht zu?

→ 3.21 Lösung: A)

Erörterung: Lymphozyten gehören zu den weißen Blutkörperchen (Leukozyten).

A) Plasmazellen entstehen aus B-Lymphozyten, die durch Antigenkontakt stimuliert worden sind. Sie produzieren Immunglobuline (Antikörper).

B) Lymphknoten besitzen eine Außenzone mit dichter gelagerten Lymphozyten als im Zentrum. Daher wird zwischen Rinde (Cortex) und Mark (Medulla) unterschieden. T-Lymphozyten liegen vornehmlich in einer kompakten Rindenschicht, der parakortikalen Zone.

C + D) T-Lymphozyten sind in der Lage, andere nicht zur eigenen Art gehörende Zellen zum Absterben zu bringen. Dieser Vorgang dauert 12–72 Stunden oder noch länger (z. B. bei granulomatösen Reaktionen wie bei der Tuberkulose), da die Antigen-sensibilisierten T-Lymphozyten Makrophagen aktivieren, die daraufhin zum Ort der Antigenbelastung wandern.

E) 90 % aller Lymphozyten sind langlebig (mittlere Lebensdauer 500 Tage) und 10 % kurzlebig (Lebensdauer bis 12 Tage).

→ 3.22 Lösung: D)

Erörterung: Zur körperlichen Untersuchung gehört immer das Abtasten der Lymphknoten an Kopf, Hals, in der Achselhöhle und in der Leiste.
Bei der Palpation der Lymphknoten wird deren Lage, Größe, Konsistenz, Verschieblichkeit im Gewebe und eine eventuelle Druckschmerzhaftigkeit beurteilt.
Lymphknoten können vergrößert (z. B. bei Infektionen) und druckschmerzhaft sein (ebenfalls bei Infektionen). Bei harter Konsistenz und mangelnder Verschieblichkeit im Gewebe besteht der Verdacht auf eine maligne Erkrankung.
Eine Verfärbung der Lymphknoten kann bei der körperlichen Untersuchung nicht geprüft werden, da sie unter der Haut nicht direkt sichtbar sind.

3.23 Überprüfen Sie die folgende Aussagenkombination:

Bakteriämien führen nicht notwendigerweise zu septischen Streuherden
(z. B. in Lunge, Gehirn oder Nieren),
weil
bei guter Resistenz die in die Blutbahn eingedrungenen Mikroben rasch von
den Zellen des retikulohistiozytären Systems vernichtet werden.

Antwort	erste Aussage	zweite Aussage	Verknüpfung
A	richtig	richtig	richtig
B	richtig	richtig	falsch
C	richtig	falsch	
D	falsch	richtig	
E	falsch	falsch	

➜ **3.23 Lösung: A)**

Erörterung: Funktion des retikulohistiozytären Systems.
Eine *Bakteriämie* bedeutet das vorübergehende Vorhandensein von Bakterien im Blut ohne Vermehrung oder Absiedlung in anderen Organen. Sie kommt bei den meisten bakteriellen Infektionen vor.
Eine *Sepsis* ist eine Allgemeininfektion des Organismus mit Krankheitserscheinungen, die Folge einer Streuung der Erreger (Bakterien oder Pilze) über das Blut in andere Organe sind.
Zu den Zellen des retikulohistiozytären Systems gehören Monozyten und Makrophagen, die sich im Knochenmark, im Blut und im Bindegewebe zahlreicher Organe befinden. Sie haben die Aufgabe, zugrundegegangene Zellen, geschädigte Interzellularsubstanz, Mikroorganismen und andere Partikel unschädlich zu machen.
Bei guter Abwehrlage kann der Körper eingedrungene Erreger schnell vernichten; septische Streuherde können so meist verhindert werden.

? 4.1 Symptome einer endogenen Depression sind:

1. Schlaflosigkeit
2. Halluzinationen
3. verminderte Aufmerksamkeit
4. Gedankenlautwerden

Welche Aussage(n) ist/sind richtig?

A) nur 3.
B) nur 2.
C) 1. und 3.
D) 1., 2. und 3.
E) Alle Aussagen sind richtig.

? 4.2 Welcher Patientenkreis ist besonders suizidgefährdet?

1. depressive Menschen
2. Alkoholiker
3. psychisch Kranke

Welche Aussage(n) ist/sind richtig?

A) nur 1.
B) nur 2.
C) 1. und 2.
D) 2. und 3.
E) Alle Aussagen sind richtig.

→ 4.1 Lösung: D)

Erörterung: Das Leitsymptom der endogenen Depression ist die depressive Verstimmung, die sich u. a. in Traurigkeit ausdrückt.

☑ **1.** Vegetative Symptome der endogenen Depression können Schlaf-, Appetit- und Verdauungs- sowie Herz-Kreislaufstörungen, Störungen der Geschlechtsfunktionen und Schmerzsyndrome beinhalten.

☑ **2.** Halluzinationen sind Trugwahrnehmungen, d. h. Wahrnehmungen ohne objektiv gegebenen Sinnesreiz; sie sind auf sämtlichen Sinnesgebieten möglich. Sie können beispielsweise bei organischen Erkrankungen, endogener Depression, Psychose, Delir und Schizophrenie auftreten.

☑ **3.** Der Verlust von Freude und Interesse zeigt sich bei endogen depressiven Menschen u. a. an einem gehemmten Antrieb, bei dem beispielsweise die Entschlußfähigkeit vermindert ist, und an einer verminderten Aufmerksamkeit.

F **4.** Das Erlebnis, die eigenen Gedanken würden laut und damit für andere hörbar, wird Gedankenlautwerden bezeichnet. Es wird von Kurt Schneider als Symptom ersten Ranges der schizophrenen Psychose bezeichnet.

→ 4.2 Lösung: E)

Erörterung: Suizid gehört zu den zehn häufigsten Todesarten in Europa und in den USA. Die Suizidgefährdung steigt bei Krankheiten.

☑ **1. + 3.** Die Suizidrate psychisch Kranker ist etwa 10–20 mal höher als die der Allgemeinbevölkerung; zu ihnen zählen u. a. depressive (v. a. weibliche) und schizophrene (v. a. männliche) Patienten.

☑ **2.** Suchtkranke Menschen haben eine hohe Suizidgefährdung; zu ihnen zählen beispielsweise Drogen- und/oder Alkoholabhängige.

? 4.3 Welche Symptome deuten auf eine Schizophrenie hin?

1. Halluzinationen
2. das Gefühl, ständig angegriffen zu werden
3. Ratlosigkeit
4. außerordentliche Körpererlebnisse

Welche Aussage(n) ist/sind richtig?

A) nur 1.
B) 1. und 4.
C) 2. und 3.
D) 2. und 4.
E) Alle Aussagen sind richtig.

? 4.4 Sie sehen einen Säugling mit einer Scheinlähmung am Unterarm. Welche Ursache kann am ehesten zugrunde liegen?

A) Grünholzfraktur
B) Radiusköpfchenschädigung durch plötzlichen Zug am Arm
C) Hirnblutung
D) Plexusschädigung

Welche Aussage ist richtig?

→ 4.3 Lösung: B)

Erörterung: Die Schizophrenie ist eine Form der endogenen Psychose, die durch ein Nebeneinander von gesunden und veränderten Erlebnis- und Verhaltensweisen gekennzeichnet ist.

1. + 4. Akustische Halluzinationen im Sinne von dialogischen oder kommentierenden Stimmen und leibliche Beeinflussungserlebnisse gehören zu den Symptomen ersten Ranges nach Kurt Schneider, bei deren Auftreten die Diagnose der Schizophrenie naheliegt. Sonstige akustische sowie optische, olfaktorische (Geruchs-) und gustatorische (Geschmacks-) Halluzinationen gehören zu den Symptomen zweiten Ranges nach Kurt Schneider.

2. + 3. Das Gefühl der Ratlosigkeit und das, ständig angegriffen zu werden, deuten nicht typischerweise auf eine Schizophrenie hin. Diese Gefühle können sowohl bei gesunden als auch bei (nicht nur psychisch) kranken Menschen auftreten. Ist in Aussage 2 jedoch eine Art Verfolgungswahn gemeint (was jedoch aus der Frage nicht offen hervorgeht), kann doch an Schizophrenie gedacht werden.

→ 4.4 Lösung: D)

Erörterung: Mögliche Ursachen einer Nervenschädigung.

A) Eine Grünholzfraktur ist ein Bruch meist eines langen Röhrenknochens, bei der die Knochenhaut (Periost) unversehrt bleibt. Daher sind die Frakturenden nur gering gegeneinander verschoben; Komplikationen wie z. B. Nervenschädigungen treten nicht auf. Grünholzfrakturen kommen besonders bei Kindern vor.

B) Die nicht vollständige Verrenkung (Subluxation) des Radiusköpfchens kommt durch plötzlichen Zug am gestreckten Arm zustande. Es ist eine typische Verletzung des Kleinkindes, das beim Gehen an der Hand eines Erwachsenen stolpert, der es dabei unwillkürlich am Arm hochzieht. Eine Nervenschädigung kommt i. d. R. nicht vor.

C) Hirnblutungen bei Neugeborenen können symptomlos bleiben; bei stärkeren Blutungen können die Kinder uncharakteristische Zeichen wie Blässe, Apathie, Atemstörungen bis hin zu Krämpfen und Koma entwickeln. Eine isolierte Lähmung eines Arms ist dafür nicht typisch.

D) Während der Geburt kann es durch starke Seitneigung des Kopfes oder durch starken Zug am Arm des Kindes zu einer Zerrung des oberen Nervengeflechts des Arms (Plexus brachialis) kommen. Die Symptomatik ist charakterisiert durch eine typische Armstellung mit herangezogener (adduzierter) Schulter, Ellenbeugenstreckung und Unterarmeinwärtsdrehung (-pronation).

4.5 Welche Symptome treten bei einem epileptischen Anfall auf?

1. Aura
2. Krämpfe
3. Halluzinationen
4. Gedankenentzug

Welche Aussagen sind richtig?

A) 1. und 2.
B) 2. und 3.
C) 1., 2., und 3.
D) 1., 3. und 4.
E) Alle Aussagen sind richtig.

4.6 Sie erheben die Anamnese bei einem Patienten, bei dem Sie den Verdacht auf Alkoholismus hegen. Welche Symptome sprechen dafür?

1. morgendliches Zittern
2. Konzentrationsstörungen
3. Leistungsminderung
4. Schlafstörungen
5. aufgedunsenes Gesicht

Welche Aussage(n) ist/sind richtig?

A) nur 5.
B) 1. und 2.
C) 3. und 5.
D) 2., 4. und 5.
E) Alle Aussagen sind richtig.

➔ 4.5 Lösung: C)

Erörterung: Einem epileptischen Anfall liegt eine plötzlich einsetzende Funktionsstörung des Gehirns zugrunde, bei der sich die Nervenzellen sehr schnell entladen.

✓ 1. Epileptiker berichten oft über bestimmte, teils fremdartige Wahrnehmungen, die typischerweise dem Anfall vorausgehen.

✓ 2. Krämpfe sind unwillkürliche Muskelkontraktionen; sie können in verschiedenen Formen bei Epilepsie auftreten, z. B. als klonisch-tonische Krämpfe.

✓ 3. Halluzinationen sind Trugwahrnehmungen; sie kommen bei endogenen und exogenen Psychosen vor (z. B. als Stimmenhören bei Schizophrenie) und können in der epileptischen Aura vor einem Anfall auftreten.

F 4. Der Gedankenentzug ist ein typisches Symptom der Schizophrenie.

➔ 4.6 Lösung: E)

Erörterung: Alkoholismus ist neben neurotischen (psychogenen) Störungen die in Europa verbreitetste psychische Störung.

✓ 1. Morgendliches Zittern kann beispielsweise bei chronischem Alkoholismus mit starker Abhängigkeit auftreten, wenn es über Nacht zu einem Absinken der Alkoholkonzentration im Blut kommt, was eine Entzugssymptomatik bewirkt.

✓ 2. Konzentrations- und Merkfähigkeitsstörungen sowie zentral- und periphernervöse Störungen (z. B. Koordinationsstörungen beim Sprechen und Gehen) gehören zum Bild des chronischen Alkoholikers.

✓ 3. + 4. Die körperliche und geistige Belastbarkeit und Leistungsfähigkeit ist häufig herabgesetzt; der Patient kann depressiv verstimmt, affektlabil, distanzlos und latent gereizt sein sowie Schlafprobleme haben.

✓ 5. Das typische Gesicht der chronischen Alkoholikers ist rötlich und gedunsen, mit erweiterten oberflächlichen Hautgefäßen (Teleangiektasien), unter den Augen befinden sich Tränensäcke. Der Patient hat eine belegte Zunge und schlechten Atemgeruch.

? 4.7 Prüfen Sie folgende Aussagen zu Sympathikus und Parasympathikus:

1. Sie werden auch als vegetatives Nervensystem bezeichnet.
2. Sie werden auch als autonomes Nervensystem bezeichnet.
3. Sie beeinflussen die Willkürmotorik.
4. Sie beeinflussen die Magensaftsekretion.

Welche Aussage(n) ist/sind richtig?

A) nur 4.
B) 1. und 2.
C) 3. und 4.
D) 1., 2. und 4.
E) Alle Aussagen sind richtig.

? 4.8 Wie ist eine manisch-depressive psychotische Patientin in der manischen Phase am ehesten zu beschreiben?

1. Es zeigt sich überaktives Handeln.
2. Die Patientin ist sehr gesprächig.
3. Es besteht eine Selbstüberschätzung.
4. Psychische und physische Antriebssteigerung sind vorhanden.
5. Die Patientin braucht viel Schlaf.

Welche Aussage(n) ist/sind richtig?

A) 1., 3 und 5.
B) 2. und 4.
C) 1. und 5.
D) 1., 2., 3. und 4.
E) Alle Aussagen sind richtig.

→ 4.7 Lösung: D)

Erörterung: Sympathikus und Parasympathikus sind Teile des vegetativen Nervensystems.

1. + 2. Das vegetative Nervensystem besteht aus dem Einfluß des Willens nicht untergeordneten Nerven, die für die Regelung der lebenswichtigen Funktionen (z. B. Atmung, Verdauung, Stoffwechsel) zuständig sind.

3. Das Nervensystem, das die willkürlichen Funktionen im Körper regelt, heißt animalisches Nervensystem. Es dient der Wahrnehmung von Reizen und der Steuerung der Motorik.

4. Sympathikus und Parasympathikus innervieren den gesamten Verdauungstrakt, dabei ergibt sich häufig ein antagonistisches Verhalten beider Systeme. Dier Wirkung des Sympathikus auf die Magentätigkeit (Peristaltik und Drüsentätigkeit) ist hemmend, die des Parasympathikus dagegen anregend.

→ 4.8 Lösung: D)

Erörterung: Die manisch-depressive Erkrankung ist gekennzeichnet durch den Wechsel von manischen und depressiven Auslenkungen, wobei aber nicht immer ein streng regelmäßiger Wechsel zwischen diesen beiden Polen auftreten muß. In der manischen Phase kommt es durch die Antriebssteigerung zu verstärkter Aktivität, Unruhe, Selbstüberschätzung, erhöhtem Selbstgefühl, übersteigerter Kontaktfreudigkeit bis zur Distanzlosigkeit, Heiterkeit und auch Aggressivität, Rededrang und Sprunghaftigkeit im Denken sowie verminderter Realitätseinschätzung, die zu unangemessenem Verhalten führen kann. Dabei stehen oftmals wahnhafte überwertige Ideen im Vordergrund.
In der depressiven Phase herrschen Antriebsarmut, depressive Stimmungslage, Grübelneigung, Gefühl der Leere und sozialer Rückzug vor. Im Gegensatz zur manischen Phase ist hier das Schlafbedürfnis verstärkt.

? 4.9 Bei einer hirnorganischen Störung kann/können auftreten:

1. Manie
2. Depression
3. Kopfschmerzen
4. Bewußtseinsstörung
5. unsichere Bewegungsabläufe

Welche Aussage(n) ist/sind richtig?

A) nur 5.
B) 1. und 2.
C) 3. und 5.
D) 2., 4. und 5.
E) 1., 2., 3. und 5.

? 4.10 Zu den Symptomen der Schizophrenie können gehören:

1. Ratlosigkeit
2. Gedankenlautwerden
3. Geruchshalluzinationen
4. Körpermißempfindungen
5. das Gefühl, ferngelenkt zu werden

Welche Aussagen sind richtig?

A) 1. und 3.
B) 3. und 5.
C) 2., 4. und 5.
D) 3., 4. und 5.
E) Alle Aussagen sind richtig.

→ 4.9 Lösung: E)

Erörterung: Aufgrund von organischen Veränderungen im Gehirn kann es zu psychischen Störungen kommen. Ein Beispiel ist die Demenz, die meist im höheren Alter auftritt und der degenerative Gefäßschäden zugrunde liegen können. Symptome sind sehr unspezifisch.

 1. Bei einer Manie handelt es sich um eine Störung, bei der der Patient in übermäßig gehobener und euphorischer Stimmung ist, er ist antriebsgesteigert und teilweise denkgestört. Diese Störung kann vielfältige Ursachen haben, z. B. Schizophrenie, hirnorganische Störungen oder Drogenmißbrauch.

 2. Eine körperlich begründbare Depression kann infolge einer Schädigung der Gehirnfunktion auftreten, z. B. bei Hirntumoren.

 3. Auch Kopfschmerzen können eine hirnorganische Ursache haben, z. B. einen Hirntumor.

 4. Bei hirnorganischen Störungen liegt charakteristischerweise keine Bewußtseinsänderung vor.

 5. Unsichere Bewegungen, Schwindel und Kopfschmerzen sind u. a. Symptome einer hirnorganischen Veränderung.

→ 4.10 Lösung: E)

Erörterung: Die Schizophrenie ist eine Form der endogenen Psychose, die durch ein Nebeneinander von gesunden und gestörten Erlebnis- und Verhaltensweisen gekennzeichnet ist.
Nach Kurt Schneider liegt bei Vorhandensein von Symptomen 1. Ranges (und nach Ausschluß einer körperlichen Grunderkrankung) eine Schizophrenie vor. Symptome 2. Ranges, die gehäuft auftreten, erlauben ebenfalls die Diagnose.
Symptome 1. Ranges sind:
– akustische Halluzinationen im Sinne von dialogischen oder kommentierenden Stimmen, Gedankenlautwerden (2.)
– leibliche Beeinflussungserlebnisse (als Form der Leibeshalluzination, z. B. das Gefühl, ferngelenkt zu werden (5.) oder Körpermißempfindungen (4.) zu haben)
– Gedankeneingebung, -entzug, -ausbreitung und Willensbeeinflussung
– Wahnwahrnehmungen
Symptome 2. Ranges sind:
– sonstige akustische Halluzinationen und Halluzinationen auf anderen Sinnesgebieten (z. B. Geruchshalluzinationen, 3.)
– Wahneinfälle
Weiterhin gibt es unspezifische Symptome der Schizophrenie, die auftreten können, aber nicht typisch für diese Erkrankung sind. Beispiele sind Sprachverarmung, sozialer Rückzug, Gedankenabreißen und Ratlosigkeit (1.).

? **4.11 Zu den Symptomen einer endogenen Psychose kann/können gehören:**

1. Depressionen und Suizidgedanken
2. manisch-depressive Erkrankungen
3. Halluzinationen
4. mit jemandem sprechen, der nicht da ist

Welche Aussage(n) ist/sind richtig?

A) nur 3.
B) 1. und 2.
C) 3. und 4.
D) 2., 3. und 4.
E) Alle Aussagen sind richtig.

? **4.12 Das Karpaltunnel-Syndrom ...**

1. umfaßt anfangs sensible und später auch motorische Störungen.
2. manifestiert sich hauptsächlich an Mittel-, Ring- und Kleinfinger.
3. ist anfangs gekennzeichnet durch besonders nachts auftretende Schmerzen.
4. ist ein Kompressionssyndrom des Nervus radialis.
5. führt zu Durchblutungsstörungen der Hand.

Welche Aussagen sind richtig?

A) 1. und 3.
B) 1., 2. und 5.
C) 2., 3. und 5.
D) 1., 2., 3. und 4.
E) Alle Aussagen sind richtig.

→ 4.11 Lösung: E)

Erörterung: Psychosen werden eingeteilt in organische (exogene) und körperlich nicht begründbare (endogene) Psychosen.

✓ **1.** Die endogene Depression tritt familiär gehäuft auf; wie auch bei exogenen Depressionen kann der Patient Suizidgedanken haben.

✓ **2.** Bei einer Manie handelt es sich um eine Störung, bei der der Patient in übermäßig gehobener und euphorischer Stimmung ist, er ist antriebsgesteigert und teilweise denkgestört. Bei Mischzuständen zwischen Manie und Depression findet ein rascher Wechsel zwischen Stimmungsgehobenheit und tiefer Verzweiflung statt.

✓ **3. + 4.** Halluzinationen treten z. B. bei Schizophrenie auf, einer Form der endogenen Psychose. Sie können sich beispielsweise dadurch zeigen, daß der Patient mit Menschen spricht, die er zu sehen und zu hören meint, die aber nicht anwesend sind.

→ 4.12 Lösung: A)

Erörterung: Das Karpaltunnel-Syndrom wird durch eine mechanische Kompression des Nervus medianus verursacht.
Durch die Druckschädigung des Medianus-Endastes (Aussage 4 ist falsch) an der Hand kommt es anfangs zu schmerzhaften, oft brennenden Mißempfindungen an der Beugeseite des ersten bis vierten Fingers (Aussage 2 ist falsch), die v. a. nachts auftreten (3.) und bis zur Ellenbogengegend ausstrahlen. Später kommt es zu einer Schwäche der Hand und Morgensteife der Finger, schließlich zu einer Lähmung der durch den Nerven versorgten Daumenmuskulatur (1.).

Nervensystem und Psyche   87

? **4.13 Symptom(e) eines hirnorganischen Syndroms kann/können sein:**

1. Gedächtnisstörungen
2. verlangsamte Auffassung
3. optische Halluzinationen
4. akustische Halluzinationen

Welche Aussage(n) ist/sind richtig?

A) nur 1.
B) nur 2.
C) 1. und 2.
D) 2., 3. und 4.
E) Alle Aussagen sind richtig.

? **4.14 Welche der folgenden Symptome können dem Morbus Parkinson zugeordnet werden?**

1. Rigor
2. Tremor
3. Nystagmus
4. vermehrter Speichelfluß
5. skandierende Sprache

Welche Aussagen sind richtig?

A) 1. und 2.
B) 1. und 3.
C) 3. und 4.
D) 1., 2. und 4.
E) Alle Aussagen sind richtig.

→ 4.13 Lösung: E)

Erörterung: Bei einem hirnorganischen Syndrom führen organische Veränderungen im Gehirn zu psychischen Störungen.

1. + 2. Zu den sehr unspezifischen Symptomen gehören beispielsweise Antriebsstörungen, Affektlabilität, Gedächnis- und Denkstörungen (z. B. im Sinne einer verlangsamten Auffassung).

3. + 4. Halluzinationen können bei einer umschriebenen körperlichen Erkrankung, endogener Depression, Psychose, Delir, hirnorganischem Syndrom und anderen Erkrankungen auftreten.

→ 4.14 Lösung: D)

Erörterung: Der Morbus Parkinson ist eine chronisch fortschreitende Erkrankung mit Nervenzelldegeneration und Atrophie bestimmter Gebiete im Gehirn (besonders der Substantia nigra), was dort zu einem Dopaminmangel führt. Die Erkrankung tritt etwa ab dem 40. Lebensjahr auf.

1. + 2. Die Leitsymptome des Morbus Parkinson sind: *Akinese* (die in der Frage beschriebene Bewegungsstarre), *Rigor* (Steifheit) und *Tremor* (Muskelzittern).

3. + 5. Die Symptome Nystagmus („Augenzittern"), Intentionstremor (Muskelzittern bei der Ausführung gezielter Bewegungen) und skandierende (abgehackte) Sprache lassen sich unter dem Begriff der *Charcot-Trias* zusammenfassen. Früher galt sie als charakteristisch für Multiple Sklerose, heutzutage jedoch weiß man, daß die Symptomenkombination nicht häufig an einem (einzigen) Patienten auftritt.

4. Durch den Dopaminmangel im Gehirn kommt es zum Überwiegen cholinerger Funktionen, was u. a. zu einem vermehrten Speichelfluß führen kann.

? 4.15 Das Rückenmark erstreckt sich ...

A) vom kranialen (oberen) Ende der Medulla oblongata (= verlängertes Mark) bis zum ersten oder zweiten Lendenwirbel.

B) von der Medulla oblongata bis zum Steißbein.

C) vom ersten Halswirbel bis zum ersten oder zweiten Lendenwirbel.

D) vom ersten Halswirbel bis zum Kreuzbein.

E) Keine der Antworten A) bis D) ist richtig.

Welche Aussage ist richtig?

? 4.16 Welche Folgen der Alkoholkrankheit gibt es?

1. Krampfanfälle

2. Gedächtnisstörungen

3. chronische Bauchspeicheldrüsenentzündung

4. Herzmuskelschwäche

5. chronische Magenschleimhautentzündung

Welche Aussagen sind richtig?

A) 1. und 3.

B) 2. und 3.

C) 3. und 4.

D) 1., 3. und 5.

E) Alle Aussagen sind richtig.

→ 4.15 Lösung: C)

Erörterung: Das Rückenmark ist der im Wirbelkanal eingeschlossene Teil des zentralen Nervensystems. Das Rückenmark (Medulla spinalis) des Erwachsenen ist ein kleinfingerdicker Strang, der im Wirbelkanal vom 1. Halswirbel (Atlas) bis in die Höhe des 1. oder 2. Lendenwirbels reicht. Das untere (kaudale) Ende spitzt sich kegelförmig zum Conus medullaris zu und geht in einen Endfaden (Filum terminale) über.

→ 4.16 Lösung: E)

Erörterung: Der Begriff „Alkoholismus" beschreibt die körperliche, psychische und soziale Schädigung durch Alkohol.

 1. Bei langjähriger Abhängigkeit können Krampfanfälle und eine Atrophie des Gehirns auftreten.

 2. Es kann zu Orientierungsstörungen bezüglich Zeit und Raum sowie zu Konzentrations- und Gedächtnisstörungen kommen.

 3. Einer chronischen Bauchspeicheldrüsenentzündung (Pankreatitis) liegt in den meisten Fällen eine Alkoholabhängigkeit zugrunde; Leitsysmptom ist der ständig wiederkehrende Schmerz, der sich in der Tiefe des Oberbauchs befindet und gürtelförmig in den Rücken ausstrahlen kann.

 4. Alkohol kann in hohen Mengen zur Herzmuskelschädigung führen.

 5. Weitere Folgen können Speiseröhrenentzündung (Ösophagitis), Magenentzündung (Gastritis), Fettleber und Leberzirrhose sein.

? 4.17 Was verstehen Sie unter dem Horner-Syndrom?

1. Mydriasis
2. Miosis
3. Enophthalmus
4. Ptosis
5. Exophthalmus

Welche Aussagen sind richtig?

A) 3. und 4.
B) 4. und 5.
C) 2. und 3.
D) 2., 3. und 4.
E) 2., 4. und 5.

? 4.18 Ein Patient tritt nicht auf die Fugen im Gehweg, weil sonst, wie er befürchtet, seiner Familie etwas Furchtbares zustoßen würde. Er leidet darunter und findet seine Befürchtungen selbst lächerlich, kann sie aber nicht abstellen. Welche Diagnose stellen Sie?

A) Zwangsstörung
B) Beziehungswahn
C) endogene Depression
D) Gedankeneingebung

Welche Aussage ist richtig?

→ 4.17 Lösung: D)

Erörterung: Das Horner-Syndrom umfaßt drei typische Symptome am Auge.
Durch Läsion zentraler oder peripherer Sympathikusfasern (z. B. bei wirbelsäulennahen Schädigungen des oberen Nervengeflechts des Arms) tritt die typische Symptomatik am Auge zutage:
– *Ptosis:* Das Lid hängt zum Teil über das Auge, da der Lidhebermuskel gelähmt ist (4.).
– *Miosis:* Durch Überwiegen des Parasympathikus kommt es zur Engstellung der Pupillen (2.).
– *Enophthalmus:* Dies bedeutet das tiefe Zurücksinken des Augapfels in die Augenhöhle durch Lähmung des glatten Orbitalmuskels.

→ 4.18 Lösung: A)

Erörterung: Differentialdiagnose bei psychischen Auffälligkeiten.

[✓] **A)** Dieser Patient hat Gedanken, die er zwar als unsinnig und ungerechtfertigt empfindet, die sich ihm jedoch aufdrängen, obwohl er sie abwehren möchte. Es sind Zwangsgedanken, die ihn zur Ausführung von Zwangshandlungen (nicht auf die Fugen beim Gehen zu treten) bringen.

[F] **B)** Bei einem Beziehungswahn ist der Patient davon überzeugt, daß bestimmte Ereignisse in seiner Umgebung nur seinetwegen geschehen bzw. daß ihm damit etwas bedeutet werden soll.

[F] **C)** Bei einer Depression fühlt sich der Patient verstimmt, ist lustlos und voller Zweifel und Pessimismus. Viele Patienten sind antriebsgehemmt, so daß der Alltag schwer bewältigt wird; auch körperliche Symptome können auftreten (z. B. Schlafstörungen).

[F] **D)** Die Gedankeneingebung kann ein Symptom bei Schizophrenie sein; der Patient hat das Gefühl, seine Gedanken werden ihm von außen gegeben, so daß er keinen Einfluß auf sie hat.

Nervensystem und Psyche 93

? 4.19 Welche Ursache(n) kann ein Apoplex haben?

1. Embolie einer Hirnarterie
2. Thrombose einer Hirnarterie
3. Herzinfarkt
4. akuter Verschluß einer Halsschlagader

Welche Aussagen sind richtig?

A) 1. und 2.
B) 1. und 3.
C) 3. und 4.
D) 1., 2. und 4.
E) Alle Aussagen sind richtig.

? 4.20 Zu den Symptomen der Multiplen Sklerose gehört/gehören:

1. epileptische Anfälle
2. Sehstörungen
3. Gangunsicherheit
4. Blasenentleerungsstörung
5. zahnradartige Bewegungen

Welche Aussage(n) ist/sind richtig?

A) nur 2.
B) 1. und 3.
C) 3. und 4.
D) 1., 2., 3. und 4.
E) 2., 3., 4. und 5.

→ 4.19 Lösung: D)

 Erörterung: Bei einem Schlaganfall (Apoplex, Hirninfarkt) kommt es zu einer umschriebenen akuten Durchblutungsstörung des Gehirns mit Untergang von Hirngewebe.

 1. Bei einer Embolie einer Hirnarterie gelangt ein im Blut nicht lösliches Gebilde (meist ein losgelöster Thrombus beispielsweise aus der Aorta oder einer Halsschlagader) in eine Hirnarterie und verschließt diese. Dies ist der häufigste Grund eines Schlaganfalls.

 2. Auch eine arterielle Thrombose kann eine Hirnarterie verlegen; sie entsteht direkt in den Gefäßen des Gehirns, v. a. bei arteriellem Bluthochdruck.

 3. Manifestationsformen einer Arteriosklerose können Herzinfarkt und Schlaganfall sein. Der Herzinfarkt ist jedoch nicht ursächlich mit dem Schlaganfall in Verbindung zu bringen.

 4. Das Gehirn wird rechts und links über je eine Halsschlagader (Arteriae carotis interna) und je eine Arterie, die das Gehirn über kleine Löcher in den Wirbeln erreicht (Arteria vertebralis), mit Blut versorgt. Der akute Verschluß eines dieser Gefäße (meist einer Halsschlagader) löst einen Schlaganfall aus. (Achtung: Im Gegensatz dazu verursacht der *langsame* Verschluß *keinen* Schlaganfall, da sich Umgehungskreisläufe im Gehirn bilden und die anderen Gefäße so das Gehirn zum Teil mitversorgen können.)

→ 4.20 Lösung: E)

 Erörterung: Die Multiple Sklerose ist eine entzündliche Erkrankung des zentralen Nervensystems, bei der die Nervenhüllen zugrunde gehen. Sie führt zu vielen unterschiedlichen neurologischen Symptomen.

 1. Epileptische Anfälle gehören nicht zu der Symptomatik bei Multipler Sklerose.

 2. + 3. + 4. + 5. Der Beginn der Erkrankung ist schleichend. Die häufigsten Symptome sind Mißempfindungen (Parästhesien) in einer oder mehreren Extremitäten, am Stamm oder einer Gesichtshälfte; Schwäche oder Unbeholfenheit einer Hand oder eines Beins, Sehstörungen (2., z.B. Doppelbilder, trübes Bild). Weitere häufige Frühsymptome sind Gangstörungen (3.), Schwierigkeiten beim Wasserlassen (4.), Schwindel und leichte Verstimmung.
Bei der klinischen Untersuchung des Patienten fallen u. a. gesteigerte Muskeleigenreflexe, Intentionstremor (Muskelzittern bei der Ausführung gezielter Bewegungen) und Spastik auf. Bewegt man eine Extremität (z. B. einen Arm) gegen diese Spastik, sieht man zahnradartige Bewegungen (5.).

? 4.21 Welche Personengruppen sind besonders suizidgefährdet?

1. Patienten mit hirnorganischem Syndrom
2. Alkoholiker
3. Menschen mit endogener Depression
4. Geschiedene

Welche Aussagen sind richtig?

A) 1. und 2.
B) 1. und 3.
C) 2. und 4.
D) 3. und 4.
E) Alle Aussagen sind richtig.

? 4.22 Eine etwa 40 Jahre alte Patientin klagt seit einiger Zeit über ein starkes Druckgefühl auf dem Brustkorb, Schwindel, Müdigkeit v. a. morgens und abends. Um welche der folgenden Erkrankungen könnte es sich am ehesten handeln?

A) hirnorganisches Psychosyndrom
B) endogene Depression
C) beginnende Altersdepression

Welche Aussage ist richtig?

→ 4.21 Lösung: E)

Erörterung: Ca. 14–20% der Allgemeinbevölkerung kennen Suizidgedanken; die Suizidgefährdung steigt bei Krankheiten.

Menschen mit psychischen und/oder organischen Erkrankungen haben, statistisch gesehen, ein höheres Risiko, durch Suizid zu sterben als die Allgemeinbevölkerung. Dies umfaßt Risikogruppen wie psychisch Kranke (depressive Menschen, C; Patienten mit hirnorganischem Syndrom, A), Menschen nach vorausgegangenen Suizidhandlungen, alte Menschen (insbesondere Vereinsamte, nach Partnerverlust), Süchtige (z. B. Alkoholabhängige, B), unheilbar chronisch Kranke, Menschen in Ehe- und Lebenskrisen, Jugendliche (Pubertätskrisen) und Helfer (z. B. Ärzte). Die höchste Suizidrate besteht bei Geschiedenen (D).

→ 4.22 Lösung: B)

Erörterung: Differentialdiagnose bei psychischen Erkrankungen.

 A) Bei einem hirnorganischen Syndrom kann es zu Symptomen einer Depression kommen, zusätzlich zu Störungen der Orientierung und des Gedächtnisses, zu Intelligenzdefekten, Demenz und Unruhe.

 B) Bei der beschriebenen Form der endogenen Depression handelt es sich wohl um eine larvierte („versteckte") Depression. Die depressive Verstimmung ist in den Hintergrund gedrängt von leiblichen Mißempfindungen (z. B. Druck in der Brust), über die typischen depressiven Symptome wird nicht geklagt. Diese Patienten verlangen oft besonders intensive organmedizinische Untersuchungen.

 C) Von einer Altersdepression spricht man bei einem depressivem Syndrom nach dem 65. Lebensjahr.

Nervensystem und Psyche 97

? 4.23 Symptome einer endogenen Depression sind:

1. Mundtrockenheit
2. morgendliche Anlaufschwierigkeiten
3. Verdauungsprobleme
4. vermehrte Speichelsekretion
5. Antriebslosigkeit

Welche Aussagen sind richtig?

A) 1. und 2.
B) 1. und 3.
C) 3. und 4.
D) 1., 2. und 4.
E) 1., 2., 3. und 5.

? 4.24 Prüfen Sie folgende Aussagen zur Medulla oblongata:

A) Sie reicht bis Lendenwirbel 1 oder 2.
B) Sie reicht bis Lendenwirbel 5 bzw. Kreuzwirbel 1.
C) Sie reicht von Halswirbel 1 bis Brustwirbel 8.
D) Sie reicht von Halswirbel 1 bis Brustwirbel 12.
E) Keine der Aussagen A) bis D) ist richtig.

→ 4.23 Lösung: E)

Erörterung: Die endogene Depression ist eine psychotische Erkrankung mit Störung der Affektivität (Verstimmung).

1. Neben anderen vegetativen Symptomen (s. u.) können auch Störungen der Tränen-, Speichel- und Schweißdrüsenfunktion eintreten, beispielsweise Mundtrockenheit und Schwitzen.

2. + 5. Menschen mit einer endogenen Depression sind häufig antriebsgehemmt und ohne Initiative. Sie stehen morgens meist ungern aus dem Bett auf; noch kürzlich bewältigte Alltagsaktivitäten werden zum Problem.

3. Es können Vitalstörungen wie Druckgefühl auf Brust und Bauch, Appetitverlust, Obstipation und ständige Müdigkeit auftreten.

4. Es besteht eher eine verminderte Speichelsekretion mit Mundtrockenheit.

→ 4.24 Lösung: E)

Erörterung: Die Medulla oblongata (verlängertes Rückenmark) ist ein Teil des zentralen Nervensystems. Das verlängerte Rückenmark grenzt kranial (oben) an die Brücke (Pons, Teil des Gehirns) und geht kaudal (unten) ohne scharfe Grenze in das Rückenmark (das im Wirbelkanal des ersten Halswirbels beginnt) über.

? ## 4.25 Prüfen Sie folgende Aussagen zum Lasègue-Zeichen:

1. Das positive Lasègue-Zeichen wird mit Winkelangaben in Grad-Zahlen berechnet.
2. Das Knie bleibt immer gebeugt.
3. Der Patient sitzt während der Untersuchung mit erhöhtem Oberkörper und abgestützten Armen.
4. Das Lasègue-Zeichen kann bei Meningitis positiv sein.

Welche Aussage(n) ist/sind richtig?

A) nur 1.
B) nur 4.
C) 1. und 2.
D) 1. und 4.
E) Alle Aussagen sind richtig.

? ## 4.26 Prüfen Sie folgende Aussagen über hyperkinetische Kinder:

1. Die Ursache der Auffälligkeiten steht häufig im Zusammenhang mit einem Schädel-Hirn-Trauma.
2. Die Ursache steht häufig in Verbindung mit Oligophrenie.
3. Das hyperkinetische Syndrom tritt vor allem nach dem 10. Lebensjahr auf.

Welche Aussagen ist/sind richtig?

A) Keine der Aussagen ist richtig.
B) nur 1.
C) nur 3.
D) 1. und 2.
E) Alle Aussagen sind richtig.

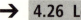 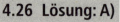

4.25 Lösung: B)

Erörterung: Die klinische Untersuchung des Patienten.
Um das Lasègue-Zeichen zu überprüfen, wird beim liegenden Patienten das gestreckte Bein angehoben, wodurch der Nervus ischiadicus gedehnt wird. Werden hierbei Schmerzen angegeben, gilt das Lasègue-Zeichen als positiv; Ursachen können Bandscheibenvorfall, Ischiassyndrom oder Meningitis sein.

4.26 Lösung: A)

Erörterung: Das hyperkinetische Syndrom gehört zu den Störungen der Motorik und Psychomotorik. Kinder mit hyperkinetischem Syndrom sind erhöht ablenkbar, aufmerksamkeitsgestört und irritierbar. Motorisch sind sie sehr aktiv und impulsiv; es bestehen Stimmungsschwankungen und eine geringe Frustrationstoleranz. Häufig kommt es sekundär auch zu Schulschwierigkeiten und Störungen des Sozialverhaltens. Außerdem treten in vielen Fällen zusätzlich Teilleistungsschwächen auf (Schwächen auf einem bestimmten Gebiet, z. B. in der Sprachentwicklung), was jedoch nicht bedeutet, daß diese Kinder weniger intelligent sind (Aussage 2.).
Die Störung tritt meist in den ersten fünf Lebensjahren auf und betrifft häufiger Jungen als Mädchen.

? 4.27 Womit muß man bei dem überlebenden Partner rechnen, wenn bei einem älteren Ehepaar der Ehepartner plötzlich stirbt?

1. Die Mortalität ist in den ersten Jahren danach erhöht.
2. Es besteht kein Zusammenhang mit dem Versterben im darauffolgenden Jahr.
3. Medikamentenabusus
4. Das Immunsystem ist längere Zeit stärker belastet.

Welche Aussage(n) ist/sind richtig?

A) nur 1.
B) nur 2.
C) 1. und 4.
D) 3. und 4.
E) 1., 3. und 4.

? 4.28 Prüfen Sie folgende Aussagen zum vegetativen Nervensystem:

1. Es besteht aus Sympathikus und Parasympathikus.
2. Es beeinflußt die quergestreifte (willkürliche) Muskulatur.
3. Es wirkt auf die Magensäurebildung.
4. Es ist zuständig für Schweißbildung.
5. Es wird auch autonomes Nervensystem genannt.

Welche Aussage(n) ist/sind richtig?

A) Keine der Aussagen ist richtig.
B) nur 1.
C) 2., 3. und 4.
D) 1., 3. und 5.
E) Alle Aussagen sind richtig.

→ 4.27 Lösung: E)

Erörterung: Risiko eines Menschen nach dem Tod seines Lebenspartners.

 1. Im Vergleich zur Allgemeinbevölkerung sind Menschen in Lebenskrisen, z. B. alte Menschen nach Verlust des Ehepartners, besonders suizidgefährdet.

 2. Somit kann ein möglicher Zusammenhang bestehen zwischen dem Versterben eines Partners und dem Versterben der zurückgebliebenen Person.

 3. + 4. Der Tod des Partners ist für die meisten Menschen eine äußerst belastende Situation, die sie seelisch und körperlich aus dem Gleichgewicht geraten läßt. In solchen Situationen kann es zu Suchtproblemen (z. B. zur Alkohol- und/oder Medikamentenabhängigkeit) und zu organischen Erkrankungen (da die Abwehr geschwächt ist) kommen.

→ 4.28 Lösung: D)

Erörterung: Funktionen des vegetativen Nervensystems.

 1. Das vegetative Nervensystem ist für die Regelung lebenswichtiger Funktionen (z. B. Atmung, Verdauung, Stoffwechsel) zuständig. Es teilt sich in Sympathikus, Parasympathikus und das intramurale System (Darmwandnervensystem) auf.

 2. Das vegetative Nervensystem beeinflußt *nicht* die willkürliche Muskulatur.

 3. Sympathikus und Parasympathikus innervieren den gesamten Verdauungstrakt, dabei ergibt sich häufig ein antagonistisches Verhalten beider Systeme. Die Wirkung des Sympathikus auf die Magentätigkeit (Peristaltik und Drüsentätigkeit) ist hemmend, die des Parasympathikus dagegen anregend.

 4. Die Schweißdrüsen werden vom Sympathikus innerviert.

 5. Ein Synonym des vegetativen ist auch das autonome Nervensystem.

? 4.29 Bei einem 17jährigen Mädchen (Größe 168 cm, Gewicht 39 kg) haben Sie den Verdacht auf Magersucht. Welche Symptome sind typisch, welche Aussagen richtig?

1. hoher Konsum an Abführmitteln
2. Ausbleiben der Monatsblutung
3. niedriger Blutdruck
4. niedrige Kaliumwerte im Blut
5. Eine akute Lebensgefahr kann auftreten.
6. In der Regel reicht eine Kurzzeittherapie aus.

Welche Aussagen sind richtig?

A) 1., 2., 3. und 4.
B) 1., 2., 4. und 5.
C) 2., 3., 4. und 5.
D) 1., 2., 3., 4. und 5.
E) Alle Antworten sind richtig.

? 4.30 Eine 82jährige Frau leidet u. a. an einer peripheren Nervenschädigung (Polyneuropathie) und Netzhautdurchblutungsstörungen. Es handelt sich um Spätfolgen von:

A) Herzinsuffizienz
B) Lungenemphysem mit chronischem Sauerstoffmangel
C) hohem Blutdruck
D) Zuckerkrankheit
E) zerebraler Gefäßsklerose

Welche Aussage ist richtig?

→ 4.29 Lösung: D)

Erörterung: Die Magersucht (Anorexie) ist durch einen erheblichen Gewichtsverlust, der durch die Reduktion der Nahrungszufuhr herbeigeführt wird, charakterisiert. Typisch ist die Befürchtung, zu dick zu sein. Es sind v. a. heranwachsende Mädchen und junge Frauen betroffen.

 1. Durch den hohen Verbrauch von Abführmitteln versuchen die Magersüchtigen einerseits, noch mehr Gewicht zu verlieren, und andererseits einer bei dieser Erkrankung häufig auftretenden Verstopfung entgegenzuwirken.

 2. Das Ausbleiben der Monatsblutung ist meist sekundär bedingt und ein weiteres typisches Merkmal der Magersucht.

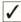 3. Magersüchtige leiden meist unter niedrigem Blutdruck.

 4. Bei der Magersucht treten gewöhnlich Elektrolytstörungen mit Hypokaliämie (erniedrigte Kaliumkonzentration im Blut) auf. Zusätzlich führen die meisten Abführmittel zu einer Hypokaliämie.

 5. Eine voll ausgeprägte Magersucht ist eine lebensbedrohliche Erkrankung, die Chronifizierungsneigung liegt bei etwa 40 % der Krankheitsfälle. Therapeutisch werden verschiedene Formen der Psychotherapie angewandt unter sorgfältiger Beobachtung des körperlichen Zustandes und des Gewichts mit dem Ziel der Normalisierung des Körpergewichts. In lebensbedrohlichen Fällen werden die Patienten mit Sondenernährung versorgt. Es kann Jahre dauern, bis die Patienten von der Magersucht geheilt werden.

→ 4.30 Lösung: D)

Erörterung: Diagnosestellung aufgrund einer Befundkonstellation.

 A) Bei der schweren Herzinsuffizienz hat der Patient Atemnot in Ruhe mit nächtlichem Husten, Ödeme der abhängigen Körperpartien, evtl. ein Lungenödem und ist zyanotisch. Komplikationen sind Thrombosen, kardiogener Schock, Lungenödem und Herzrhythmusstörungen.

 B) Das Lungenemphysem ist eine irreversible Erweiterung der Lufträume der kleinen Bronchiolen und Alveolen. Es kann zu einer Widerstandserhöhung in den Lungengefäßen und folglich zu einer Rechtsherzbelastung mit Cor pulmonale kommen.

 C) Die Komplikationen des Bluthochdrucks (arterielle Hypertonie) sind u. a. Linksherzbelastung mit Gefahr des Lungenödems, Schäden der Netzhaut durch Gefäßveränderungen, koronare Herzkrankheit (KHK), Angina-pectoris-Anfälle, Herzinfarkt, Hirninfarkt und Schrumpfnieren. Eine Polyneuropathie tritt nicht auf.

 D) Bei der Zuckerkrankheit (Diabetes mellitus) kommt es aufgrund eines Gefäßleidens der großen und kleinen Gefäße zur Arteriosklerose und deren möglichen Folgen, z. B. KHK, Herzinfarkt, Hirninfarkt, Durchblutungsstörungen der Netzhaut und der Niere bis hin zur Niereninsuffizienz und Nervenschädigungen mit Sensibilitätsausfällen.

 E) Bei der Arteriosklerose von Hirngefäßen kommt es zu Durchblutungsstörungen des Gehirns mit der möglichen Folge eines Schlaganfalls. Dabei ist der Patient halbseitig gelähmt und hat Sprachschwierigkeiten.

Nervensystem und Psyche 105

? 4.31 Das positive Brudzinski-Nackenzeichen (Reaktion auf passives Beugen des Kopfes am liegenden Patienten) besteht aus:

A) starker Lordosierung der Wirbelsäule
B) Spreizen von Fingern und Zehen
C) Streckung der Arme
D) Beugung der Beine in den Kniegelenken
E) Keine der Aussagen A) bis D) trifft zu.

Welche Aussage ist richtig?

? 4.32 Wo ist die Poliomyelitis im Rückenmark vorwiegend lokalisiert?

A) im Vorderseitenstrang
B) im Hinterstrang
C) in den Hinterhörnern
D) in den Vorderhörnern
E) diffus im Rückenmark

Welche Aussage ist richtig?

→ 4.31 Lösung: D)

Erörterung: Das Brudzinski-Nackenzeichen fällt positiv aus bei Meningitis, Subarachnoidalblutung und evtl. bei Enzephalitis.
Das Zeichen wird geprüft, indem der Kopf des liegenden Patienten vom Untersucher angehoben wird (passive Beugung im Nacken). Beugt der Patient dabei reflektorisch die Kniegelenke, ist das Zeichen positiv.

→ 4.32 Lösung: D)

Erörterung: Die spinale Kinderlähmung (Poliomyelitis) ist eine akute virale Infektion, gegen die es heutzutage eine Impfung gibt.
Die Infektion wird durch direkten Kontakt übertragen und ist höchst ansteckend. Das Virus vermehrt sich nach oraler Aufnahme v. a. im Verdauungstrakt und gelangt über den Blutweg in Gehirn und Rückenmark. Hier sind die motorischen Nervenzellen der Vorderhörner (D), das verlängerte Rückenmark und auch teilweise bestimmte Teile des Gehirns betroffen. Die Zellen werden durch Entzündung geschädigt, woraus neurologische Schäden für den Patienten hervorgehen.
Der Hauptteil (80–90%) der Infektionen ist leicht, und es kommt nach einer grippeartigen Symptomatik zur Ausheilung.
Besonders ältere Kinder und Erwachsene können schwerer erkranken. Es kommt zu Fieber, starken Kopfschmerzen, steifem Genick und Rücken, Muskelschmerzen, später zu einer schlaffen, asymmetrischen Lähmung der Extremitäten. Der Atemstillstand kann durch Lähmung der Atemmuskulatur eintreten.

? 4.33 Bei vestibulärem Schwindel findet man folgende charakteristische Erscheinungsform(en):

1. Drehschwindel
2. Liftschwindel
3. Schwankschwindel

Welche Aussage(n) ist/sind richtig?

A) nur 1.
B) 1. und 2.
C) 1. und 3.
D) 2. und 3.
E) Alle Aussagen sind richtig.

? 4.34 Beurteilen Sie die folgende Aussagenkombination:

Eine Schädigung des Nervus trigeminus führt zu sensiblen Ausfällen,
weil
der Nervus trigeminus ein rein sensibler Hirnnerv ist.

Antwort	erste Aussage	zweite Aussage	Verknüpfung
A	richtig	richtig	richtig
B	richtig	richtig	falsch
C	richtig	falsch	
D	falsch	richtig	
E	falsch	falsch	

→ 4.33 Lösung: E)

Erörterung: Der Vestibularapparat als ein Teil des Innenohrs ist zuständig für das Gleichgewicht. Bei Stimulation tritt Schwindel auf.

 1. Beim Drehschwindel hat der Patient das Gefühl, seine Umwelt und sein eigener Körper seien in Drehbewegung.

 2. Der Liftschwindel ist charakterisiert durch das Gefühl, zu sinken oder gehoben zu werden.

 3. Der Schwankschwindel ist als Gefühl beschrieben, als ob der Boden schwanke.

→ 4.34 Lösung: C)

Erörterung: Der Nervus trigeminus ist der fünfte Hirnnerv.
Der Nervus trigeminus teilt sich in drei Hauptäste auf und versorgt sensibel die Gesichts- und einen Teil der Kopfhaut. Die ersten zwei Äste (Nervus ophthalmicus – Augennerv; Nervus maxillaris – Oberkiefernerv) sind dabei rein sensibel; der dritte Ast (Nervus mandibularis – Unterkiefernerv) besitzt sensible und motorische Fasern (z. B. werden die Kaumuskeln von ihm innerviert).
Bei einer Schädigung des Nervus trigeminus (vor seiner Aufzweigung in die Hauptäste) kommt es demnach zu sensiblen *und* motorischen Ausfällen.

4.35 Beurteilen Sie die folgende Aussagenkombination:

Das Zeichen nach Lasègue (Nervenwurzeldehnungsschmerz) ist bei der Diagnostik eines Bandscheibenvorfalls im unteren Lendenwirbelsäulenbereich ein wichtiges Zeichen,
weil
der Nachweis des Ischiasdehnungsschmerzes die genaue Höhenlokalisation eines Bandscheibenvorfalls innerhalb des unteren Lendenwirbelsäulenbereichs ermöglicht.

Antwort	erste Aussage	zweite Aussage	Verknüpfung
A	richtig	richtig	richtig
B	richtig	richtig	falsch
C	richtig	falsch	
D	falsch	richtig	
E	falsch	falsch	

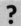

4.36 Beurteilen Sie die folgende Aussagenkombination:

Das positive Babinski-Zeichen tritt auf bei krankheitsbedingten Schädigungen des Pyramidenbahnsystems,
weil
bei krankheitsbedingten Schädigungen des Pyramidenbahnsystems eine allgemeine Steigerung der Fremdreflexe vorliegt.

Antwort	erste Aussage	zweite Aussage	Verknüpfung
A	richtig	richtig	richtig
B	richtig	richtig	falsch
C	richtig	falsch	
D	falsch	richtig	
E	falsch	falsch	

→ **4.35 Lösung: C)**

Erörterung: Zur Untersuchung des Lasègue-Zeichens wird beim liegenden Patienten das gestreckte Bein angehoben, wodurch der Nervus ischiadicus gedehnt wird. Werden hierbei Schmerzen angegeben, ist das Zeichen positiv.
Ursache eines positiven Lasuège-Zeichens kann beispielsweise ein Bandscheibenvorfall in der Lendenwirbelsäule sein. Das Zeichen ermöglicht jedoch nur eine grob orientierende Diagnostik; die genaue Lokalisation eines Vorfalls ist nicht möglich, dazu muß eine bildgebende Diagnostik durchgeführt werden (z. B. Computer-Tomographie).

→ **4.36 Lösung: A)**

Erörterung: Das Pyramidenbahnzeichen umfaßt Symptome, die bei Läsion des ersten motorischen Neurons auftreten.
Mit dem Babinski-Zeichen wird die Pyramidenbahn überprüft; das Babinski-Zeichen ist positiv, wenn bei Bestreichen des seitlichen Randes der Fußsohle die Großzehe nach oben gezogen und die restlichen Zehen nach unten gebeugt und gespreizt werden. Dies bedeutet, daß die Pyramidenbahn geschädigt ist. Zusätzlich sind in diesem Fall die Fremdreflexe gesteigert.

? **4.37 Ein Patient erhält eine intramuskuläre Injektion in die Gesäßregion. Welches Verfahren muß dabei angewandt werden, um einen gesundheitlichen Schaden, v. a. eine Nervenverletzung, zu vermeiden? Die Injektion erfolgt . . .**

A) in den unteren inneren Quadranten.
B) in den unteren äußeren Quadranten.
C) in den oberen inneren Quadranten.
D) in den oberen äußeren Quadranten.
E) Die Injektion kann in jedem Quadranten ohne Schaden für den Patienten erfolgen.

Welche Aussage ist richtig?

? **4.38 Das Schlafapnoesyndrom . . .**

1. kann zu einem erhöhten Unfallrisiko führen.
2. ist u. a. gekennzeichnet durch Schnarchen.
3. kann zu Persönlichkeitsveränderungen führen.
4. kann in bestimmten Fällen (bei bestimmten Ursachen) durch eine Operation behandelt werden.
5. wird durch abendliche Sedativagabe behandelt.

Welche Aussage(n) ist/sind richtig?

A) nur 2.
B) 1. und 2.
C) 1., 2., 3. und 4.
D) 1., 2., 3. und 5.
E) Alle Aussagen sind richtig.

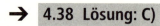 **4.37 Lösung: D)**

 Erörterung: Eine intramuskuläre Injektion wird beispielsweise bei Impfungen wie Tetanus durchgeführt. Bei einer Injektion (nach Hochstetter) in die Glutäalmuskulatur (Gesäßregion) wird die flache Hand des Therapeuten auf das Becken des Patienten gelegt, so daß die Zeigefingerspitze auf dem vorderen Darmbeinstachel (Spina iliaca anterior superior) und die Mittelfingerspitze auf dem obersten Punkt des Beckenkamms (Crista iliaca) zu liegen kommt. In das so entstandene Dreieck (oberer äußerer Quadrant; D) wird in Höhe der Fingergrundglieder 2–3 cm tief eingestochen. Vor der Injektion wird in zwei Ebenen aspiriert, um sicher zu gehen, nicht in ein Blutgefäß zu spritzen.
Durch dieses Vorgehen soll eine Verletzung des Nervus ischiadicus vermieden werden, der in der Nachbarschaft verläuft.

4.38 Lösung: C)

 Erörterung: Das Schlafapnoesyndrom ist charakterisiert durch episodisch auftretende Atempausen von mehr als 10 Sekunden während des Schlafens.
Ursachen können eine Verlegung der peripheren Atemwege (z. B. durch Raumforderungen im Nasen-Rachen-Raum, bei Fettleibigkeit) sowie eine gestörte zentralnervöse Atemregulation sein.
Die Patienten schnarchen meist laut (2.), sind tagsüber müde, schläfrig und unkonzentriert (was zu einem erhöhten Unfallrisiko führen kann; 1.). Das erhöhte Schlafbedürfnis am Tage sowie die Gedächtnis- und Konzentrationsstörungen können als Persönlichkeitsveränderungen auffallen (3.).
Die Therapie besteht u. a. bei Fettleibigkeit aus einer Gewichtsreduktion. Operativ korrigiert werden können in einigen Fällen Bereiche von Nase, Rachen und Gaumensegel (4.). Eine abendliche Sedativagabe (5.) würde die Symptomatik noch verstärken, da es zu einer Erschlaffung der Muskulatur unter Sedation kommt.

? 4.39 Prüfen Sie folgende Aussagen zur spastischen Lähmung:

A) Der Ruhetonus der Muskulatur ist herabgesetzt.

B) Pyramidenbahnzeichen (z. B. Babinski-Zeichen) sind nicht auslösbar.

C) Die Muskeleigenreflexe sind gesteigert.

D) Es besteht ein deutlicher Muskelschwund.

E) Sie tritt meist bei einem Bandscheibenvorfall auf.

Welche Aussage ist richtig?

→ 4.39 Lösung: C)

Erörterung: Eine spastische Lähmung tritt auf bei Schädigung des ersten motorischen Neurons (das von der Hirnrinde über die Pyramidenbahn bis zu den motorischen Hirnnervenkernen bzw. dem Vorderhorn des Rückenmarks reicht).

F **A)** Der Ruhetonus der Muskulatur ist bei der spastischen Lähmung (im Gegensatz zur schlaffen Lähmung) gesteigert (hyperton).

F **B)** Als Zeichen einer Schädigung des ersten motorischen Neurons ist das Babinski-Zeichen als Pyramidenbahnzeichen positiv.

✓ **C)** Ein Eigenreflex ist ein Reflex, bei dem Reizempfänger (Muskelspindel) und Reizbeantworter (Muskelfasern) im gleichen Organ liegen; der Reflex läuft über eine Synapse. Bei der spastischen Lähmung sind die Muskeleigenreflexe typischerweise gesteigert.

F **D)** Durch die ständige Anspannung der Muskulatur kommt es nicht zum Muskelschwund.

F **E)** Ein schwerer Bandscheibenvorfall kann zu einer *schlaffen* Lähmung führen, da der Ort der Schädigung das zweite motorische Neuron (z. B. die Nervenwurzel) ist. Dabei sind die Muskeleigenreflexe abgeschwächt bis erloschen, und die Muskulatur ist schlaff (hypoton).

? ## 5.1 Symptome bei Asthma bronchiale sind:

A) verlängertes (erschwertes) Exspirium
B) verlängertes Inspirium
C) Schnappatmung
D) jauchzend-stridoröse Atmung im Inspirium

Welche Aussage ist richtig?

? ## 5.2 Leitsymptom(e) einer chronischen Bronchitis ist/sind:

1. Auswurf
2. Husten
3. pfeifendes Atemgeräusch
4. Rasselgeräusche

Welche Aussage(n) ist/sind richtig?

A) nur 3.
B) 1. und 2.
C) 2. und 3.
D) 3. und 4.
E) Alle Aussagen sind richtig.

→ 5.1 Lösung: A)

Erörterung: Asthma bronchiale bezeichnet das anfallsweise Auftreten von Atemnot durch Atemwegsverengung, der eine Übererregbarkeit und Entzündung des Bronchialsystems zugrunde liegt.

A) Der akut erhöhte Atemwegswiderstand bewirkt eine verlängerte Ausatmungsphase, Husten und auskultatorisch ein Giemen in der Exspiration.

B) Die Einatmungsphase ist bei Asthma bronchiale nicht beeinträchtigt.

C) Die Schnappatmung ist durch eine langsame, von größeren Pausen unterbrochene Atmung charakterisiert und tritt bei Schädigung des Atemzentrums im verlängerten Rückenmark auf.

D) Für das Asthma bronchiale ist ein exspiratorischer Stridor typisch; ein inspiratorischer Stridor hingegen tritt bei Obstruktion der oberen Atemwege auf (z. B. durch eine Kehlkopfentzündung).

→ 5.2 Lösung: B)

Erörterung: Die chronische Bronchitis ist laut WHO definiert als „Husten mit Auswurf an den meisten Tagen von mindestens je drei Monaten zweier aufeinanderfolgender Jahre".
Leitsymptom bei chronischer Bronchitis sind *Husten* und *Auswurf* durch vermehrte und abnorme Schleimsekretion. Nach einer anfänglichen Hypertrophie kommt es zu einer Atrophie der Bronchialschleimhaut, die Bronchuswand wird dünner und erschlafft. Dadurch kommt es bei forcierter Exspiration zum Bronchiolenkollaps; es kann ein obstruktives Emphysem enstehen. Ein pfeifendes Atemgeräusch und Rasselgeräusche sind nicht typisch.

5.3 Symptome bei Asthma bronchiale sind:

1. inspiratorischer Stridor
2. Atemnot
3. exspiratorischer Stridor
4. Dyspnoe

Welche Aussagen sind richtig?

A) 1. und 3.
B) 1. und 4.
C) 1., 3. und 4.
D) 2., 3. und 4.
E) Alle Aussagen sind richtig.

5.4 Als Stimmfremitus bezeichnet man ...

A) feuchte Rasselgeräusche, die z. B. bei einem Lungenödem vorkommen.
B) das Röhrenatmen, das z. B. über dem Kehlkopf zu hören ist.
C) tastbare Schwingungen beim Sprechen mit hoher Stimme.
D) Reiben des Lungen- und Rippenfells beim Sprechen.
E) Keine der angebotenen Antworten A) bis D) ist richtig.

Welche Aussage ist richtig?

→ 5.3 Lösung: D)

Erörterung: Symptomatik bei Asthma bronchiale.

F 1. Ein inspiratorischer Stridor tritt bei Obstruktion der *oberen* Luftwege, z. B. durch Kehlkopfentzündung (Epiglottitis) auf.

✓ 2. + 3. Leitsymptom bei Asthma bronchiale ist die anfallsweise auftretende Atemnot unter dem Bild des exspiratorischen Stridors.

✓ 4. Dyspnoe bedeutet subjektiv erlebte Atemnot („Lufthunger", „Erstickungsangst"), sie kann bei Asthma bronchiale auftreten.

→ 5.4 Lösung: E)

Erörterung: Die physikalische Untersuchung der Lunge.

F A) Rasselgeräusche sind bei der Auskultation feststellbare Atemgeräusche, die immer als pathologisch zu werten sind.

F B) Das Röhrenatmen (Bronchialatmen) ist auskultatorisch hörbar und beschreibt das Atmen mit hauchdünnem Charakter (klingt wie „ch"); es ist physiologisch über luftröhrennahen Abschnitten.

F C) Zur Untersuchung des Stimmfremitus wird der Patient aufgefordert, mit *tiefer* Stimme zu sprechen.

F D) Lungen- und Rippenfell (Pleura) können durch entzündliche Auflagerungen rauh werden und bei der Atmung gegeneinander reiben. Dieses Phänomen wird Pleurareiben genannt.

✓ E) Der Stimmfremitus beschreibt das Erzittern der Brustwand, das beim Sprechen des Kranken über verdichteten Lungenanteilen verstärkt fühlbar ist. Bei der Untersuchung werden die flachen Hände von hinten auf den Brustkorb des Patienten gelegt und dieser aufgefordert, mit tiefer Stimme zu sprechen (z. B. die Worte „99").

Lunge und Bronchialsystem   119

? 5.5 Prüfen Sie folgende Aussagen zum Mediastinum (Mittelfell):

1. Es wird von den beiden Pleurasäcken, der Wirbelsäule und dem Brustbein umschlossen.
2. Es enthält eine Anzahl wichtiger Organe wie Herz, Speiseröhre, Luftröhre, Nerven, Thymusdrüse, Lymphdrüsen und Gefäße.
3. Es liegt im Pleuraspalt.
4. Es liegt zwischen Leber, Magen, Milz und Bauchspeicheldrüse.

Welche Aussage(n) ist/sind richtig?

A) nur 3.
B) nur 4.
C) 1. und 2.
D) 1., 2. und 4.
E) Alle Aussagen sind richtig.

? 5.6 Wie diagnostizieren Sie „Lederknarren"?

A) palpatorisch
B) inspektorisch
C) bei der Auskultation
D) bei der Perkussion

Welche Aussage ist richtig?

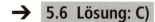

 Erörterung: Hier werden anatomische Kenntnisse über das Mediastinum gefragt.
Das Mediastinum ist eine Bindegewebsplatte, die sich zwischen Wirbelsäule und Brustbein ausspannt und teilweise von der Pleura umgeben ist. Es schließt verschiedene Organe (Herz und Herzbeutel, Thymus), Rohrverbindungen (Speise- und Luftröhre, Bronchien) und Leitungsbahnen (Gefäße und Nerven) und Lymphknoten ein.

→ **5.6 Lösung: C)**

 Erörterung: Befunde bei der klinischen Untersuchung der Lunge.
Lungen- und Rippenfell (Pleura) können durch entzündliche Auflagerungen rauh werden und bei der Atmung gegeneinander reiben. Bei der trockenen Pleuritis können dadurch auskultatorisch atemabhängige Reibegeräusche entstehen, die als „Lederknarren" bezeichnet werden.

? 5.7 Symptome bei Bronchiektasen sind:

A) Trommelschlegelfinger
B) trockene Rasselgeräusche
C) morgendlicher Husten
D) „maulvolles" Sputum
E) dreischichtiges Absetzen des Sputum

Welche Aussage ist nicht richtig?

? 5.8 Wann ist der Stimmfremitus abgeschwächt?

1. bei Pneumonie
2. bei Pneumothorax (Luftansammlung im Pleuraraum)
3. bei Pleuraerguß
4. bei Infiltration

Welche Aussagen sind richtig?

A) Keine der Aussagen ist richtig.
B) 1. und 2.
C) 2. und 3.
D) 2. und 4.
E) 3. und 4.

→ 5.7 Lösung: B)

Erörterung: Bronchiektasen sind sackförmige oder zylindrische irreversible Ausweitungen der Bronchien mit bronchialer Obstruktion.

A) Trommelschlegelfinger beschreiben die Auftreibung des Knochen- und Weichteilgewebes der Fingerenden; sie kommen bei Herz- und Lungenerkrankungen vor, die mit einer chronischen Minderversorgung des Gewebes einhergehen, z. B. bei Bronchiektasen.

B) Bei Bronchiektasen fallen auskultatorisch *feuchte* Rasselgeräusche auf.

C + D + E) Typisch für Bronchiektasen ist das morgendliche Abhusten einer etwa „maulvollen" Menge an Sputum, das sich, in einem Glas gesammelt, häufig dreischichtig absetzt: Die untere Schicht besteht aus Eiter, die mittlere aus Schleim und die obere aus Schaum.

→ 5.8 Lösung: C)

Erörterung: Der Stimmfremitus beschreibt das Erzittern der Brustwand, das beim Sprechen des Kranken über verdichteten Lungenanteilen verstärkt fühlbar ist.

1. + 4. Bei einem pneumonischen Infiltrat ist der Stimmfremitus *verstärkt*, da das verdichtete Gewebe den Schall besser leitet.

2. + 3. Bei einem Pneumothorax und einem Pleuraerguß ist der Stimmfremitus in beiden Fällen aufgehoben.

? 5.9 Prüfen Sie folgende Aussagen zur Lunge:

1. Rechts besteht sie aus zwei Lappen.
2. Links besteht sie aus drei Lappen.
3. Die Pleurablätter sind großflächig miteinander verwachsen.
4. Ein aspirierter Gegenstand gelangt meist in den rechten Hauptbronchus, weil dieser steiler steht als der linke.

Welche Aussage(n) ist/sind richtig?

A) nur 3.
B) nur 4.
C) 1. und 2.
D) 3. und 4.
E) 1., 2. und 4.

? 5.10 Bei einem Lungenemphysem ...

1. ist keine Änderung der Herzdämpfung vorhanden.
2. ist ein Faßthorax vorhanden.
3. ist eine verminderte Atemexkursion des Thorax vorhanden.

Welche Aussage(n) ist/sind richtig?

A) Keine der Aussagen ist richtig.
B) 1. und 2.
C) 1. und 3.
D) 2. und 3.
E) Alle Aussagen sind richtig.

→ 5.9 Lösung: B)

Erörterung: Anatomie der Lunge.

 1. + 2. Die Lungen sind paarige Organe; die linke Lunge besteht aus zwei, die rechte aus drei Lappen.

 3. Die Pleura besteht aus zwei Blättern, der *Pleura parietalis*, die die Pleurahöhle auskleidet, und der *Pleura visceralis*, die die Lungen überzieht (außer das Hilum). Zwischen diesen zwei Blättern befindet sich ein kapillärer Spalt, in dem sich geringe Mengen seröser Flüssigkeit befinden. Sie macht die periodische Formveränderung des Lungengewebes bei der Atmung möglich.

 4. Die beiden Hauptbronchien sind die Fortsetzung der Luftröhre bis zum Eintritt in die Lungenpforte. Der rechte Hauptbronchus besitzt eine weitere Lichtung, steht steiler und setzt damit die Verlaufsrichtung der Luftröhre fort. Daher gelangen Fremdkörper häufiger in den rechten Bronchus.

→ 5.10 Lösung: D)

Erörterung: Ein Lungenemphysem ist die irreversible Erweiterung der am Gasaustausch beteiligten Lungenabschnitte infolge einer Destruktion von Alveolarwänden.
Durch die Überblähung der Lunge kommt es zu einer verkleinerten oder aufgehobenen absoluten Herzdämpfung. Das Zwerchfell ist tiefstehend, und eine nur noch geringe Verschieblichkeit der Lungen bei der Atmung ist auffällig. Die Rippen stehen horizontal und haben weite Interkostalräume (Faßthorax).

Lunge und Bronchialsystem 125

? 5.11 Sie haben einen Patienten mit Verdacht auf Lungenembolie. Er ist ansprechbar. Was deutet nicht auf eine Lungenembolie?

1. Bradypnoe
2. Unruhe
3. Tachykardie
4. Varizen an den Beinen

Welche Aussage(n) ist/sind richtig?

A) Keine der Aussagen ist richtig.
B) nur 1.
C) nur 2.
D) 1. und 3.
E) Alle Aussagen sind richtig.

? 5.12 Beurteilen Sie die folgende Aussagenkombination:

Ein Patient im Status asthmaticus sollte immer flach gelagert werden, weil
im Liegen die Atemhilfsmuskulatur besser eingesetzt werden kann.

Antwort	erste Aussage	zweite Aussage	Verknüpfung
A	richtig	richtig	richtig
B	richtig	richtig	falsch
C	richtig	falsch	
D	falsch	richtig	
E	falsch	falsch	

→ 5.11 Lösung: B)

Erörterung: Die klinischen Zeichen einer Lungenembolie.

1. Die Lungenembolie ist der Verschluß einer Lungenarterie durch Verschleppen von Thromben mit dem Blutstrom. Durch den plötzlichen Anstieg des Lungengefäßwiderstandes und somit der rechtsventrikulären Druckbelastung kann es zur Schocksymptomatik mit Tachypnoe (hoher Atemfrequenz) kommen.

2. + 3. Zur akut einsetzenden Symptomatik gehören außerdem meist Thoraxschmerzen, Tachykardie, Angst und Unruhe bis hin zu Bewußtlosigkeit und Schock.

4. Die Lungenembolie hat zwei Voraussetzungen: das Vorhandensein einer tiefen Venenthrombose und die Embolisation des Thrombus in die Lunge. Varizen an den Beinen sind schlauchförmig erweiterte und geschlängelte oberflächliche Venen, die Ausdruck einer allgemeinen Venenwandschwäche sein können.

→ 5.12 Lösung: E)

Erörterung: Lagerung des Patienten bei Status asthmaticus.
Leitsymptome bei asthmatischen Beschwerden sind die anfallsweise auftretende Atemnot mit exspiratorischem Stridor. Im Anfall sitzt der Patient aufrecht (und stützt häufig die Arme auf), um seine Atemhilfsmuskulatur in Anspruch nehmen zu können.

? 5.13 Behinderungen bzw. Fehlerquellen bei der Lungenperkussion einer Lungeninfiltration sind:

1. Anwendung der indirekten Perkussion
2. Das Unterhautfettgewebe beträgt über 3 cm.
3. Die Infiltration liegt tief im Gewebe und ist über 5 cm von der Thoraxwand entfernt.

Welche Aussage(n) ist/sind richtig?

A) Keine der Aussagen ist richtig.
B) nur 3.
C) 2. und 3.
D) 1. und 3.
E) Alle Aussagen sind richtig.

? 5.14 Der Stimmfremitus ist ...

1. abgeschwächt bei Lungenemphysem.
2. aufgehoben bei Pleuraerguß.
3. verstärkt bei pneumonischem Infiltrat.

Welche Aussage(n) ist/sind richtig?

A) nur 1.
B) nur 3.
C) 2. und 3.
D) 1. und 2.
E) Alle Aussagen sind richtig.

→ 5.13 Lösung: C)

Erörterung: Bei der Perkussion wird die Körperoberfläche beklopft, um durch die Verschiedenheiten des Schalls die Beschaffenheit und die Ausdehnung des darunterliegenden Gewebes zu beurteilen.

F 1. Die indirekte Perkussion wird bei der physikalischen Untersuchung der Lungen angewandt. Dabei beklopft der Untersucher das Mittelglied seines einen Mittelfingers, den er fest auf die Brustwand des Patienten drückt, mit dem Mittelfinger der anderen Hand. Über gesundem Lungengewebe ist ein tiefer, sonorer Schall zu hören. Über einer Lungeninfiltration (z. B. durch eine Entzündung) ist das Gewebe verdichtet und der Klopfschall daher gedämpft.

✓ 2. Durch die indirekte Perkussion der Lungen kann Gewebe bis in einer Tiefe von 3–5 cm beurteilt werden. Ist das Unterhautfettgewebe sehr dick, ist die Lungenperkussion erschwert bzw. der Befund nur zum Teil verwertbar, da Fettgewebe den Klopfschall dämpft.

✓ 3. Liegt eine Infiltration der Lungen tief im Gewebe, ist es durch den Klopfschall nicht zu erreichen. Ein sonorer Klopfschall schließt in diesem Fall eine Infiltration nicht aus.

→ 5.14 Lösung: E)

Erörterung: Befunde bei der klinischen Untersuchung der Lunge.

✓ 1. Bei einem Lungenemphysem befindet sich pathologisch viel Luft in der Lunge. Der Schall wird daher schlechter über den Brustkorb weitergeleitet, der Stimmfremitus ist abgeschwächt.

✓ 2. Wenn sich Flüssigkeit zwischen den zwei Pleurablättern befindet, ist der Stimmfremitus aufgehoben.

✓ 3. Bei einem pneumonischen Infiltrat ist der Stimmfremitus verstärkt, da das verdichtete Gewebe den Schall besser leitet.

? 5.15 Welcher der folgenden Methoden kennzeichnet die Untersuchungsmethode des Stimmfremitus?

A) Der Patient sagt die Zahl 66 während der Auskultation.
B) Der Patient flüstert niederfrequent „99" während der Palpation.
C) Man soll den Patienten tief durchatmen lassen, auskultieren und dann weiteratmen lassen.
D) Der Patient spricht laut und deutlich „66" während der Palpation.
E) Der Patient spricht „99", während der Behandler beide Hände auf den Brustkorb legt.

Welche Aussage ist richtig?

? 5.16 Typisch bei der Auskultation eines Bronchospasmus ist/sind:

1. Giemen und Brummen
2. Lederknarren
3. Plätschern
4. Blubbern

Welche Aussage(n) ist/sind richtig?

A) nur 1.
B) nur 2.
C) 1. und 3.
D) 2. und 4.
E) 3. und 4.

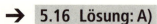
5.15 Lösung: B)

 Erörterung: Der Stimmfremitus.
Der Stimmfremitus beschreibt das Erzittern der Brustwand, das beim Sprechen des Kranken über verdichteten Lungenanteilen verstärkt fühlbar ist.
Bei der Untersuchung werden die flachen Hände von hinten auf den Brustkorb des Patienten gelegt und dieser aufgefordert, mit tiefer Stimme zu sprechen (z. B. die Worte „99").

5.16 Lösung: A)

 Erörterung: Ein Bronchospasmus tritt zusammen mit Schleimhautödem und Hypersekretion eines zähen Schleims bei *Asthma bronchiale* auf.

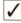 **1.** Bei Asthma bronchiale sind trockene Rasselgeräusche wie Giemen und Brummen auskultierbar.

 2. Lederknarren beschreibt das Auskultationsgeräusch bei trockener Pleuritis, der Entzündung von Lungen- und Rippenfell.

 3. + 4. Plätschern und Blubbern sind keine typischen Rasselgeräusche bei Asthma bronchiale mit Bronchospasmus.

? **5.17 Welchen Auskultationsbefund machen Sie bei Bronchospasmus?**

A) Lederknarren
B) Vesikularatmen
C) Giemen, Brummen, Pfeifen
D) verstärkte Bronchophonie
E) fehlende Atemgeräusche

Welche Aussage ist richtig?

? **5.18 Prüfen Sie folgende Aussagen zum Hyperventilations-Syndrom:**

A) Es treten Parästhesien auf.
B) Es handelt sich um eine primäre Störung des Kalzium-Stoffwechsels.
C) Angst gehört zu den Symptomen.
D) Ein Engegefühl in der Brust tritt auf.
E) Eine zerebrale Minderdurchblutung kann auftreten.

Welche Aussage ist falsch?

→ 5.17 Lösung: C)

Erörterung: Auskultation der Lunge bei Bronchospasmus.

A) Lederknarren beschreibt das Auskultationsgeräusch bei trockener Pleuritis, der Entzündung von Lungen- und Rippenfell.

B) Vesikuläres Atmen (Bläschenatmen) ist bei der Auskultation über normalen (gesunden) Lungenanteilen zu hören.

C) Bei der Auskultation sind Giemen, Brummen und Pfeifen zu hören.

D) Bronchophonie bedeutet die deutliche Fortleitung der Sprache des Patienten über die Brustwand bei der Auskultation. Sie entsteht bei einer pathologischen Verdichtung des Lungengewebes.

E) Bei Pneumothorax (Kollaps eines Lungenflügels durch Luft im Pleuraraum) und auch bei einer großen Atelektase (nicht mit Luft gefüllter Lungenabschnitt) fehlen die Atemgeräusche.

→ 5.18 Lösung: B)

Erörterung: Das Hyperventilationssyndrom entsteht meist psychogen durch eine gesteigerte Atmung (Hyperventilation), die eine respiratorische Alkalose bedingt.

A) Durch die respiratorische Alkalose kommt es zu einer Abnahme des Serumspiegels des ionisierten Kalziums mit den Symptomen eines Muskelkrampfes (Tetanie), Sensibilitätsstörungen (Parästhesien) und der typischen Pfötchenstellung der Hände.

B) Die Hyperventilation bedingt *sekundär* die Störung des Kalziumstoffwechsels.

C) Zu den psychischen Symptomen können u.a. Angst, Nervosität, Aufregung und Weinen gehören.

D) Der Patient kann außerdem über Thoraxschmerzen, Tachykardie und kalte Hände klagen.

E) In ausgeprägten Fällen kann es zur Minderung der zerebralen Durchblutung mit Konzentrations- und Bewußtseinsstörungen kommen.

Lunge und Bronchialsystem

? 5.19 Atemwegsobstruktion kann verursacht werden durch:

1. übermäßige Schleimbildung
2. Bronchialmuskeltonuserhöhung
3. Schleimhautschwellung
4. Hypoxie

Welche Aussage(n) ist/sind richtig?

A) nur 4.
B) 1. und 3.
C) 3. und 4.
D) 1., 2. und 3.
E) Alle Aussagen sind richtig.

? 5.20 Typische Zeichen des Pneumothorax bei der physikalischen Untersuchung der betroffenen Seite sind:

1. aufgehobenes Atemgeräusch
2. Dämpfung
3. hypersonorer Klopfschall
4. verschärftes Atmen
5. Giemen, Pfeifen und Brummen

Welche Aussagen sind richtig?

A) 1. und 2.
B) 1. und 3.
C) 2. und 4.
D) 3. und 5.
E) 4. und 5.

→ 5.19 Lösung: D)

 Erörterung: Die Atemwegsobstruktion ist eine Erkrankung der Bronchien.

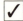 **1. + 2. + 3.** Im wesentlichen sind vier Mechanismen für eine Erhöhung des Strömungswiderstandes in den Bronchien verantwortlich:
- Schleimhautschwellung (3.)
- Lähmung des Zilientransports mit übermäßiger Schleimbildung (1.)
- Kontraktionen der Bronchialmuskulatur (2.)
- Bronchiolenkollaps infolge Elastizitätsverlust des Lungengewebes.

F **4.** Die Hypoxie kann *Folge* der Atemwegsobstruktion sein, sie ist nicht die Ursache.

→ 5.20 Lösung: B)

 Erörterung: Bei einem Pneumothorax kommt es zum Kollaps eines Lungenflügels durch Lufteintritt in den Pleuraraum.

 1. Bei der Auskultation fällt das fehlende Atemgeräusch über der betroffenen Lunge auf.

 2. Eine Dämpfung bei der Perkussion tritt bei Verdichtung des Lungengewebes (z. B. bei einer Pneumonie) auf.

 3. Der Pleuraraum ist mit Luft gefüllt, die Perkussion ergibt einen hypersonoren Klopfschall.

 4. Giemen, Pfeifen und Brummen sind typische Auskultationsbefunde einer Atemwegsobstruktion.

? 5.21 Folgende Untersuchungsbefunde werden bei einem ausgedehnten Pleuraexsudat auf der betroffenen Thoraxseite erhoben:

1. verkürzter Klopfschall
2. abgeschwächtes Atemgeräusch
3. abgeschwächter Stimmfremitus
4. eingeschränkte Atemexkursion

Welche Aussagen sind richtig?

A) 1. und 2.
B) 1. und 3.
C) 1. und 4.
D) 2., 3. und 4.
E) Alle Antworten sind richtig.

? 5.22 Komplikation(en) bzw. Folge(n) des chronischen obstruktiven Lungenemphysems kann/können sein:

1. Cor pulmonale
2. Faßthorax
3. Pneumothorax
4. Reduktion des Atemwegswiderstandes

Welche Aussage(n) ist/sind richtig?

A) nur 4.
B) 1. und 3.
C) 2. und 4.
D) 1., 2. und 3.
E) Alle Aussagen sind richtig.

→ 5.21 Lösung: E)

Erörterung: Ein Pleuraexsudat (Erguß im Pleuraraum) kann beispielsweise bei malignen Prozessen (z. B. Bronchialkarzinom) entstehen oder infektiös (z. B. durch Tuberkulose) bedingt sein.

1. Die Perkussion ergibt eine absolute Dämpfung (verkürzter Klopfschall).

2. Bei der Auskultation fällt ein abgeschwächtes bis aufgehobenes Atemgeräusch auf.

3. Der Stimmfremitus ist abgeschwächt bzw. über größeren Ergüssen sogar aufgehoben.

4. Bei größeren Ergüssen wird die Ausdehnung der Lunge bei der Atmung eingeschränkt, und ein Nachschleppen der betroffenen Thoraxhälfte ist feststellbar.

→ 5.22 Lösung: D)

Erörterung: Ein Lungenemphysem kann sich auf dem Boden einer chronisch obstruktiven Lungenerkrankung wie Asthma bronchiale entwickeln.

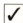
1. Bei Lungenemphysem erhöht sich der Widerstand im kleinen Kreislauf mit Druckbelastung des rechten Herzens, was zum Cor pulmonale führen kann.

2. Der faßförmige Thorax läßt sich durch horizontal verlaufende Rippen, weite Interkostalräume und geblähte Schlüsselbeingruben beschreiben. Er entsteht durch das gesteigerte Volumen der Lungen bei einem chronischen Emphysem.

3. Besonders große und/oder pleuranah gelegene Emphysemblasen können platzen und einen Spontanpneumothorax bedingen. Dabei kollabiert die Lunge auf der betroffenen Seite durch Lufteintritt in den Pleuraspalt.

4. Der Atemwegswiderstand ist beim Emphysem *erhöht*.

? 5.23 Beurteilen Sie die folgende Aussagenkombination:

Bei lang andauernder forcierter Atmung kann es zu Schwindelerscheinungen kommen,
weil
der Sauerstoffdruck im Blut auch beim Gesunden durch forcierte Atmung erheblich ansteigt.

Antwort	erste Aussage	zweite Aussage	Verknüpfung
A	richtig	richtig	richtig
B	richtig	richtig	falsch
C	richtig	falsch	
D	falsch	richtig	
E	falsch	falsch	

? 5.24 Symptom(e) der chronischen Bronchitis ist/sind:

1. Husten
2. Auswurf
3. Fieber
4. Atemnot

Welche Aussage(n) ist/sind richtig?

A) nur 1.
B) nur 4.
C) 1. und 2.
D) 2. und 4.
E) Alle Aussagen sind richtig.

→ 5.23 Lösung: C)

Erörterung: Pathophysiologie des Hyperventilationssyndroms.
Bei Hyperventilation fallen der Sauerstoff- und der Kohlendioxidpartialdruck im Hirngewebe ab, und der ph-Wert des Blutplasmas steigt (respiratorische Alkalose). Daraus resultiert eine Gefäßverengung im Gehirn, bei der Schwindelgefühle beobachtet werden können.
Bei durch Angst ausgelöster Hyperventilation sollte der Patient beruhigt werden. Das Aufsetzen einer Papiertüte über Mund und Nase, um das abgeatmete Kohlendioxid wiederholt einzuatmen, kann hilfreich sein.

→ 5.24 Lösung: C)

Erörterung: Die chronische Bronchitis ist laut WHO definiert als „Husten mit Auswurf an den meisten Tagen von mindestens je drei Monaten zweier aufeinanderfolgender Jahre".

 1. + 2. Leitsymptom bei chronischer Bronchitis sind Husten und Auswurf durch vermehrte und abnorme Schleimsekretion. Nach einer anfänglichen Hypertrophie kommt es zu einer Atrophie der Bronchialschleimhaut, die Bronchuswand wird dünner und erschlafft. Dadurch kommt es bei forcierter Exspiration zum Bronchiolenkollaps; es kann ein obstruktives Emphysem entstehen.

 3. Fieber weist auf eine akute Erkrankung hin, z. B. bei Lungenentzündung oder akuter Bronchitis.

 4. Atemnot ist nicht typisch für eine chronische Bronchitis; eine anfallsweise auftretende Atemnot mit exspiratorischem Stridor ist Leitsymptom bei Asthma bronchiale.

? 6.1 Prüfen Sie folgende Aussagen zum Verdauungstrakt:

1. Hauptaufgabe der Gallenblase ist die Gallensaftverdünnung.
2. Ein Verschluß des Ductus cysticus (Gallenblasengang) führt zum Ikterus (Gelbsucht).
3. Die Gallenflüssigkeit wirkt mit bei der Fettverdauung.
4. Mit der Galle können auch körperfremde Stoffe ausgeschieden werden.
5. Die meisten Gallensteine verursachen keine kolikartigen Schmerzen.

Welche Aussagen sind richtig?

A) 1. und 2.
B) 3. und 4.
C) 1., 2. und 3.
D) 3., 4. und 5.
E) 2., 3. ,4. und 5.

? 6.2 Der Ösophagus (Speiseröhre) . . .

1. ist ein muskulöser Schlauch.
2. kreuzt die Aorta.
3. wird durch Schleimdrüsen schlüpfrig gehalten.
4. ist ca. 60 cm lang.
5. tritt durch das Zwerchfell hindurch.

Welche Aussagen sind richtig?

A) 1., 2., 3. und 4.
B) 1., 2., 3. und 5.
C) 1., 2., 4. und 5.
D) 1., 3., 4. und 5.
E) Alle Aussagen sind richtig.

→ 6.1 Lösung: D)

Erörterung: Der Gallensaft wird in der Leber produziert.

1. Der Gallensaft gelangt aus der Leber in die Gallenblase, wo er durch Wasserresorption eingedickt wird.

2. Der Gallenblasengang (Ductus cysticus) vereinigt sich mit dem Gallengang, der aus der Leber kommt (Ductus hepaticus communis), zu einem Kanal, der die Galle in den Zwölffingerdarm ableitet (Ductus choledochus).
Ist der Ductus cysticus verlegt, z. B. durch einen Gallenstein, kann die Galle nicht mehr aus der Gallenblase abfließen. Ist jedoch der *Ductus choledochus* verlegt, kommt es zu einem Gallerückstau in die Leber. Dies kann sich durch einen Ikterus bemerkbar machen, da das Bilirubin (ein Abbauprodukt des roten Blutfarbstoffes) nicht mehr mit der Galle ausgeschieden wird. Es kann somit nicht mehr aus dem Blut eliminiert werden und lagert sich als gelber Farbstoff u.a. in der Haut ab.

3. Die Galle enthält Gallensäuren, die die Fette im Speisebrei emulgieren und damit verdaubar machen.

4. Außerdem werden mit der Galle einige körpereigene Produkte (z. B. Gallenfarbstoffe wie Bilirubin, Hormone) und körperfremde Substanzen (z. B. Medikamente) ausgeschieden.

5. Etwa 75 % aller Gallensteinträger sind ohne Beschwerden.
Das typische Beschwerdebild Gallensteinkranker entsteht meist durch eine Steinpassage durch den Ductus cysticus oder Ductus choledochus: Es entstehen krampfartige Schmerzen (Kolik) im rechten und mittleren Oberbauch mit einer Dauer von 15 Minuten bis 5 Stunden. Es können aber auch unspezifische Oberbauchbeschwerden auftreten (z. B. Druck-, Völlegefühl).

→ 6.2 Lösung: B)

Erörterung: Anatomie der Speiseröhre (Ösophagus).
Der Ösophagus ist ein etwa 25 cm langer (Aussage 4 ist falsch), muskulöser Schlauch (1.), der den Rachen mit dem Magen verbindet. Er verläuft im Mediastinum (Brustfellraum) und setzt sich nach dem Durchtritt durch das Zwerchfell (5.) in den Magen fort.
In seinem Halsteil liegt der Ösophagus hinter der Lufröhre (Trachea), im Brustteil hat er Lagebeziehung zur Aorta (2.), die in Höhe des 7.–8. Brustwirbels beginnt, sich von links her hinter ihn zu schieben. Innen ist der Ösophagus von einer Schleimhaut mit mehrschichtigem unverhornten Plattenepithel überzogen, die schleimproduzierende Drüsen (3.) enthält.

? 6.3 Symptom(e) einer akuten Appendizitis ist/sind:

1. Obstipation
2. Durchfall
3. McBurney-Punkt ist druckschmerzhaft
4. Stuhlerbrechen

Welche Aussage(n) ist/sind richtig?

A) nur 1.
B) nur 3.
C) 1. und 2.
D) 3. und 4.
E) Alle Aussagen sind richtig.

? 6.4 Symptom(e) eines mechanischen Ileus ist/sind:

1. kolikartige Schmerzen
2. Erbrechen
3. heftige Winde
4. blutiger Stuhl
5. Stuhlerbrechen

Welche Aussage(n) ist/sind richtig?

A) nur 4.
B) 2. und 5.
C) 1., 2. und 3.
D) 1., 2. und 5.
E) Alle Aussagen sind richtig.

➔ 6.3 Lösung: B)

Erörterung: Symptome bei der Entzündung des Wurmfortsatzes (Appendix vermiformis), der sich am Blinddarm (Zökum) befindet.
Die akute Appendizitis beginnt unvermittelt mit Übelkeit, Erbrechen, Fieber bis 39 °C, evtl. krampfartigen Bauchschmerzen, die sich v. a. im rechten Unterbauch zeigen. Dabei besteht eine Druckempfindlichkeit an typischen Punkten, z. B. dem McBurney-Punkt (3.). Er befindet sich auf der Verbindungslinie zwischen Nabel und rechtem Darmbeinstachel (5 cm vom Darmbeinstachel entfernt).
Die akute Appendizitis ist ein Notfall, bei dem es zu Komplikationen wie Perforation und Abszeß des Appendix kommen kann. Daher wird eine Frühoperation angestrebt.
Stuhlerbrechen kann bei einer Darmpassagestörung auftreten, z. B. bei einem mechanischen Ileus (Aussage 4 ist falsch).

➔ 6.4 Lösung: D)

Erörterung: Ileus bedeutet eine Störung der Darmpassage durch Darmlähmung oder -verschluß.
Ein mechanischer Ileus entsteht durch eine Verlegung der Darmlichtung, z. B. durch eine Stenose oder einen Tumor.
Es kommt zu Übelkeit und Erbrechen (2.), Meteorismus (Gasansammlung im Darm) mit Stuhl- und Windverhaltung (Aussage 3 ist falsch), kolikartigen Schmerzen (1.), Aufstoßen und später möglicherweise zu Stuhlerbrechen (5.).

? 6.5 Die Colitis ulcerosa ...

1. ist eine diffuse Entzündung der Dickdarmschleimhaut.
2. hat als Leitsymptom blutig-schleimigen Durchfall.
3. kann den gesamten Magen-Darm-Trakt befallen.
4. hat ein erhöhtes Risiko einer malignen Entartung.

Welche Aussage(n) ist/sind richtig?

A) nur 1.
B) nur 2.
C) 1. und 3.
D) 2. und 4.
E) 1., 2. und 4.

? 6.6 Blutungen im oberen Teil des Verdauungstraktes zeigen sich im Stuhl als ...

1. hellrotes Blut.
2. Blutgerinnsel.
3. dunkles, teerartiges Blut.

Welche Aussage(n) ist/sind richtig?

A) nur 1.
B) nur 2.
C) nur 3.
D) 1. und 3.
E) 2. und 3.

→ 6.5 Lösung: E)

 Erörterung: Die Colitis ulcerosa ist eine Erkrankung des Dickdarms.

☑ **1.** Die Colitis ulcerosa ist eine entzündliche Dickdarmerkrankung mit Ausbildung von Ulzerationen (Geschwüren) der oberflächlichen Schleimhautschichten.

☑ **2.** Der Patient klagt über (bis zu 20 mal pro Tag auftretende) blutig-schleimige Durchfälle, ein Leitsymptom der Erkrankung, und es bestehen z.T. krampfartige Bauchschmerzen.

F **3.** Die Erkrankung beginnt meist im Rektum und breitet sich nach proximal im Dickdarm aus. Es ist ausschließlich der Dickdarm betroffen.

☑ **4.** Das Krebsrisiko korreliert mit dem Ausmaß des Dickdarmbefalls und der Dauer der Erkrankung. Ist der gesamte Dickdarm erkrankt, empfehlen sich nach mehreren Krankheitsjahren daher jährliche Dickdarmspiegelungen mit Biopsien.

→ 6.6 Lösung: D)

 Erörterung: Blutungen im Gastrointestinaltrakt werden nach ihrer Lokalisation eingeteilt.
Bei der *oberen* gastrointestinalen Blutung, die mit 80–90% am häufigsten vorkommt, liegt die Blutungsquelle im Ösophagus, Magen oder Duodenum.
Von der *unteren* gastrointestinalen Blutung spricht man, wenn die Blutungsquelle in Jejunum, Ileum, Kolon oder Rektum liegt.
Zu den sichtbaren Zeichen einer oberen gastrointestinalen Blutung gehören Bluterbrechen, Teerstuhl und bei massiver Blutung auch hellrotes Blut im Stuhl. Teerstuhl ist schwärzlich gefärbter, evtl. teerartig-klebriger Stuhl, was v.a. durch den Abbau des Hämoglobins im Darmtrakt zustande kommt.

Magen-Darm-Trakt und Verdauung

? 6.7 Oberbauchbeschwerden sind ein Symptom bei:

1. Gallensteinen
2. Magenulkus
3. Nierensteinen
4. Herzinfarkt

Welche Aussage(n) ist/sind richtig?

A) nur 1.
B) nur 3.
C) 1. und 2.
D) 1., 2. und 4.
E) Alle Aussagen sind richtig.

? 6.8 Bei welchen Erkrankungen kann sich der Urin braun färben?

1. Nierenbeckenentzündung
2. Hepatitis
3. Gallenstau

Welche Aussagen sind richtig?

A) Keine der Aussagen ist richtig.
B) 1. und 2.
C) 1. und 3.
D) 2. und 3.
E) Alle Aussagen sind richtig.

→ 6.7 Lösung: D)

Erörterung: Differentialdiagnose bei Oberbauchschmerzen.

✓ **1.** Gallenblasensteine sind meist symptomlos. Schmerzen treten v. a. auf, wenn ein Stein im Ductus choledochus wandert und den Gallenfluß behindert. Es können kolikartige Schmerzen im rechten Oberbauch mit Ausstrahlung in die rechte Schulter bzw. den rechten Arm, Übelkeit und Erbrechen auftreten.

✓ **2.** Ein Ulkus (Geschwür) ist ein durch die Schleimhaut in die Tiefe dringender (Schleim-) Hautdefekt. Bei einem Magenulkus treten Schmerzen im Epigastrium (in der Magengrube im Oberbauch) auf.

F **3.** Wenn sich ein Nierenstein mobilisiert und den Harnleiter irritiert, kommt es zu kolikartigen Schmerzen, die, je nach Sitz des Steines, in den Rücken und/oder den seitlichen Unterbauch, bei tiefsitzendem Stein bis in die Hoden bzw. Schamlippen ausstrahlen.

✓ **4.** Die typischen Schmerzen bei Herzinfarkt liegen hinter dem Brustbein und werden als drückend empfunden. Sie können ausstrahlen in Hals, Unterkiefer, Schulter, Arm und Oberbauch.

→ 6.8 Lösung: D)

Erörterung: Ursachen einer Braunfärbung des Urins.

F **1.** Bei einer Nierenbeckenentzündung befinden sich Leukozyten und Bakterien im Urin; eine Braunfärbung des Urins kommt nicht vor.

✓ **2. + 3.** Ein wesentlicher Bestandteil der Galle ist das Bilirubin, das v. a. aus den Erythrozyten stammt und ein Abbauprodukt des Hämoglobins ist. Das Bilirubin gelangt mit der Galle in den Darm, wo es zum Großteil weiter abgebaut und mit dem Fäzes, dessen braune Farbe die Abbauprodukte bewirken, ausgeschieden wird.
Bei Schädigung der Leberzellen, z. B. durch eine Leberentzündung (Hepatitis) sowie bei Verlegung der Gallenwege mit Gallenstau kann das Bilirubin nicht mehr über den Darm ausgeschieden werden, wodurch sich der Stuhl entfärbt. Da das Bilirubin in das Blut gelangt, wird es vermehrt mit dem Urin ausgeschieden, der sich dadurch braunfärbt. Zusätzlich tritt eine Gelbsucht (Ikterus) auf.

? 6.9 Welche der folgenden Aussagen treffen zu ?

1. Galle und Pankreassaft fließen über die Vatersche Papille in den Zwölffingerdarm.
2. Der Darm liegt in seiner gesamten Länge intraperitoneal (in der Bauchhöhle).
3. Der venöse Abstrom des Dünndarmblutes erfolgt unmittelbar in die untere Hohlvene.
4. Die Muskelschichten des Darmes bestehen aus glatter Muskulatur.
5. Haustren sind Ausbuchtungen der Dünndarmwand.

Welche Aussagen sind richtig?

A) 1. und 4.
B) 1., 2. und 5.
C) 2. und 4.
D) 4. und 5.
E) Alle Antworten sind richtig.

? 6.10 Beim Ulcus duodeni (Zwölffingerdarmgeschwür) ...

1. ist eine maligne (bösartige) Entartung selten.
2. verstärken sich die Beschwerden meist nach dem Essen.
3. treten keine Blutungen auf.
4. sind Frauen häufiger als Männer befallen.
5. ist eine Ausstrahlung der Schmerzen ins rechte Schulterblatt charakteristisch.

Welche Aussage(n) ist/sind richtig?

A) Keine der Aussagen ist richtig.
B) nur 1.
C) 1. und 2.
D) 1., 2. und 4.
E) Alle Aussagen sind richtig.

→ 6.9 Lösung: A)

Erörterung: Anatomische Grundlagen des Verdauungstraktes.

☑ **1.** In der Regel vereinigen sich der Bauchspeicheldrüsengang und der Gallengang (Ductus choledochus) einige Zentimeter vor Einmündung in den Zwölffingerdarm und münden gemeinsam an der Vaterschen Papille. Es gibt auch Ausnahmen, beispielsweise doppelte Papille.

☐F **2.** Der weitaus größte Anteil des Darmes liegt intraperitoneal, das heißt, das Organ ist bis auf die Anheftungsstelle des Mesenteriums vollständig von Peritoneum (Bauchfell) überzogen. Dies trägt zur guten Beweglichkeit dieser Organe im Bauchraum bei. Ausnahmen hier bilden der auf- und absteigende Teil des Colons sowie der C-förmige Zwölffingerdarm, bei ihnen ist nur knapp die Hälfte der Oberfläche von Bauchfell überdeckt, sie sind fester mit der rückwärtigen Bauchhöhle verwachsen.

☐F **3.** Das venöse Blut des Darmes fließt zunächst in die Mesenterialvenen und dann (kleine Ausnahme: die tiefen Rectumvenen) über die Pfortader in die Leber, wo die gewonnenen Nährstoffe verarbeitet werden.

☑ **4.** In den Darmwänden ist glatte Muskulatur zu finden, die, vom vegetativen Nervensystem gesteuert, für eine gerichtete Darmbewegung (Peristaltik) verantwortlich ist.

☐F **5.** Als Haustren bezeichnet man (die regelmäßigen) Ausbuchtungen der *Dickdarmwand*.

→ 6.10 Lösung: B)

Erörterung: Zwölffingerdarmgeschwüre können bei Hypersekretion von Magensaft, beschleunigter Magenentleerung und/oder unzureichender Neutralisation des Magensaftes im Duodenum entstehen.

☑ **1.** Eine maligne Entartung des Zwölffingerdarmgeschwürs ist selten; ein chronisches Magengeschwür (Ulcus ventriculi) dagegen entartet in etwa 3 % der Fälle.

☐F **2. + 5.** Typisch sind ein Nüchtern- bzw. Hungerschmerz im rechten Oberbauch. Die Schmerzen bessern sich nach dem Essen, da der pH-Wert im Duodenum steigt.

☐F **3.** Etwa 20 % aller Ulkuspatienten haben Blutungen, durch die es zu Bluterbrechen, Teerstuhl oder bei massiver Blutung zu hellroten Blutauflagerungen im Stuhl kommen kann.

☐F **4.** Das Zwölffingerdarmgeschwür tritt etwa dreimal so häufig auf wie das Magengeschwür, es sind insbesondere Männer betroffen (m:w = 3:1).

? 6.11 Bei der Enteritis regionalis Crohn (Morbus Crohn) ...

1. erkranken meist Personen im Alter von 60–70 Jahren.
2. sind meist der Zwölffingerdarm und der obere Dünndarm betroffen.
3. sind als Komplikationen Darmfisteln und -stenosen möglich.
4. ist eine karzinomatöse (bösartige) Entartung häufiger als bei der Colitis ulcerosa.
5. findet man sehr häufig polypenähnliche Gebilde im Darm.

Welche der Aussage(n) ist/sind richtig?

A) Keine der Aussagen ist richtig.
B) nur 3.
C) 3. und 5.
D) 2., 3. und 5.
E) Alle Aussagen sind richtig.

? 6.12 Prüfen Sie folgende Aussagen über das Gallensteinleiden:

1. Gallensteine führen bei Verlegung des Ductus hepaticus communis (gemeinsamer Lebergallengang) zum Ikterus (Gelbsucht).
2. Eine erniedrigte Konzentration von Gallensäure in der Galle fördert das Steinleiden.
3. Gallensteine treten gehäuft bei Hyperkaliämie (erhöhte Kaliumwerte im Blut) auf.
4. Männer sind bevorzugt betroffen.
5. Begünstigende Faktoren sind Fettsucht und Diabetes mellitus.

Welche Aussagen sind richtig?

A) 1. und 5.
B) 1., 2. und 5.
C) 2., 3. und 4.
D) 2., 3. und 5.
E) 1., 2., 3. und 5.

→ 6.11 Lösung: C)

Erörterung: Der Morbus Crohn ist eine entzündliche Krankheit des Gastrointestinaltraktes.

[F] **1.** Die Ätiologie der Erkrankung ist unbekannt; es erkranken v.a. Personen zwischen dem 20.–40. Lebensjahr.

[F] **2.** Auch wenn der Morbus Crohn an jeder Stelle des Verdauungstraktes vorkommen kann, überwiegen die Lokalisationen im unteren Dünndarm (Ileum) und im Dickdarm (Kolon). Der Zwölffingerdarm (Duodenum) und der obere Dünndarm (Jejunum) sind selten betroffen.

[✓] **3.** Die chronische Entzündungsreaktion betrifft alle Schichten der Darmwand. In späteren Stadien nimmt die Dicke der Darmwand zu, und es kann zur Einengung der Darmlichtung (Stenose) kommen. Fissurale tiefe Geschwüre, die durch die Schleimhaut in die Tiefe der Darmwand reichen, können zu Abszessen und Fistelbildung führen.

[F] **4.** Die häufigsten Komplikationen bei Morbus Crohn sind Stenosierungen und Fistelbildungen. Das kolorektale Karzinom als Spätkomplikation ist seltener als bei der Colitis ulcerosa.

[✓] **5.** Durch die scharf begrenzten, landkartenartigen oder unregelmäßig länglich geformten Geschwüre zeigt die Darmschleimhaut polypenartige Erhebungen (Pseudopolypen).

→ 6.12 Lösung: B)

Erörterung: Risikofaktoren und Folgen des Gallensteinleidens.

[✓] **1.** Der Ductus cysticus (Gallenblasengang) bildet mit dem Ductus hepaticus communis, der aus der Leber kommt, den Ductus choledochus. Die Galle fließt über den Ductus hepaticus communis in die Gallenblase, um dort u.a. eingedickt zu werden. Bei einer fettreichen Mahlzeit entleert sich die Gallenblase schließlich über den Ductus choledochus in den Zwölffingerdarm.
Sind Ductus hepaticus communis oder Ductus choledochus durch einen Gallenstein verlegt, staut sich die Galle in die Leber zurück. Das Abbauprodukt des Hämoglobins, das Bilirubin, kann nicht mehr mit der Galle ausgeschieden werden, staut sich in das Blut zurück und lagert sich u.a. in der Haut als gelber Farbstoff ab.

[✓] **2.** Typisch für die steinbildende Galle ist ein hoher Anteil an Cholesterin und/oder ein verminderter Anteil an Gallensäuren, so daß die Galle mit Cholesterin übersättigt ist.
Etwa 20% der Patienten haben verkalkte Steine im Gefolge entzündlicher Prozesse.

[F] **3.** Hyperkaliämie steht in keinem Zusammenhang mit einer Gallensteinbildung.

[F] **4.** Frauen erkranken häufiger an Gallensteinen als Männer (w:m = 3:1).

[✓] **5.** Begünstigende Faktoren für ein Gallensteinleiden sind außerdem hereditäre Faktoren, cholesterinreiche Ernährung, Fettsucht (ein Übergewicht von 20% verdoppelt das Gallensteinrisiko) und Diabetes mellitus.
Eine Merkhilfe für ein erhöhtes Cholesterinsteinrisiko sind die „fünf F": **f**at, **f**emale, **f**air (im Sinne von hellhäutig), **f**ourty, **f**ecund (fruchtbar).

? 6.13 Die akute Bauchspeicheldrüsenentzündung ...

1. geht mit Bluthochdruck einher.
2. tritt gehäuft nach längerem Hungern auf.
3. führt häufig zu hypoglykämischem Schock (Schock durch Unterzucker).
4. kann zu Schock führen.
5. ist meist von Durchfällen begleitet.

Welche Aussage(n) ist/sind richtig?

A) nur 4.
B) 3. und 4.
C) 2., 3. und 4.
D) 1., 3., 4. und 5.
E) Alle Aussagen sind richtig.

? 6.14 Sie haben einen Patienten, der seit einer Woche über Übelkeit und Abgeschlagenheit klagt. Bei der körperlichen Untersuchung stellen Sie u.a. einen Ikterus der Skleren und der Haut fest. Die Laborparameter zeigen einen Anstieg von γ-GT, GOT und GPT. Der Urin ist braungefärbt. Wie lautet Ihre Diagnose?

A) akute Hepatitis
B) akuter Gallenwegsverschluß
C) Gallenblasenstein

Welche Aussage ist richtig?

→ 6.13 Lösung: A)

Erörterung: Die Symptome einer akuten Bauchspeicheldrüsenentzündung (Pankreatitis) beruhen auf einer Selbstandauung des exokrinen Pankreasgewebes mit Übergreifen auf die Nachbarstrukturen.

1. + 5. Die akute Pankreatitis ist durch Oberbauchschmerzen mit Anstieg der Pankreasenzyme im Blut und im Urin gekennzeichnet. Die heftigen Schmerzen können nach allen Seiten ausstrahlen, oft ziehen sie gürtelförmig um den Leib. Weitere Symptome sind Übelkeit, Erbrechen, Meteorismus mit Darmparesen (dadurch eher Neigung zum Stuhlverhalt), Fieber, niedriger Blutdruck und evtl. Schockzeichen.

2. Die akute Pankreatitis kann v. a. bei Gallenwegserkrankungen, Alkoholabusus oder medikamenteninduziert auftreten.

3. Es sind die Konzentrationen der Pankreasenzyme (v. a. Lipase, Amylase) im Serum angestiegen. Die Insulinproduktion ist meist nicht betroffen, so daß es nicht zum hypoglykämischen Schock kommt. Dieser tritt eher bei Diabetes mellitus auf.

4. Komplikationen können beispielsweise Schock, akutes Nierenversagen, bakterielle Infektion von Nekrosen mit septischen Komplikationen und ein Pankreasabszeß sein.

→ 6.14 Lösung: A)

Erörterung: Differentialdiagnose bei Leber- und Gallenblasenerkrankungen.

A) In der Frage wird der Fall einer akuten Virushepatitis beschrieben. Im *Prodromalstadium*, das etwa 2–7 Tage dauert, treten grippale Symptome wie subfebrile Temperaturen und Abgeschlagenheit sowie gastrointestinale Beschwerden (Appetitlosigkeit, Übelkeit, evtl. Durchfall) auf. Daran schließt sich das *Stadium der Organmanifestation* an, das ohne (zu $2/3$ der Fälle) oder mit (zu $1/3$ der Fälle) Gelbsucht auftreten kann. Hier ist der ikterische Verlauf beschrieben mit Dunkelfärbung des Urins und Ikterus der Skleren (Lederhaut des Auges) und der Haut. Labordiagnostisch wird eine Enzymdiagnostik zur Beurteilung der Leberzellschädigung durchgeführt. Dabei steigen die Serumkonzentrationen von GOT (Glutamat-Oxalazetat-Transaminase), GPT (Glutamat-Pyruvat-Transaminase) und γ-GT (Gamma-Glutamyl-Transferase) als Indikatoren der Leberschädigung an.

B) Bei einem akuten Gallenwegsverschluß treten meist kolikartige Schmerzen im rechten Oberbauch evtl. mit Ausstrahlung in den Rücken und die rechte Schulter auf. Die Kolik kann von Brechreiz und einem flüchtigen Ikterus begleitet sein.

C) Gallenblasensteine bleiben klinisch meist unbemerkt; erst eine Steinpassage durch die Gallengänge (Ductus cysticus und Ductus choledochus) löst die typischen Beschwerden mit kolikartigen Schmerzen aus.

Magen-Darm-Trakt und Verdauung 153

? 6.15 Sie stellen bei einem Patienten einen Ileus fest. Was tun Sie als Heilpraktiker?

1. wechselnde Seitenlagerung, bis das Hindernis sich dadurch von selbst wieder löst
2. feucht-warme Umschläge
3. halbstündige Gabe von spasmolytischen Tropfen (30 mal), um den Krampf zu lösen
4. mehrfach vorsichtig das Abdomen palpieren (mit der flachen Hand), um zu sehen, ob die Abwehrspannung nachläßt

Welche Aussage(n) ist/sind richtig?

A) Keine der Aussagen ist richtig.
B) nur 1.
C) 2. und 3.
D) 1., 3. und 4.
E) Alle Aussagen sind richtig.

? 6.16 Sie haben einen Patienten mit heftigen Schmerzen im Oberbauch, die in den Rücken ausstrahlen. Wie lautet/lauten Ihre Differentialdiagnose(n)?

1. Herzinfarkt
2. Pankreatitis
3. Magenulkus

Welche Aussage(n) ist/sind richtig?

A) nur 1.
B) nur 2.
C) nur 3.
D) 1. und 2.
E) Alle Aussagen sind richtig.

→ 6.15 Lösung: A)

Erörterung: Erstmaßnahmen bei Ileus.
Ein Ileus ist ein Darmverschluß. Durch einen prästenotischen Aufstau oder eine Darmlähmung kommt es zur Darmerweiterung mit Erhöhung der Wandspannung, Störung der Blutzirkulation und Flüssigkeitsübertritt in die Darmlichtung. Dadurch verringert sich die zirkulierende Flüssigkeit (Hypovolämie), und es treten u. a. Elektrolytstörungen bis hin zum Schock auf.
Leitsymptom des Ileus sind Stuhl- und Windverhalt.
Bei dem *mechanischen* Ileus besteht ein mechanischer Verschluß der Darmlichtung mit kolikartigen Schmerzen und Erbrechen (evtl. Koterbrechen). Auskultatorisch sind klingende, „hochgestellte" Darmgeräusche zu hören.
Der *paralytische* Ileus bedeutet eine Lähmung der Darmmotorik als unspezifische Reaktion auf schwere lokale oder systemische Störungen. Der Bauch ist stark aufgetrieben, auskultatorisch sind keine Darmgeräusche zu hören. Dieses Phänomen wird „Totenstille" genannt.
Der manifeste Ileus ist ein **absoluter Notfall**, bei dem der Patient sofort in ein Krankenhaus eingewiesen und u. a. eine Schockbehandlung durchgeführt werden muß.

→ 6.16 Lösung: D)

Erörterung: Differentialdiagnose des Oberbauchschmerzes.

 1. Der typische Schmerz bei Herzinfarkt ist langanhaltend und liegt hinter dem Brustbein. Er kann jedoch auch in Oberbauch, Rücken, Schulter, Arme, Hals und Unterkiefer ausstrahlen.

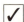 2. Leitsymptome einer Pankreatitis sind Oberbauchschmerzen, die nach allen Seiten (also auch in den Rücken) ausstrahlen können. Oft zieht der Schmerz gürtelförmig um den Leib.

 3. Ein Magenulkus verursacht meist episodisch auftretende Schmerzen im Epigastrium (in der Magengrube im Oberbauch) oder paraumbilikal (um den Bauchnabel herum). Eine Ausstrahlung in den Rücken tritt dabei nicht auf.

? **6.17** Ein Patient gibt Schmerzen im rechten Oberbauch an, die nachts am schlimmsten sind und sich durch Essen kurzfristig bessern. Palpatorisch läßt sich an einem Punkt neben dem Nabel ein stärkerer Druckschmerz auslösen. Wie lautet Ihr Verdacht?

1. Ulcus duodeni
2. Gallenblasensteine
3. Ulcus ventriculi

Welche Aussage(n) ist/sind richtig?

A) nur 1.
B) nur 2.
C) nur 3.
D) 1. und 3.
E) Alle Aussagen sind richtig.

? **6.18** Sie tasten bei einem Patienten eine gestaute Gallenblase; der Patient berichtet, nie Koliken gehabt zu haben. An was denken Sie als erstes?

A) Hepatitis
B) Pankreaskopfkarzinom
C) Störungen im Bilirubinhaushalt

Welche Aussage ist richtig?

→ 6.17 Lösung: A)

Erörterung: Symptomatik der Ulkuskrankheit.

1. Zwölffingerdarmgeschwüre können bei Hypersekretion von Magensaft, beschleunigter Magenentleerung und/oder unzureichender Neutralisation des Magensaftes im Duodenum entstehen. Typisch sind ein Nüchtern- bzw. Hungerschmerz im rechten Oberbauch (v.a. nachts). Die Schmerzen bessern sich nach dem Essen, da der pH-Wert im Duodenum steigt; sie sind im Epigastrium (in der Magengrube im Oberbauch) und paraumbilikal (in der Nähe des Bauchnabels) lokalisiert.

2. Gallenblasensteine sind klinisch meist unauffällig. Kommt es zu einer Wanderung eines Steins durch die Gallengänge, kommt es zu kolikartigen Schmerzen im rechten Oberbauch evtl. mit Ausstrahlung in den Rücken und die rechte Schulter. Die Kolik kann von Brechreiz und einem flüchtigem Ikterus begleitet sein.

3. Magengeschwüre stehen häufig im Zusammenhang mit einer Besiedlung des Magens mit Helicobacter pylori; die Entstehung von Magengeschwüren kann auch durch Streß, Alkohol und Medikamente gefördert werden. Es bestehen Druck- und Völlegefühl nach den Mahlzeiten, Sodbrennen und Erbrechen von saurem Mageninhalt sowie Schmerzen im Oberbauch.

→ 6.18 Lösung: B)

Erörterung: Differentialdiagnose einer schmerzlos geschwollenen Gallenblase.

A) Bei der Hepatitis findet sich nicht typischerweise eine gestaute Gallenblase. Bei der Palpation kann eine vergrößerte und druckschmerzhafte Leber auffallen. Es bestehen meist Allgemeinsymptome wie Übelkeit, Abgeschlagenheit, Bauchschmerzen und evtl. Durchfall.

B) Der Ductus choledochus und der Hauptausführungsgang des Pankreas (Ductus pancreaticus) münden gemeinsam in das Duodenum. Bei einem Pankreaskopfkarzinom kann es zur Verlegung dieser gemeinsamen Mündung mit Rückstau der Galle in die Gallenblase kommen, die dadurch vergrößert ist (Courvoisier-Zeichen). Weitere Ursachen der vergrößerten Gallenblase können auch ein Gallenblasenhydrops oder Gallensteine sein.

C) Hämoglobin wird zum Großteil zu Bilirubin abgebaut und mit der Galle in den Darm ausgeschieden. Störungen des Bilirubinhaushaltes bei einem gestörten Abbau verursachen nicht allein die genannte Symptomatik.

? 6.19 Leitsymptom(e) eines paralytischen Ileus ist/sind:

1. Aszites
2. Stuhl- und Windverhalt
3. Durchfall
4. blutiger Stuhl
5. Totenstille

Welche Aussage(n) ist/sind richtig?

A) nur 1.
B) 1. und 4.
C) 2. und 5.
D) 1., 2. und 5.
E) Alle Aussagen sind richtig.

? 6.20 Bei Colitis ulcerosa kann/können folgende Komplikation(en) auftreten:

1. Darmperforation
2. Blutungen in das Darmlumen
3. Verengung einzelner Darmabschnitte
4. karzinomatöse Entartung

Welche Aussage(n) ist/sind richtig?

A) nur 1.
B) 1. und 3.
C) 2. und 4.
D) 1., 2. und 3.
E) Alle Aussagen sind richtig.

→ 6.19 Lösung: C)

Erörterung: Ein paralytischer Ileus bedeutet eine Störung der Darmpassage durch Lähmung der Darmmotorik.
Leitsymptom des Ileus ist der Stuhl- und Windverhalt (2.). Der Patient mit einem paralytischen Ileus hat einen stark aufgetriebenen, diffus druckempfindlichen Bauch, Übelkeit und später Erbrechen. Auskultatorisch sind als Zeichen der Lähmung keine Darmgeräusche zu hören; dieses Phänomen wird „Totenstille" genannt (5.).

→ 6.20 Lösung: C)

Erörterung: Die Colitis ulcerosa ist eine chronisch entzündliche Dickdarmerkrankung mit Ausbildung von Geschwüren der oberflächlichen Schleimhautschichten.

 1. Darmperforationen treten v. a. bei Morbus Crohn als Komplikation auf, da diese Erkrankung mit einer Entzündung aller Darmwandabschnitte mit Fistel- und Fissurenbildung einhergeht.

 2. Das Leitsymptom bei Colitis ulcerosa sind blutig-schleimige Durchfälle. Es kann zu massiven Blutungen kommen, die zur Anämie führen.

 3. Darmwandstenosen gehören zu den typischen Komplikationen bei Morbus Crohn.

 4. Das Krebsrisiko korreliert mit dem Ausmaß des Dickdarmbefalls und der Dauer der Erkrankung. Ist der gesamte Dickdarm erkrankt, empfehlen sich nach mehreren Krankheitsjahren daher jährliche Dickdarmspiegelungen mit Biopsien.

6.21 Wie kann sich eine Leberzirrhose klinisch bemerkbar machen?

1. Aszites
2. Bewußtseinsverlust und Koma
3. Milzschwellung
4. Völlegefühl und Abneigung gegen Fett
5. Blutungsneigung und gestörter Abbau von Giftstoffen

Welche Aussage(n) ist/sind richtig?

A) nur 1.
B) 2. und 3.
C) 2. und 4.
D) 2., 3. und 5.
E) Alle Aussagen sind richtig.

6.22 Prüfen Sie folgende Aussagen zum Bilirubinhaushalt:

1. Das Bilirubin gelangt mit der Gallenflüssigkeit in den Darm.
2. Es entsteht beim Hämoglobinabbau.
3. Es wird größtenteils aus dem Darm rückresorbiert.
4. Abbauprodukte des Bilirubins sind auch im Urin nachweisbar.

Welche Aussage(n) ist/sind falsch?

A) nur 1.
B) nur 2.
C) nur 3.
D) 2. und 3.
E) 3. und 4.

→ 6.22 Lösung: E)

Erörterung: Leberzirrhose bedeutet eine Zerstörung der Läppchen- und Gefäßstruktur der Leber mit entzündlicher Fibrose und knotiger Regeneratbildung. Folgen sind Leberinsuffizienz und portale Hypertension.

 1. Durch die portale Hypertension staut sich das Blut in die zuführenden Venen des Bauchraums zurück, wodurch es zur Ausbildung von Aszites (Ansammlung freier Flüssigkeit in der Bauchhöhle) kommt. Zusätzlich besteht in der Leber eine verminderte Produktion von Albumin. Albumin ist ein Protein und für den kolloidosmotischen Druck im Blut zuständig. Sinkt dieser Druck stark, bilden sich Ödeme und Aszites.

 2. Bei der portalen Hypertension bilden sich Umgehungskreisläufe um die Leber aus; dadurch werden toxische, im Darm gebildete Substanzen, v. a. Ammoniak, von der Leber nicht mehr aus dem Blutkreislauf eliminiert. Sie gelangen in das Gehirn und führen zur Schädigung der Zellen mit Bewußtseinsstörungen bis hin zum Koma.

 3. Die Pfortader sammelt das venöse Blut aus den Magenvenen, der oberen Darmvene und der Milzvene. Staut sich das Blut aufgrund einer Leberzirrhose in der Pfortader, kommt es zu einem Blutrückstau in die zuführenden Venen und Organe, wodurch sich eine Milzvergrößerung (Splenomegalie) erklären läßt.

 4. In der Leber wird die Galle produziert, die zur Verdauung von Fetten notwendig ist. Ist die Produktion oder der Abfluß der Galle gestört, kann es zu Völlegefühl und Abneigung gegen Fett kommen.

 5. In der Leber werden auch Blutgerinnungsfaktoren produziert. Bei einer verminderten Syntheseleistung der Leber kann eine Blutungsneigung bestehen.

→ 6.22 Lösung: C)

Erörterung: Bilirubinstoffwechsel und -ausscheidung.
Ein wesentlicher Bestandteil der Galle ist das Bilirubin, das über Zwischenstufen beim Abbau des Hämoglobins entsteht. Wegen seiner schlechten Wasserlöslichkeit ist das Bilirubin an Albumin gebunden und wird so in die Leber transportiert, wo es in die Leberzelle (ohne das Albumin) aufgenommen wird. Dort wird es an Glukuronsäure gekoppelt und in die Galle sezerniert.
Etwa 85 % des Bilirubins gelangen so zur Ausscheidung über den Darm, die restlichen 15 % werden wieder resorbiert (Aussage 3 ist falsch). Das Bilirubin wird im Dickdarm weiter abgebaut, ein Teil seiner Abbauprodukte wird wieder in den Kreislauf aufgenommen und über die Nieren ausgeschieden.

? 6.23 Sie werden zu einem Hausbesuch gerufen. Ein achtjähriges Kind liegt mit Fieber im Bett und klagt über Übelkeit und Bauchschmerzen. Bei der Untersuchung des Bauches stellen Sie palpatorisch eine leichte, umschriebene Abwehrspannung und einen Druckschmerz im rechten unteren Quadranten fest. Wie handeln Sie?

A) sofortige Klinikeinweisung
B) Gabe fiebersenkender Mittel oder Wadenwickel
C) Gabe von Schmerzzäpfchen
D) Gabe eines Spasmolytikum
E) Gabe von Beruhigungsmittel

Welche Aussage ist richtig?

? 6.24 Prüfen Sie folgende Aussagen zum Fasten:

1. Oft treten Hypoglykämien auf.
2. Das reduzierte Gewicht hält sich meist problemlos über Jahre.
3. Das Gewicht reduziert sich anfangs langsam, später schnell.
4. Eine nachfolgende Therapie zur Erhaltung der Gewichtsreduktion ist entbehrlich.

Welche Aussage(n) ist/sind richtig?

A) nur 1.
B) nur 3.
C) 2. und 3.
D) 2. und 4.
E) Alle Aussagen sind richtig.

→ 6.23 Lösung: A)

Erörterung: Diagnose einer Appendizitis.
Es werden die typischen Beschwerden bei der Entzündung des Wurmfortsatzes beschrieben. Meist ist der Patient zusätzlich appetitlos und zieht das rechte Bein zur Schonung des Bauches an.
Der Patient sollte bei Verdacht auf eine Appendizitis sofort in ein Krankenhaus zur operativen Entfernung des Wurmfortsatzes eingewiesen werden. Es besteht die Gefahr einer Perforation mit Reizung und Entzündung des Bauchfells (Peritoneums). Das Zeitintervall zwischen Beginn der Symptomatik und einer Perforation ist umso kürzer, je jünger der Patient ist.
Ist eine Appendizitis ausgeschlossen, kann differentialdiagnostisch beispielsweise an eine infektiöse Darmerkrankung (Gastroenteritis) gedacht werden.

→ 6.24 Lösung: A)

Erörterung: Durch Fasten wird eine Gewichtsreduktion erreicht.

 1. Da dem Körper beim Fasten weniger (oder gar keine) Energie zugeführt wird, muß der Organismus körpereigene Depots aktivieren, um die notwendige Energie bereitzustellen. Bei dieser Umstellung kann es leicht zur Unterzuckerung (Hypoglykämie) mit Kreislaufschwäche kommen.

 2. + 4. Durch eine Diät werden meist die Eßgewohnheiten nicht geändert. Während des Fastens „gewöhnt" sich der Körper an eine geringere Energiezufuhr und verringert seinen Bedarf und Verbrauch. Bei Beendigung der Diät und bei Aufnahme der alten Eßgewohnheiten speichert der Körper daher die zusätzlich zugeführte Energie wieder in Form von Fett, und es kommt zur Gewichtszunahme. Aus diesem Grunde sollte zur Erhaltung der Gewichtsreduktion nach Beendigung des Fastens eine strikte Änderung der Eßgewohnheiten befolgt werden.

 3. Am Anfang einer Diät wird das Gewicht schnell reduziert, da für den Organismus leicht zugängliche Energien zuerst abgebaut werden. Der Abbau schwer zugänglicher Reserven findet langsamer statt.

? 6.25 Kariesprophylaxe geschieht durch:

1. Fluoridgabe
2. Zahnpflege
3. Vermeiden von Rohrzucker

Welche Aussage(n) ist/sind richtig?

A) nur 2.
B) nur 1. und 2.
C) nur 1. und 3.
D) nur 2. und 3.
E) Alle Aussagen sind richtig.

? 6.26 Prüfen Sie folgende Aussagen über die Salmonellenenteritis:

1. In der Regel kommt es erst bei Aufnahme mehrerer Bakterien (mehr als 10^5) zu Krankheitserscheinungen.
2. Die Bakterien bilden Toxine, die mit krankheitsverursachend sind.
3. Es erfolgt eine Invasion der Darmschleimhaut.

Welche Aussage(n) ist/sind richtig?

A) Keine der Aussage ist richtig.
B) nur 2.
C) 1. und 2.
D) 2. und 3.
E) Alle Aussagen sind richtig.

→ **6.25 Lösung: E)**

Erörterung: Karies als häufigste Zahnerkrankung entsteht bei Störungen des lokalen Gleichgewichts zwischen entkalkenden, sauren und neutralisierenden, mineralisierenden Komponenten im Speichel.

✓ **1.** Fluoride beschleunigen die (Re-) Mineralisation des Zahns und erhöhen die Stabilität des Kristallgefüges im Zahnschmelz. Fluoride haben zudem eine stoffwechselhemmende Wirkung auf Bakterien im Zahnbelag.

✓ **2.** Bei Kindern ist auf eine frühzeitige und regelmäßige Zahnpflege zu achten, um einer Kariesbildung vorzubeugen. Die Zahnpasta sollte Fluoride enthalten und der pH-Wert im basischen Bereich liegen, um Säuren im Mund zu neutralisieren.

✓ **3.** Zucker begünstigt die Entstehung von Karies besonders; der Kariesbefall korreliert mit dem Verbrauch von industriell gefertigten Zuckerprodukten.

→ **6.26 Lösung: E)**

Erörterung: Die Salmonellenenteritis ist eine durch Salmonellen ausgelöste meldepflichtige Infektion.

✓ **1.** Eine Salmonelleninfektion ist weltweit eine der wichtigsten Durchfallursachen. Infiziertes Fleisch (v. a. Geflügel), Eier, Eiprodukte und Tiefkühlprodukte sind neben der Übertragung von Mensch zu Mensch die üblichen Quellen der Salmonelleninfektion. Zu einer Infektion kommt es erst bei einer Aufnahme einer größeren Anzahl von Erregern (Infektionsdosis).

✓ **2.** Salmonellen enthalten in ihrer Zellwand Stoffe, die als Toxine wirken, sobald sie durch Zerstörung der Zelle freigesetzt werden. Sie führen hauptsächlich zur Entzündung der Darmschleimhaut.

✓ **3.** Die Salmonellenenteritis ist eine Lokalinfektion des Darmes, bei der es nach einer kurzen Inkubationszeit (8–48 Stunden) zu Übelkeit, Erbrechen und Durchfällen kommt.

Magen-Darm-Trakt und Verdauung 165

? 6.27 Unter welchen der folgenden Bedingungen kann eine Steatorrhoe auftreten?

A) Sprue
B) Anazidität des Magens
C) ausgedehnte Dünndarmresektion
D) chronische kalzifizierende Pankreatitis
E) Verschlußikterus

Welche Aussage ist falsch?

? 6.28 Welche Ursachen kann eine Ösophagitis haben?

1. Soorpilzbesiedelung
2. Vitamin-D-Mangel
3. Reflux von Magensaft
4. Hyperthyreose
5. Säureverätzung

Welche Aussagen sind richtig?

A) nur 1. und 3.
B) nur 3. und 5.
C) nur 1., 3. und 5.
D) nur 1., 4. und 5.
E) nur 2., 3. und 5.

→ 6.27 Lösung: B)

Erörterung: Steatorrhoe bedeutet eine Stuhlfettausscheidung über 7 g pro Tag.
Die fettspaltenden Enzyme (Lipasen) stammen aus den Zungengrunddrüsen und aus dem Pankreas. Etwa 10–30% der Fette werden bereits im Magen gespalten, die restlichen Fette im Zwölffingerdarm und im oberen Dünndarm. Unter Mitwirkung der Gallensalze werden sie emulgiert und schließlich im Dünndarm absorbiert.
Bei Erkrankungen, die mit einer verminderten Fettabsorption einhergehen, kommt es zur vermehrten Fettausscheidung mit dem Stuhl. Der Stuhl ist dabei typischerweise hell, voluminös und erstarrt beim Abkühlen.

A) Die (nicht-tropische) Sprue (Zöliakie) ist eine chronische Darmerkrankung, bei der es aufgrund einer Überempfindlichkeit gegen Gluten, ein Getreideprotein, zu einer Schleimhautschädigung des Darms kommt. Diese bedingt eine Transportstörung für Nahrungsstoffe und führt neben mehreren Mangelerscheinungen auch zur Steatorrhoe.

B) Die Säure des Magens ist nur zu einem sehr kleinen Teil an der Fettverdauung beteiligt, so daß eine mangelnde Säuresekretion die Fettverdauung nicht beeinträchtigt.

C) Bei einer ausgedehnten Dünndarmresektion kann es zu einer verminderten Schleimhautoberfläche und somit zu einer verminderten Fettabsorption kommen, so daß die Fette mit dem Stuhl ausgeschieden werden.

D) Das Pankreas ist Produktionsort der zur Fettverdauung notwendigen Lipase. Bei einer chronischen Pankreatitis ist die Funktionsfähigkeit des Pankreas stark vermindert, wodurch ein Lipasemangel mit einer daraus resultierenden Fettverdauungsstörung entsteht.

E) Ein Verschlußikterus ist Folge eines gestörten Galleflusses. Da Gallensalze zur Resorption von Fetten gebraucht werden, kann es zu Steatorrhoe kommen.

→ 6.28 Lösung: C)

Erörterung: Eine Ösophagitis ist eine Speiseröhrenentzündung.

1. Prädisponierende Faktoren für eine infektiöse Speiseröhrenentzündung stellen Resistenzminderungen (z. B. durch AIDS, Therapie mit Kortikosteroiden, konsumierende Erkrankungen) dar. Meist findet dabei eine Besiedlung der Speiseröhre durch Candida albicans, einen Pilz, statt (Soorösophagitis).

2. Vitamin D (Kalzitriol) fördert die Kalziumabsorption im Darm und die Mineralisation des Skeletts. Bei einem Mangel kommt es durch einen Kalziummangel zur Skelettdemineralisation.

3. + 5. Magensäure kann, wenn sie in die Speiseröhre zurückfließt, die Schleimhaut verätzen. Dies findet beispielsweise bei häufigem Erbrechen oder Reflux (Rückfluß) von Magensaft statt. Auch andere Säuren können die Speiseröhre verätzen und zu einer Entzündung führen.

4. Die Hyperthyreose ist eine Überfunktion der Schilddrüse, bei der es u. a. zu Nervosität, Schlaflosigkeit, Gewichtsverlust trotz Heißhunger und zu Durchfällen kommt.

? 6.29 Die Bauchspeicheldrüse erfüllt folgende Aufgaben:

1. Absonderung eiweißspaltender Enzyme
2. Bildung von Insulin
3. Absonderung kohlenhydratspaltender Enzyme
4. Bildung von Glykogen

Welche Aussagen sind richtig?

A) 2. und 4.
B) 1., 2. und 3.
C) 1., 2. und 4.
D) 1., 3. und 4.
E) 2., 3. und 4.

? 6.30 Als Hautbefunde bei einer Leberzirrhose können auftreten ...

A) Palmarerythem
B) Plantarerythem
C) Café-au-lait-Flecke
D) Spinnennaevi (Spider naevi)
E) Ikterus

Welche Aussage ist falsch?

→ **6.29 Lösung: B)**

Erörterung: Die Funktion der Bauchspeicheldrüse (Pankreas).
Die Bauchspeicheldrüse produziert täglich 2 Liter Pankreassaft, der in den Zwölffingerdarm abfließt. Er enthält *Bikarbonationen* zur Neutralisation des Speisebreis, der aus dem Magen kommt, und Verdauungsenzyme. Der *Eiweißspaltung* dienen Trypsinogen und Chymotrypsinogen, die im Darm aktiviert werden. Die α-Amylase spaltet Stärke und Glykogen in kleinere Zuckerbausteine und dient somit der *Kohlenhydratverdauung*. Das wichtigste Enzym zur *Fettverdauung* ist die Lipase.

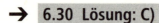

→ **6.30 Lösung: C)**

Erörterung: Hautzeichen bei Lebererkrankungen.

A + B + D + E) Bei chronischen Erkrankungen der Leber (z. B. Leberzirrhose, chronische Hepatitis) kann es u. a. zu den sogenannten Leberhautzeichen kommen. Zu ihnen zählen: glatte, rote Lackzunge, Lacklippen, Palmar- und Plantarerythem (Rötung der Handinnenflächen und der Fußsohlen), Gefäßspinnen (Spider naevi, kleine arterielle Gefäßneubildungen, die radiär ausstrahlen), Hautjucken mit Kratzeffekten, weiße Fingernägel und eine Beugekontraktur der Finger (Dupuytren-Kontraktur).

C) Café-au-lait-Flecke sind charakteristische milchkaffeefarbene Flecke, die bei der generalisierten Neurofibromatose (einer erblichen Erkrankung mit Bildung von vielen gutartigen Haut- und Bindegewebsgeschwülsten) meist in größerer Zahl auftreten.

? 6.31 Für die Auslösung einer akuten Pankreatitis kommen folgende Risikofaktoren in Betracht:

A) längere Fastenperiode
B) alkoholischer Exzeß
C) Medikamente
D) chronische Erkrankung der Gallenwege
E) Operationen im Gastroduodenalbereich

Welche Aussage trifft nicht zu?

? 6.32 Bei paralytischem Ileus findet man typischerweise:

A) klingende Darmgeräusche
B) spritzende Darmgeräusche
C) ein totales Fehlen von Darmgeräuschen
D) sichtbare peristaltische Kontraktionen

→ **6.31 Lösung: A)**

Erörterung: Bei der akuten Pankreatitis kommt es zur Selbstandauung der Speicheldrüse mit Übergreifen auf die Nachbarstrukturen.

A) Hungerperioden verursachen keine akute Pankreatitis. Im Gegenteil darf ein Patient mit akuter Pankreatitis keinerlei Nahrung zu sich nehmen und wird parenteral ernährt, um das Organ möglichst nicht zur Produktion von Enzymen anzuregen.

B) Einer Pankreatitis liegt in vielen Fällen ein Alkoholexzeß zugrunde.

C) Zu den Nebenwirkungen einiger Medikamente (z. B. Glukokortikoide, einige Antibiotika) kann die Auslösung einer Pankreatitis gehören.

D) Der Ductus choledochus und der Hauptausführungsgang des Pankreas (Ductus pancreaticus) münden gemeinsam in das Duodenum. Bei einem Gallestau durch einen Stein in der Mündungspapille gelangt Galle über den Pankreasgang in die Bauchspeicheldrüse und regt sie zur Produktion von Enzymen an. Dadurch kommt es zur Selbstandauung des Pankreas.

E) Operationen im Magen-Darm-Bereich können reizend auf die Bauchspeicheldrüse wirken, und es kann sich postoperativ eine Entzündung entwickeln.

→ **6.32 Lösung: C)**

Erörterung: Ein paralytischer Ileus bedeutet eine Störung der Darmpassage durch Lähmung der Darmmotorik.
Leitsymptom des paralytischen Ileus ist der Stuhl- und Windverhalt. Auskultatorisch sind als Zeichen der Lähmung keinerlei Darmgeräusche zu hören; dieses Phänomen wird „Totenstille" genannt. Der Patient mit einem paralytischen Ileus hat einen stark aufgetriebenen, diffus druckempfindlichen Bauch, Übelkeit und später Erbrechen.

? 7.1 Welche der folgenden Aussagen zu Insulin treffen zu?

1. Der Transport von Glukose in die Zellen wird gefördert.
2. Es verwandelt das Glykogen bei Bedarf in Glukose und gibt diese ins Blut ab.
3. Es fördert die Speicherung von Glukose in Form von Glykogen in den Leberzellen.
4. Es fördert die Ausbildung der sekundären Geschlechtsmerkmale.
5. Es wirkt wachstumsfördernd.

Welche Aussage(n) ist/sind richtig?

A) 1. und 2.
B) 1. und 3.
C) 4. und 5.
D) 1., 2. und 3.
E) Alle Aussagen sind richtig.

? 7.2 Welche der folgenden Aussagen zum akuten Gichtanfall treffen zu?

1. Der Harnsäurespiegel im Blut ist stets erhöht.
2. Betroffen ist häufig das Großzehengrundgelenk.
3. An den Ohrmuscheln findet man in der Regel Gichttophi.
4. Systemische Entzündungszeichen können gefunden werden.
5. Trotz Behandlung kommt es häufig zu bleibenden Gelenkdeformationen.

Welche Aussage(n) ist/sind richtig?

A) 1. und 2.
B) 1., 2. und 3.
C) 1., 2. und 4.
D) 2., 4. und 5.
E) Alle Aussagen sind richtig.

→ 7.1 Lösung: B)

Erörterung: Insulin ist ein in den B-Zellen der Langerhans-Inseln des Pankreas gebildetes Proteohormon, welches den Blutzuckergehalt senkt und den Glykogenaufbau fördert.

✓ **1.** Für Insulin existiert an den Erfolgsorganen ein membranständiger Rezeptor. Die so ausgelöste erhöhte Aufnahme von Glukose in die Zelle geht mit einer Senkung des Blutzuckerspiegels einher.

F **2.** Als Antagonist des Insulins steigert das in den A-Zellen der Langerhans-Inseln gebildete Glukagon den Glykogenabbau, steigert die Glukoneogenese in der Leber und hemmt die Glykolyse. Dadurch wird der Blutzuckerspiegel angehoben.

✓ **3.** Insulin verstärkt die Glukoseverwertung durch Steigerung der Glykogensynthese und Glykolyse sowie durch Hemmung der Schlüsselenzyme für die Glukoneogenese.

F **4.** Weiterhin bewirkt Insulin eine Steigerung der Protein- und Fettsynthese, es ist zudem das einzige antilipolytische Hormon und hält somit die Fette in den Depots. Es ist nicht für die Ausbildung von Geschlechtsmerkmalen verantwortlich.

F **5.** Wachstumsfördernde Wirkung besitzt Somatotropin (STH); es wird im Hypophysenvorderlappen gebildet.

→ 7.2 Lösung: C)

Erörterung: Bei der Gicht (Arthritis urica) kommt es zu krankhaften Organveränderungen infolge einer Ablagerung von Uratkristallen.

✓ **1.** Unterschieden werden die primäre Hyperurikämie (meist bei multifaktoriell vererbter Verminderung der tubulären Harnsäureausscheidung) und die sekundäre Hyperurikämie (z. B. bei Niereninsuffizienz, Fasten, Diurese oder Alkoholismus sowie bei verstärktem Harnsäureanfall durch maligne Erkrankungen, Chemo- und Strahlentherapie oder hämolytische Anämien).

✓ **2.** Typischerweise findet sich die Manifestation des Gichtanfalles im Großzehengrundgelenk (Podagra), aber auch Knie-, Sprung- und Daumengrundgelenk können initial betroffen sein.

F **3.** Gichttophi findet man bei der chronischen Gicht, ebenso wie rezidivierende Gelenkbeschwerden, Urat-Nierensteine und die Uratnephropathie. In der Frage ist aber von der akuten Gicht die Rede.

✓ **4.** Der akute Gichtanfall äußert sich durch Arthritis mit starken Schmerzen, Rötung, Schwellung und Überwärmung, allgemeines Krankheitsgefühl und Fieber, es besteht eine Leukozytose sowie eine Erhöhung von Entzündungsparametern.

F **5.** Zu einer irreversiblen Gelenkschädigung mit Funktionseinschränkung kommt es erst bei der chronischen Gicht. Durch diätetische und medikamentöse Therapie gehen sicherlich die wenigsten Hyperurikämien in eine chronisch manifeste Gicht über. Die wenigsten bleiben wohl unbehandelt, da die Patienten wegen starker Schmerzen in der Regel bald zum Arzt gehen und die Gicht außerdem verhältnismäßig leicht zu diagnostizieren ist.

? **7.3 Das Coma diabeticum (hyperglykämisches Koma bei Zuckerkrankheit) führt nicht zu:**

A) Übelkeit
B) Bauchschmerzen
C) flacher Atmung
D) Bewußtseinstrübung
E) Geruch nach überreifem Obst in der Atemluft

? **7.4 Zu den endokrinen (hormonbildenden) Drüsen zählen:**

1. Schilddrüse
2. Nebenniere
3. Ohrspeicheldrüse
4. Unterzungendrüse
5. Bauchspeicheldrüse

Welche Aussage(n) ist/sind richtig?

A) 2. und 3.
B) 1., 2. und 4.
C) 1., 2. und 5.
D) 1. und 4.
E) Alle Aussagen sind richtig.

→ 7.3 Lösung: C)

Erörterung: Das Coma diabeticum ist eine Störung der Bewußtseinslage infolge eines massiven Blutzuckeranstiegs mit daraus folgender Stoffwechseldekompensation bei Diabetes mellitus. Man unterscheidet das hyperosmolare und das ketoazidotische Koma.

- [F] **A)** Vorzeichen sind Übelkeit, Erbrechen, Appetitlosigkeit, Schwäche, Polyurie und Polydipsie, Kollapsneigung und reduzierter Hautturgor durch Entwässerung.

- [F] **B)** Symptom bei einer Ketoazidose können Bauchschmerzen sein, die leicht mit einer Peritonitis zu verwechseln sind und dadurch fälschlicherweise den Verdacht einer primär abdominellen Erkrankung erwecken. Man spricht deshalb auch von einer Pseudoperitonitis.

- [✓] **C)** Atmungstyp bei Ketoazidose ist die Kussmaul-Atmung, eine rhythmische, vertiefte Atmung, welche bei Azidose als respiratorische Kompensation dient.

- [F] **D)** Anzeichen eines jeglichen Komas ist die Bewußtseinstrübung.

- [F] **E)** Azetongeruch ähnelt dem Geruch von überreifem Obst. Azeton wird über Urin und die Atemluft ausgeschieden.

→ 7.4 Lösung: C)

Erörterung: Unterscheidung von endokrinen und exokrinen Drüsen.

- [✓] **1.** Die Schilddrüse (Glandula thyroidea) ist eine endokrine Drüse. Sie bildet Trijodthyronin und Tetrajodthyronin. Der Schilddrüse liegen dorsal die Nebenschilddrüsen an (Glandulae parathyroideae). Sie sind ebenfalls endokrine Organe und sezernieren das Parathormon.

- [✓] **2.** Die Nebenniere bildet als endokrines Organ im Mark die Katecholamine Adrenalin, Noradrenalin und Dopamin. In der Nebennierenrinde werden Mineralkortikoide, Glukokortikoide und Sexualhormone gebildet.

- [F] **3.** Die Ohrspeicheldrüse (Glandula parotidea) ist ein exokrines Organ, eine rein seröse Speicheldrüse.

- [F] **4.** Die Unterzungendrüse (Glandula sublingualis) ist eine muko-seröse Speicheldrüse.

- [✓] **5.** Die Bauchspeicheldrüse (Pankreas) hat sowohl exokrine als auch endokrine Anteile. Die exokrine Funktion beinhaltet die Ausschüttung von Verdauungssaft über den Ductus pancreaticus ins Duodenum mit Verdauungsenzymen wie Amylase, Lipase, Trypsin, Chymotrypsin etc., die Träger der endokrinen Funktion sind die Langerhanszellen (Insulin und Glukagon).

? 7.5 Die Gicht wird durch folgende Maßnahmen nicht gemildert:

A) Harn alkalisieren
B) Harn sauer machen
C) wenig Fleisch und Fisch essen
D) viel trinken

? 7.6 Die Aufgabe(n) der Nebenschilddrüsen (Glandulae parathyroideae) sind/ist:

A) Regulation des Kalzium-Phosphathaushalts
B) Knochenaufbau
C) Regulation des Blutdrucks
D) Adrenalinproduktion

→ 7.5 Lösung: B)

Erörterung: Es wird nach den Therapiemöglichkeiten der Gicht gefragt.

F **A)** Die Alkalisierung des Harns auf einen pH-Wert von 6,5 bis 7,0 erhöht die Löslichkeit der Harnsäure, unter dieser Therapie können sich Uratsteine auflösen.

✓ **B)** Den Harn anzusäuern wäre gerade falsch, Steine und Ablagerungen könnten sich leichter bilden bzw. wachsen.

F **C)** Diätetische Maßnahmen sind vor allem bei der Vermeidung erneuter Gichtanfälle von großer Wichtigkeit. So soll auf eine möglichst purinarme Kost geachtet werden. Alkohol hemmt die renale Harnsäureausscheidung, Bier enthält zusätzlich noch Purine.

F **D)** Viel trinken beugt einer zu starken Konzentration des Urins vor. Die Harnsäurekonzentration geht zurück. Dadurch sinkt die Gefahr der Steinbildung.

→ 7.6 Lösung: A)

Erörterung: Bildungsort und Aufgaben von Parathormon (PTH)

✓ **A)** Die Nebenschilddrüsen (Glandulae parathyroideae oder Epithelkörperchen) bilden Parathormon (PTH). Parathormon erhöht den Kalziumspiegel durch Entmineralisierung des Knochens und eine vermehrte enterale Kalziumresorption. Zusätzlich senkt es den Phosphatspiegel im Blut.
In den C-Zellen der Schilddrüse wird Calcitonin gebildet, das wie PTH den Phosphatspiegel senkt, den Kalziumspiegel aber als Antagonist von PTH senkt (Mineralisierung des Knochens).

F **B)** PTH erhöht den Blutkalziumspiegel u.a. dadurch, daß es Ca aus dem Knochen mobilisiert und trägt dadurch zum Knochenab-, nicht zum Knochenaufbau bei.

F **C)** Die Regulation des Blutdruckes erfolgt durch das Renin-Angiotensin-Aldosteron-System und durch nervale, katecholaminvermittelte Regulation des Gefäßtonus.

F **D)** Adrenalin wird wie Noradrenalin in den chromaffinen Zellen des Nebennierenmarkes gebildet. Es erhöht den Blutdruck über eine Steigerung des Gefäßtonus, führt zu einem Anstieg der Herzfrequenz und einer Zunahme der Schlagkraft des Herzens. Außerdem fördert Adrenalin die Lipolyse und die Glykogenolyse.

? 7.7 Verdachtsmomente für ein Schilddrüsenkarzinom sind nicht?

A) Schluckbeschwerden
B) ein kurzfristig entstandener Solitärknoten
C) Heiserkeit
D) Stridor
E) allmähliche, homogene Schilddrüsenvergrößerung

? 7.8 Welche TSH-Werte erwarten Sie bei einer blanden Struma?

A) 1–6 U/l
B) erhöhte TSH-Werte
C) erniedrigte TSH-Werte
D) Werte abhängig von der Strumagröße

→ 7.7 Lösung: E)

Erörterung: Gefragt ist nach klinischen Anzeichen einer malignen Schilddrüsenerkrankung.

A–D) Hinweise auf das Bestehen eines Schilddrüsenkarzinoms sind eine rasch wachsende, oft derbe und höckerige Struma, eventuell mit bereits tastbaren zervikalen Lymphknoten, Schluckbeschwerden, Heiserkeit, vor allem wenn sie schon länger besteht, Stridor und obere Einflußstauung. Stoffwechselentgleisungen sind ein weiterer Hinweis.

E) Eine sich langsam entwickelnde homogene oder auch knotige Vergrößerung der Schilddrüse deutet eher auf eine Jodmangelstruma hin. Trotzdem ist eine weitere diagnostische Abklärung (Sonographie, Szintigraphie) stets erforderlich.

→ 7.8 Lösung: B)

Erörterung: Unter einer blanden Struma ist eine benigne Struma bei euthyreoter Stoffwechsellage zu verstehen.

A) TSH-Werte werden in mU/l (U steht für „Units" = definierte Einheit) angegeben. Der Normwert für den basalen TSH-Spiegel liegt bei etwa 0,4 bis 4,5 mU/l.

B) Der Begriff blande Struma gibt noch keine Information über die Entstehung der Struma. Weitaus häufigste Ursache in Deutschland ist jedoch die Jodmangelstruma. Bei ihr kommt es durch den Mangel an Schilddrüsenhormon reaktiv zu einer erhöhten TSH-Ausschüttung in der Hypophyse. TSH stimuliert das Wachstum der Schilddrüse, wodurch sich die Struma bildet. Mit zunehmender Größe der Schilddrüse kann sie das wenige vorhandene Jod besser verwerten und mehr Hormon produzieren. Eine hypothyreote Stoffwechsellage kann so meist vermieden werden. TSH sinkt dann wieder etwas ab, bleibt aber in der Regel über den Normwerten.

C) Erniedrigte TSH-Werte findet man reflektorisch bei der primären Hyperthyreose, d.h. von der Schilddrüse ausgehenden Hyperthyreose (z.B. M. Basedow) und bei einem autonomen Adenom.

D) Das Ausmaß einer Schilddrüsenvergrößerung sagt noch nichts über die jeweilige Funktionslage aus!

? 7.9 Was ist eine Broteinheit?

A) 12 g Kohlenhydrate
B) 1 Brötchen
C) 50 g Brot
D) 500 g Brot

? 7.10 Welche Aussage zum Stoffwechsel ist falsch?

A) Harnsäure entsteht beim Purinstoffwechsel.
B) Harnstoff entsteht beim Kohlenhydratstoffwechsel.
C) Kreatinin entsteht beim Muskelstoffwechsel.
D) Bilirubin entsteht beim Abbau des roten Blutfarbstoffes.

→ 7.9 Lösung: A)

Erörterung: Als eine Broteinheit (BE) bezeichnet man 12 g Kohlenhydrate, was in etwa 25 g Brot entspricht.

✓ **A)** 12 g Kohlenhydrate = 1 BE

F **B)** Ein Brötchen müßte man wiegen, um auf den entsprechenden BE-Wert zu kommen.

F **C)** 50 g Brot entsprechen 2 BE

F **D)** 500 g Brot entsprechen 20 BE

→ 7.10 Lösung: B)

Erörterung: Kenntnis einiger wichtiger Stoffwechselwege und -endprodukte.

F **A)** Harnsäure ist eine schwer lösliche organische Säure, die als Endprodukt des Purinstoffwechsels anfällt. Ihre Synthese findet hauptsächlich in der Leber statt.

✓ **B)** Harnstoff ist das wichtigste Endprodukt des Eiweißstoffwechsels, er wird in der Leber im Harnstoffzyklus gebildet und renal ausgeschieden.
Kohlenhydrate sind wichtig als Energielieferant (z. B. Glukose), als Energiespeicher (z. B. Glykogen) und als Bausteine des Binde- und Stützgewebes (z. B. Polysaccharide, Mucopolysaccharide) sowie für verschiedene Fette.

F **C)** Im Muskel ist Kreatinphosphat vorhanden. Es dient der schnellen Übertragung des Phosphatrestes auf ADP und somit einer raschen Resynthese von ATP für die Muskelarbeit. Kreatinin ist das Anhydrid des Kreatins (überwiegende Ausscheidungsform), wird renal ausgeschieden und dient als wichtiger Parameter für die Beurteilung der Nierenfunktion.

F **D)** Bilirubin ist das Abbauprodukt des Hämoglobins (Hb). Bei Hämolyse wird das freigesetzte Hb an Haptoglobin gebunden, im nächsten Schritt entsteht durch Oxidation Biliverdin, hieraus durch Reduktion Bilirubin. Es muß zum Transport im Blut an Albumin gebunden werden („indirektes Bilirubin"). In der Leber entsteht durch Konjugation mit Glucuronsäure „direktes Bilirubin".

Stoffwechsel

? ## 7.11 Welche Aussagen zu Hormonen sind richtig?

1. Sie werden in bestimmten Strukturen im Organismus gebildet.
2. Sie beeinflussen chemische Reaktionen im Körper, ohne selbst verbraucht zu werden.
3. Sie werden überwiegend mit der Nahrung aufgenommen.
4. Sie wirken überwiegend an Rezeptoren.

Welche Aussage(n) ist/sind richtig?

A) 1. und 2.
B) 1. und 4.
C) 3. und 4.
D) 1., 2. und 4.
E) Alle Aussagen sind richtig.

? ## 7.12 Bei der euthyreoten Struma sind die Hormonproduktion und der Stoffwechsel durch die Vergrößerung der Schilddrüse ausgeglichen. Wie verhält sich dabei das TSH? Es ist ...

A) erhöht
B) erhöht
C) stark erhöht
D) erniedrigt

→ 7.11 Lösung: D)

Erörterung: Allgemeine Eigenschaften und Wirkprinzipien von Hormonen.

☑ **1.** Hormone werden in den sogenannten endokrinen Drüsen des Körpers (z. B. Schilddrüse und Nebenschilddrüsen, Gonaden, Nebennieren) gebildet und gelangen über den Blutweg zu den jeweiligen Erfolgsorganen. Auf diese Art und Weise stellen sie Informationsüberträger dar. Es werden hierbei sehr geringe Konzentrationen benötigt.

☑ **2.** Hormone wirken z. B. über eine Beeinflussung der Genaktivität oder über eine Aktivierung der Adenylatcyclase und steuern so die Stoffwechselaktivität des jeweiligen Erfolgsorganes. Die Hormone selbst werden hierbei allerdings nicht verstoffwechselt, ihre Wirkdauer hängt von der Halbwertzeit des Hormons ab.

☒ **3.** Hormone sind im Gegensatz zu den Vitaminen körpereigene Wirkstoffe!

☑ **4.** Die Wirksamkeit der Hormone hängt vom Vorhandensein eines Rezeptors in bzw. an den Zellen des Erfolgsorgans ab. Für jedes Hormon existieren spezifische Rezeptoren.

→ 7.12 Lösung: B)

Erörterung: Die Bezeichnung „Struma" alleine sagt noch nichts über die Pathogenese oder den Funktionszustand einer Schilddrüsenvergrößerung aus, sie ist rein deskriptiv. Sie kann sowohl mit einer Hyper-, Eu- als auch Hypothyreose einhergehen.
TSH im Serum ist der empfindlichste Parameter für den Funktionszustand der Schilddrüse.

☒ **A)** Die Hormonproduktion ist zwar ausreichend hoch um eine euthyreote Stoffwechsellage zu gewährleisten, befindet sich jedoch im unteren Normbereich, so daß das TSH reaktiv erhöht ist. Siehe auch Kommentar zu 7.8.

☑ **B)** Siehe oben und Kommentar zu 7.8.

☒ **C)** Stark erhöhte TSH-Werte sprechen im vorliegenden Fall eher für eine hypothyreote Stoffwechsellage, wie sie bei Jodmangel vor einer kompensatorischen Schilddrüsenvergrößerung zu finden ist.

☒ **D)** Erniedrigte TSH-Werte sind zu erwarten bei einer erhöhten Ausschüttung von Schilddrüsenhormonen wie beispielsweise beim autonomen Adenom.

Stoffwechsel 183

? 7.13 Wann werden vermehrt Ketonkörper ausgeschieden?

1. bei Diabetes mellitus
2. nach längerem Fasten
3. nach opulenter Mahlzeit
4. bei vorwiegend fleischlicher Kost

Welche Aussage(n) ist/sind richtig?

A) nur 1.
B) nur 4.
C) 1. und 2.
D) 1., 2. und 3.
E) Alle Aussagen sind richtig.

? 7.14 Welche der folgenden Aussagen zur Gicht bzw. zum Gichtanfall treffen zu?

1. Betroffen ist meist das Großzehengrundgelenk.
2. Es können auch andere Gelenke wie Sprung-, Knie- oder Daumengrundgelenk betroffen sein.
3. Es findet sich immer ein erhöhter Harnsäurespiegel im Blut.
4. Der akute Gichtanfall ist häufig begleitet von lokalen Entzündungszeichen.
5. Gicht zeigt häufig ein gemeinsames Vorkommen mit Übergewicht, Diabetes mellitus und erhöhten Blutfetten.

Welche Aussage(n) ist/sind richtig?

A) 3. und 5.
B) 1., 3. und 4.
C) 2., 4. und 5.
D) 1., 2., 4. und 5.
E) Alle Aussagen sind richtig.

→ 7.13 Lösung: E)

Erörterung: Unter normalen Stoffwechselbedingungen werden täglich etwa 10 bis 30 g Ketonkörper in der Leber gebildet. Acetoacetat und ß-Hydroxybutyrat können von ZNS und Muskeln verwertet werden. Aceton aber muß mit dem Urin oder der Atemluft ausgeschieden werden und ist am typisch obstartigen Geruch erkennbar.

1. + 2. Bei Diabetes mellitus sowie bei kohlenhydratarmer bzw. Nulldiät können pro Tag über 100 g Ketonkörper gebildet werden. Es kommt in beiden Fällen zu einer Steigerung der Lipolyse und damit zur Freisetzung von Fettsäuren, welche in der Leber zu Acetyl-CoA abgebaut werden; hieraus wiederum werden Ketonkörper gebildet.

3. Ketonkörper werden vermehrt gebildet bei gesteigertem Fettabbau, also bei Insulinmangel, Hunger, erhöhtem Glukagonspiegel, aber auch bei fettreicher Ernährung (trifft auf eine opulente Mahlzeit zu).

4. Ist der Fleisch- und somit der Protein- und Fettanteil in der Nahrung so hoch, daß der Kohlenhydratanteil unter 10–20% sinkt, fehlt der wichtigste Stimulus für die Insulinausschüttung. Unter diesem sogenannten relativen Insulinmangel kommt es zu erhöhtem Fettabbau und somit ebenfalls zur gesteigerten Ketonkörperbildung (siehe oben).

→ 7.14 Lösung: E)

Erörterung: Symptome und Pathogenese der Hyperurikämie.

1. Typischerweise ist beim akuten Gichtanfall zuerst das Großzehengrundgelenk befallen, was man auch als Podagra bezeichnet.

2. Daneben können aber auch Sprung- oder Kniegelenk sowie Daumengrundgelenk („Chiragra") betroffen sein. Im Ergußpunktat finden sich Uratkristalle.

3. Ein erhöhter Blutharnsäurespiegel ist typisch. Infolge einer langanhaltenden, chronischen Hyperurikämie kommt es zu Harnsäureablagerungen in verschiedenen Geweben: in den Gelenken, als Gichttophi in Weichteilen (gelenknah und an der Ohrmuschel), sowie in der Niere (Uratnephropathie mit Entstehung von Uratsteinen).

4. Das betroffene Gelenk zeigt lokale Entzündungszeichen wie Rötung, Schwellung, Überwärmung und Schmerzhaftigkeit. Daneben existieren auch systemische Entzündungszeichen wie Leukozytose und BSG- bzw. CRP-Erhöhung.

5. Die Gicht kommt häufig im Rahmen eines „metabolischen Syndroms" vor, das durch Adipositas, Diabetes mellitus, Hypertriglyzeridämie, essentielle Hypertonie und Hyperurikämie gekennzeichnet ist. Man spricht auch vom „Wohlstandssyndrom".

? 7.15 Sie werden zu einem Hausbesuch gerufen. Eine Frau liegt bewußtlos im Bett. Sie ist leicht adipös, rotes Gesicht, Pupillen starr, Pupillenreaktion langsam, Reflexabschwächung, Blutdruck 100/70. Kussmaul-Atmung, fruchtiger Geruch. Wie lautet Ihre Diagnose?

A) Hypoglykämisches Koma
B) Coma hepaticum
C) Herzinfarkt
D) Apoplex
E) Hyperglykämisches Koma

? 7.16 Hausbesuch: Sie kommen zu einer 40-jährigen Frau, insulinpflichtige Diabetikerin. Sie ist verwirrt und dement. Was tun Sie?

A) Altinsulin i. v.
B) Glukose i. v.
C) Kochsalzlösung infundieren
D) Notarzt benachrichtigen

→ 7.15 Lösung: E)

Erörterung: Erkennen verschiedener Formen und Ursachen einer Bewußtlosigkeit.

A) Das hypoglykämische Koma, auch hypoglykämischer Schock genannt, ist Folge eines starken Absinkens des Blutzuckerspiegels und geht mit Krampfneigung, Hyperreflexie und einer feuchten, blassen Haut einher.

B) Das Coma hepaticum stellt eine Funktionsstörung des ZNS bei Leberinsuffizienz aufgrund einer mangelnden Entgiftung ZNS-toxischer Stoffe dar.

C) Der Herzinfarkt ist eine Myokardnekrose durch Verschluß einer Koronararterie. Er ist gekennzeichnet durch akute (links)thorakale Schmerzen, eventuell mit Schmerzausstrahlung, Todesangst mit Vernichtungsgefühl, Übelkeit, Erbrechen, Schweißausbruch und Schwächegefühl. Ein Herzinfarkt geht nur dann mit Bewußtlosigkeit einher, wenn die Pumpfunktion des Herzens so stark beeinträchtigt ist, daß die Hirndurchblutung mangelhaft wird.

D) Bei einem Schlaganfall (apoplektischer Insult) stehen neurologische Ausfälle im Vordergrund wie z. B. Lähmungen, Sensibilitätsstörungen, Sprach- und Sprechstörungen, Apraxie etc. Er ist in etwa 85 % durch einen ischämischen Hirninfarkt bedingt, in etwa 15 % durch eine intrazerebrale Blutung. Ein Bewußtseinsverlust kann vorkommen, ebenso Atemantriebsstörungen (Cheyne-Stoke-Atmung) und eine reaktive Hypertonie. Unpassend im Hinblick auf diesen Fall ist der fruchtige Atemgeruch.

E) Symptome eines Coma diabeticum: Exsikkose, trockene Haut/Schleimhäute, Hypotonie, Tachykardie, gerötetes Gesicht, obstartiger Acetongeruch in der Ausatemluft und eine verlangsamte und vertiefte Atmung (Kussmaulatmung).

→ 7.16 Lösung: D)

Erörterung: Notfallmäßige Vorgehensweise bei Verdacht auf Hypoglykämie.

A) Der Heilpraktiker darf kein Insulin geben, da dieses Medikament rezeptpflichtig ist; darüberhinaus gilt ohnehin: keine notfallmäßige Insulingabe bei nicht bekanntem Blutzuckerspiegel!

B) Beim Diabetiker sind die häufigsten Ursachen einer Hypoglykämie die Überdosierung von Insulin oder bestimmten oralen Antidiabetika oder eine verminderte Kohlenhydrataufnahme bzw. vermehrte körperliche Betätigung ohne entsprechende Anpassung von Insulin oder Antidiabetika. Die Hypoglykämie zeigt sich durch Heißhunger, Kaltschweißigkeit, Tachykardie und neurologische Symptome wie Verwirrtsein, übersteigerte Reflexe, Krampfanfälle etc. Da im hier genannten Fall die Patientin nicht bewußtlos ist, kann man ihr Glukose auch oral verabreichen.

C) Kochsalzlösung wird infundiert, um zum Beispiel ein größeres zirkulierendes Blutvolumen zu erreichen. Nimmt man an, es handle sich um eine Hypoglykämie, so würde durch Verdünnungseffekte der Blutzuckerspiegel noch weiter gefährlich absinken.

D) Bei einer instabilen Stoffwechsellage ist eine Klinikeinweisung und engmaschige Blutzuckerkontrolle sicherlich sinnvoll.

? 7.17 Kreuzen Sie die Symptome an, die auf eine Hyperthyreose zutreffen!

1. Feinzittrigkeit der Fingerspitzen (feinschlägiger Tremor)
2. Unruhe
3. sucht Wärme
4. friert leicht

Welche Aussage(n) ist/sind richtig?

A) nur 1.
B) 1. und 2.
C) 2. und 3.
D) 3. und 4.
E) 2., 3. und 4.

? 7.18 Woran kann man schon äußerlich auf eine Fettstoffwechselstörung schließen?

A) Café-au-lait-Flecken
B) gelbliche Hauteinlagerungen am Auge
C) Einlagerungen am dicken Zehengrundgelenk
D) verdickte Fingergelenke
E) Krampfadern

→ 7.17 Lösung: B)

Erörterung: Symptomatik der Hyperthyreose.

1. + 2. Zu den Symptomen einer Hyperthyreose gehören: Gewichtsabnahme bei starkem Appetit, Wärmeintoleranz, Schweißneigung, Reizbarkeit, feinschlägiger Tremor, feucht-warme Hände, Herzrhythmusstörungen und Durchfall. Oft findet man eine Struma.
Eine Hyperthyreose ist oft immunogen bedingt, kann aber auch durch eine funktionelle Autonomie oder eine Thyreoiditis entstehen.
In der thyreotoxischen Krise zeigen sich Fieber bis 41°, Durchfall und Erbrechen mit starker Dehydratation, Muskelschwäche und starke Erregung, die sich später in Somnolenz und Koma umkehren kann.

3. + 4. Dies sind typische Symptome einer Hypothyreose. Sie beginnt zumeist schleichend (wird deshalb auch manchmal als Depression im Alter verkannt), mit depressiver Verstimmung, geistigem Abbau und verlangsamten Reflexen. Später kommt es zu Gewichtszunahme und Wassereinlagerung, Myxödem, Bradykardie und Obstipationsneigung. Die Patienten frieren leicht.

→ 7.18 Lösung: B)

Erörterung: Einige wichtige Blickdiagnosen.

A) Café-au-lait-Flecken sind meist ovale, scharf begrenzte milchkaffeefarbene Flecken, die gehäuft bei der Neurofibromatosis generalisata (Recklinghausen-Krankheit) vorkommen. Die Neurofibromatose zeigt weiterhin kutane und subkutane Neurofibrome, aber auch Neurofibrome an Nerven. Häufig finden sich beidseitige Akustikusneurinome.

B) Gelbliche, leicht erhabene Einlagerungen im Bereich der Augenlider, in jüngeren Jahren fast ausschließlich durch eine Hyperlipoproteinämie bedingt, werden Xanthelasmen genannt.

C) Einlagerungen am verdickten Zehengrundgelenk, insbesondere der Großzehe weisen vor allem bei zusätzlicher Schmerzhaftigkeit mit Entzündungszeichen auf eine Arthritis urica hin.

D) Verdickte Fingergelenke können ein Hinweis auf eine rheumatische Erkrankung (chronische Polyarthritis) sein oder auf eine Arthrose (Heberden-Knoten an den Fingerendgelenken, Bouchard-Arthrose der Fingermittelgelenke) hindeuten.

E) Krampfadern sind Zeichen einer Venenwandschwäche bzw. einer intravasalen Druckerhöhung, die oft durch eine Zerstörung der Venenklappen infolge einer tiefen Beinvenenthrombose entsteht.

Stoffwechsel 189

? 7.19 Wofür ist eine Vergrößerung der Schilddrüse beweisend?

1. Schilddrüsenkrebs
2. Hyperthyreose
3. Hypothyreose
4. Keine der Aussagen ist richtig.

Welche Aussage(n) ist/sind richtig?

A) nur 1.
B) nur 4.
C) 1. und 3.
D) 2. und 3.
E) 1., 2. und 3.

? 7.20 Typische Beschwerden bzw. Befunde bei manifester primärer Hypothyreose sind:

1. Kälteempfindlichkeit
2. Schweißneigung
3. Verlangsamung
4. langsame, rauhe Sprache
5. verkürzte Achillessehnenreflexzeit

Welche Aussage(n) ist/sind richtig?

A) 2. und 5.
B) 1., 3. und 4.
C) 1., 2., 3. und 4.
D) 1., 3., 4. und 5.
E) Alle Antworten sind richtig.

→ 7.19 Lösung: B)

Erörterung: Differentialdiagnosen einer Schilddrüsenvergrößerung (Struma).

[F] **1. + 2. + 3.** Stellt man eine homogene oder partielle/knotige Schilddrüsenvergrößerung fest, so bedarf dies einer genauen Abklärung. Gründe für ein Struma können sein: Jodmangel, strumigene Substanzen wie z. B. Lithium, Zysten oder Einblutungen, autonome Adenome, immunogene Ursachen, Entzündungen, Tumoren, hormonelle Überstimulation oder Hormonresistenz.

[✓] **4.** Aus oben Gesagtem wird ersichtlich, daß die Feststellung einer vergrößerten Schilddrüse alleine noch keine sichere Diagnose erlaubt. Das Symptom muß vielmehr umfassend differentialdiagnostisch abgeklärt werden. Hierfür stehen Sonographie, Szintigraphie, Punktion für zytologische Untersuchungen etc., vor allem aber die laborchemische Klärung der Funktionslage (TSH, T3, T4, fT4, TRH) zur Verfügung.

→ 7.20 Lösung: B)

Erörterung: Die primäre Hypothyreose wird auch als thyrogene Hypothyreose bezeichnet. Sie kann angeboren oder erworben sein. Bei der angeborenen Form zeigt sich häufig ein verlängerter Neugeborenenikterus, Trinkunlust, Schwäche und Kraftlosigkeit sowie Obstipationsneigung. Bei diesen Kindern kommt es zu einer geistigen und körperlichen Entwicklungsverzögerung (Kretinismus), u. a. mit geistiger Behinderung und Wachstumsstörungen. Hier ist die Frühdiagnose von entscheidender Bedeutung. Bei der erworbenen Hypothyreose beherrschen Gewichtszunahme, Antriebsarmut, Verlangsamung, Depression, verlängerte Reflexzeiten und gesteigerte Kälteempfindlichkeit das Bild. Die Haut ist trocken, kühl, die Haare sind brüchig, der Patient bekommt eine heisere, rauhe Stimme. Die Herzaktionen sind langsam. Beim sogenannten Myxödem sind Haut, Unterhaut- und Muskelgewebe ödematös-teigig geschwollen. In schweren Fällen kann sich, unbehandelt, ein Myxödemkoma (extreme Schwäche, Stumpfsinn, Hypoventilation, Hypothermie, Hypotonie, Bradykardie) entwickeln.

[✓] **1.** Erhöhte Kälteempfindlichkeit kann ein Symptom der Hypothyreose sein.

[F] **2.** Neigung zu vermehrtem Schwitzen findet sich bei der Schilddrüsenüberfunktion.

[✓] **3. + 4.** Allgemeine Verlangsamung und eine verlangsamte, rauhe Sprache sind typisch.

[F] **5.** Bei der Hypothyreose ist die Achillessehnenreflexzeit verlängert.

Stoffwechsel 191

? 7.21 Folgeerscheinungen bei M. Cushing sind:

1. Osteoporose
2. Hypertonie
3. Diabetes mellitus
4. niedriger Blutdruck
5. Impotenz

Welche Aussage(n) ist/sind richtig?

A) 1., 2. und 3.
B) 1., 3. und 4.
C) 2., 3. und 5.
D) 1., 2., 3. und 5.
E) 1., 3., 4. und 5.

? 7.22 Prüfen Sie folgende Aussagenkombination:

Eine purinarme Diät kann die Entstehung der meisten Nierensteine verhindern,
weil
Harnsäure ein Endprodukt des Purinstoffwechsels beim Menschen ist.

Antwort	erste Aussage	zweite Aussage	Verknüpfung
A	richtig	richtig	richtig
B	richtig	richtig	falsch
C	richtig	falsch	
D	falsch	richtig	
E	falsch	falsch	

→ 7.21 Lösung: D)

Erörterung: Beim Cushing-Syndrom findet sich eine Erhöhung von Glukokortikoiden im Plasma. Sie kann bedingt sein durch eine übermäßige Sekretion von ACTH (durch ein Mikroadenom des HVL oder paraneoplastisch, z. B. durch ein ACTH-produzierendes kleinzelliges Bronchialkarzinom), oder ACTH-unabhängig als kortisolproduzierender Nebennierenrindentumor. Am häufigsten wird ein Cushing-Syndrom aber iatrogen durch eine medikamentöse Langzeitbehandlung mit Glukokortikoiden verursacht. Als Morbus Cushing im eigentlichen Sinn bezeichnet man das zentrale Cushing-Syndrom mit hypothalamischer Überfunktion, z. B. durch ein Adenom.

Die Leitsymptome sind: rotes Vollmondgesicht, diabetische Stoffwechsellage, Stammfettsucht, Osteoporose, möglicherweise mit Knochenschmerzen, Striae rubrae, Hypogonadismus mit Libido- und Potenzverlust, bei der Frau Menstruationsstörungen. Weiterhin zeigen sich Muskelschwäche, Adynamie und psychische Veränderungen.

 Aussagen **1. + 2. + 3. + 5.** benennen typische Symptome eines Hyperkortisolismus.

 4. Hypotonie paßt nicht zur Diagnose M. Cushing; man findet sie beim Hypokortisolismus.

→ 7.22 Lösung: D)

Erörterung: Hier ist Wissen über die verschiedenen Nierensteine, ihre Häufigkeitsverteilung und der Zusammenhang zwischen Uratstein und Purinstoffwechsel gefragt.

Es gibt verschiedene Arten von Nierensteinen. Den Hauptanteil bilden mit etwa 80 % Kalziumoxalat- und Kalziumphosphatsteine. Diese können entstehen bei Hyperkalziurie (z. B. im Rahmen eines Hyperparathyreoidismus), bei Hyperphosphaturie und bei Hyperoxalaturie.
Einen prozentualen Anteil von etwa 15 % nehmen die in der Frage angesprochenen Uratsteine ein. Daneben gibt es noch sogenannte Struvite (Magnesium-Ammoniak-Phosphat) und seltene Zystinsteine, die man bei Zystinurie finden kann.
Da lediglich 15 % der Nierensteine aus Urat bestehen, ist es nicht möglich, durch purinarme Diät die Entstehung der meisten Nierensteine zu verhindern, die erste Aussage trifft nicht zu.

Die zweite Aussage ist richtig: Da Harnsäure ein Endprodukt des Purinstoffwechsels ist, lassen sich durch eine konsequent purinarme Diät sowohl neuerliche Gichtanfälle als auch die Entstehung von Uratsteinen vermeiden.

7.23 Folgende Hormone haben auf den Blutzucker die dargestellte Wirkung:

1. Cortison steigert den Blutzucker
2. Insulin senkt den Blutzucker
3. Somatotropes Hormon steigert den Blutzucker
4. Adrenalin senkt den Blutzucker
5. Glukagon steigert den Blutzucker

Welche Aussage(n) ist/sind richtig?

A) 1. und 2.
B) 1., 2. und 5.
C) 1., 2., 3. und 5.
D) 2., 4. und 5.
E) Alle Aussagen sind richtig.

7.24 Prüfen Sie folgende Aussagenkombination:

Der Diabetes Typ 2 (Altersdiabetes) beruht auf einem absoluten Insulinmangel, weil
beim Diabetes Typ 2 (Altersdiabetes) die B-Zellen im Pankreas weitgehend zerstört sind.

Antwort	erste Aussage	zweite Aussage	Verknüpfung
A	richtig	richtig	richtig
B	richtig	richtig	falsch
C	richtig	falsch	
D	falsch	richtig	
E	falsch	falsch	

→ 7.23 Lösung: C)

Erörterung: Kenntnis verschiedener Hormone und ihrer Wirkungen.

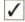
1. Glukokortikoide (Corticosteron, Cortisol, Cortison) sind Insulinantagonisten, sie steigern den Spiegel von Glukose, freien Aminosäuren und freien Fettsäuren.

2. Insulin senkt den Blutzuckerspiegel, denn es aktiviert die Glykolyse, steigert die Glykogensynthese und hemmt die Glukoneogenese. Daneben erhöht es die Proteinsynthese, regt die Fettsynthese an und wirkt antilipolytisch.

3. Somatotropes Hormon (STH) wird im Hypophysenvorderlappen gebildet und seine Ausschüttung wird vom Hypothalamus gesteuert. Es regt das gesamte Körperwachstum an, bei Mangel an STH entsteht ein proportionierter Zwergwuchs. Ein Überschuß an STH führt umgekehrt zu proportionalem Riesenwuchs, bei bereits geschlossenen Epiphysenfugen zur Akromegalie. Weiterhin besteht eine proteinanabole Wirkung, es hemmt die Lipidsynthese und die Glukoseverwertung und erhöht somit den Glukosespiegel im Blut.

4. Adrenalin ist ein Katecholamin und wird hauptsächlich in den chromaffinen Zellen des Nebennierenmarkes gebildet. Es bewirkt einen Anstieg von freien Fettsäuren, Glukose und Laktat im Blut, außerdem steigert Adrenalin Herzfrequenz und Blutdruck.

5. Glukagon ist Antagonist des Insulins und steigert den Blutzuckerspiegel.

→ 7.24 Lösung: E)

Erörterung: Unterschiede von Diabetes mellitus Typ 1 und Typ 2.

Beim Altersdiabetes herrscht ein relativer Insulinmangel, der entweder durch eine gestörte Insulinsekretion oder durch eine herabgesetzte Insulinwirkung bedingt ist. Häufig tritt der Diabetes mellitus Typ 2 im Rahmen eines metabolischen Syndroms auf.
Therapieansätze sind hier zuerst Diät, körperliche Aktivität und orale Antidiabetika. Eine Insulinbehandlung kommt meist erst bei Versagen dieser Therapie in Betracht.

Eine weitgehende Zerstörung der B-Zellen, vermutlich durch eine Autoimmunreaktion, mit absolutem Insulinmangel liegt beim Diabetes mellitus Typ 1 vor. Folglich sind Typ-1-Diabetiker auf Fremdinsulin angewiesen, auch die zweite Aussage ist falsch.

Stoffwechsel

? 7.25 Durch welche Erkrankungen kann es zur Hypertonie kommen?

1. Schilddrüsenerkrankungen
2. chronische Glomerulonephritis
3. Morbus Addison (Ausfall der Nebenniere)
4. Conn-Syndrom (Nebennierenrindentumor)
5. Phäochromozytom (Nebennierenmarktumor)

Welche Aussage(n) ist/sind richtig?

A) nur 5.
B) 1. und 4.
C) 2. und 3.
D) 1., 2., 4. und 5.
E) Alle Aussagen sind richtig.

→ **7.25 Lösung: D)**

Erörterung: Unterschiedliche Ätiologien der Hypertonie.

 1. Bei Schilddrüsenerkrankungen, die mit einer Überfunktion der Drüse einhergehen, kommt es häufig zu einer Veränderung des Blutdruckes im Sinne einer Hypertonie, ebenso zu einer Vergrößerung der Blutdruckamplitude.

 2. Eine chronische Glomerulonephritis ist ein über lange Zeit bestehender entzündlicher Prozeß der Nierenkörperchen. Leitsymptom sind nephrotisches Syndrom mit Ödemen, Hyperlipidämie und Hypoproteinämie. Auch eine Blutdruckerhöhung kann sich entwickeln.

 3. Die Nebenniereninsuffizienz, auch Morbus Addison genannt, zeichnet sich durch Hypotonie (also niedrigen Blutdruck) aus, weiterhin durch Schwäche, Flüssigkeitsmangel im Gewebe und Gewichtsverlust.

 4. Beim Conn-Syndrom liegt eine krankhaft gesteigerte Produktion von Aldosteron in der Nebennierenrinde vor. Die Folgen sind arterielle Hypertonie und Kaliummangel mit Muskelschwäche sowie eine erhöhte Harnausscheidung.

 5. Das Phäochromozytom ist ein meist gutartiger katecholaminproduzierender Tumor, die Symptome sind Hypertonie, Herzrasen und Gewichtsabnahme.

? **8.1 Kaliummangel (Hypokaliämie) durch Diuretika zeigt:**

A) Durchfall
B) erhöhten Muskeltonus
C) Herzrhythmusstörungen
D) Hyperreflexie

? **8.2 Wann spricht man von einer Bakteriurie im Spontanurin einer Frau?**

A) 1 Mio/ml
B) 100 000/ml
C) 10 000/ml
D) 1000/ml

8.1 Lösung: C)

Erörterung: Diuretikagabe kann zu einem Kaliummangel führen, falls nicht gleichzeitig Kalium oral ersetzt wird, oder eine Kombination mit kaliumsparenden Diuretika gewählt wird. Die Symptome eines Kaliummangels sind um so ausgeprägter, je plötzlicher der Mangel auftritt.
Generell führt eine Hypokaliämie zu einer Hyperpolarisation an Zellmembranen, die sich vor allem an Herzmuskel, Skelettmuskel und Darmmuskulatur zeigt.

 A) Eine Hypokaliämie führt zur Obstipation, die sich mitunter bis hin zum paralytischen Ileus entwickeln kann.

 B + D) Es kommt zu einer allgemeinen Abschwächung der Reflexe, Muskelschwäche (Adynamie) und Myalgien, gelegentlich treten Paresen auf.

 C) Bei Hypokaliämie treten Herzrhythmusstörungen vor allem in Form von Extrasystolen mit der Gefahr des Kammerflimmerns auf. Eine Hypokaliämie erhöht die Empfindlichkeit für Digitalis-Präparate (Vorsicht: Digitalisintoxikation).

8.2 Lösung: B)

Erörterung: Generell spricht man von einer signifikanten Bakteriurie bei Nachweis von mindestens 100000 Keimen pro Milliliter Urin. Das gilt für männliche Patienten ebenso wie für weibliche. Frauen erkranken häufiger an einer Harnwegsinfektion, weil durch die erheblich kürzere Harnröhre eine aufsteigende Infektion begünstigt wird.
Wichtig bei der Bestimmung der Keimzahl ist die Art der Uringewinnung. Man verwendet hierzu am besten Morgenurin, der im „Idealfall" durch Einmalkatheterisierung gewonnen wird. Meistens wird jedoch, der leichteren Handhabung und geringeren Belastung wegen, Mittelstrahlurin untersucht.
Es wird unterschieden zwischen einer asymptomatischen Bakteriurie ohne subjektive Beschwerden und einer akuten Harnwegsinfektion mit Symptomen wie häufiger Harndrang, Schmerzen beim Wasserlassen oder eventuell Hämaturie.

? **8.3 Welche Blutwerte sagen etwas über die Nierenfunktion aus?**

1. Kreatinin
2. Kalium
3. Harnstoff
4. pH-Wert
5. Hämoglobin

Welche Aussage(n) ist/sind richtig?

A) 1. und 3.
B) 1., 2. und 3.
C) 1., 3. und 5.
D) 1., 2., 3. und 4.
E) Alle Aussagen sind richtig.

? **8.4 Ein 19jähriger Patient hat wellenförmige Schmerzen in der rechten Leiste, die in den Hoden ziehen. Zusätzlich klagt er über Übelkeit und Erbrechen. Er läuft unruhig hin und her. Der Bauch ist weich und ohne Befund. Ihre Diagnose lautet:**

A) akute Appendizitis
B) Leistenhernie
C) Harnleiterkolik
D) Nierenbeckenentzündung

→ 8.3 Lösung: E)

Erörterung: Die Niere hat verschiedene Aufgaben. Sie trägt zur Entgiftung des Körpers bei und sie nimmt Einfluß auf den Elektrolyt- und den Säure-Basen-Haushalt. Durch die Produktion von Erythropoetin wird die Blutbildung beeinflußt. Alle diese Funktionen können anhand verschiedener Parameter im Blut überwacht werden, wodurch, häufig aber nur unter Berücksichtigung mehrerer Werte, eine Aussage über die Nierenfunktion gemacht werden kann.

 1. Kreatinin gehört zu den harnpflichtigen Substanzen. Es kann bei akuter oder chronischer Niereninsuffizienz nicht mehr ausreichend ausgeschieden werden (verschlechterte Clearance). Eine Erhöhung des Kreatinins ist erst ab einer Zerstörung von über 50 % des Nierengewebes festzustellen.

 2. Erhöhte Kaliumwerte kommen unter anderem vor bei chronischer Niereninsuffizienz und akutem Nierenversagen; erniedrigte Kaliumwerte können Ausdruck renaler Kaliumverluste sein.

 3. In der Niere wird Harnstoff glomerulär uneingeschränkt filtriert und auch passiv rückresorbiert. Ansteigende Harnstoffwerte können eine Niereninsuffizienz, Exsikkose oder einen erhöhten Eiweißkatabolismus anzeigen.

 4. Der pH-Wert des Blutes spielt bei der Beurteilung des Säure-Basen-Status zusammen mit dem gemessenen CO_2-Partialdruck (aus der Blutgasmessung), dem Standardbikarbonat und dem Basenüberschuß eine Rolle. Er verändert sich bei Funktionsstörungen der Niere.

 5. Bei einer renal bedingten Anämie ist das Hämoglobin vermindert. Diese Anämie wird bei Funktionsverschlechterung der Niere aufgrund eines Erythropoetinmangels hervorgerufen. Erythropoetin ist ein hämatopoetischer Wachstumsfaktor, d. h. es ist für die Differenzierung der Blutbildung notwendig.

→ 8.4 Lösung: C)

Erörterung: Beim Abgang von Nierensteinen kann es bei deren Wanderung durch den Ureter zu einer Harnleiterkolik kommen. Der Stein kann den Abfluß behindern und den Harnleiter irritieren.

 A) Eine Appendizitis verursacht Schmerzen, die zunächst periumbilikal auftreten und später meist in den rechten Unterbauch ziehen (Druckschmerzhaftigkeit am McBurney- und Lanz-Punkt, Psoasschmerz und kontralateraler Loslaßschmerz, Schmerzen bei retrogradem Ausstreichen des Kolons). Zeichen eines akuten Abdomens mit Abwehrspannung können auftreten.

 B) Die meisten Leistenhernien sind reponierbar und verursachen nur geringe Schmerzen. Irreponible Hernien können zu stärkeren Beschwerden bzw. Koliken führen, bei Bauchpresse durch den Patienten sind Hernien in der Regel prall tastbar. Eine inkarzerierte Hernie kann zum Vollbild eines akuten Abdomens führen.

 C) Hier ist die typische Symptomatik einer Harnleiterkolik beschrieben, insbesondere sind in den Genitalbereich ausstrahlende Schmerzen typisch.

 D) Eine Pyelonephritis äußert sich durch Fieber, Schüttelfrost und Flankenschmerz bzw. klopfschmerzhaftes Nierenlager, teilweise auch Übelkeit und Erbrechen. Es finden sich oft Schmerzen im Verlauf der Ureteren und über der Blase.

? 8.5 Welche Symptome treten bei einer Nierenbeckenentzündung (Pyelonephritis) auf?

1. Leukozytose
2. starke Proteinurie
3. Fieber und Flankenschmerzen
4. Ödeme

Welche Aussage(n) ist/sind richtig?

A) nur 1.
B) nur 3.
C) 3. und 4.
D) 1. und 3.
E) 2., 3. und 4.

? 8.6 Welche Aussagen treffen auf die Pyelonephritis zu?

1. begleitend ist immer eine Zystitis
2. Sekundärinfektion nach hämatogener Streuung meist von Streptokokken
3. betroffen ist das Nierenbecken und das Interstitium
4. Ursache ist ein aufsteigender Harnwegsinfekt

Welche Aussage(n) ist/sind richtig?

A) 1. und 2.
B) 1. und 4.
C) 2. und 3.
D) 3. und 4.
E) 2., 3. und 4.

→ **8.5 Lösung: D)**

Erörterung: Eine akute Pyelonephritis entsteht meistens auf dem Boden einer aufsteigenden Harnwegsinfektion. Steine können diese zusätzlich begünstigen. Das Krankheitsbild ist durch eine typische Trias aus Fieber, Schmerzen beim Wasserlassen (Dysurie) und Flankenschmerz bzw. Klopfschmerzhaftigkeit des Nierenlagers gekennzeichnet. Übelkeit und Erbrechen können dazukommen. Komplikationen können Urosepsis, Pyonephrose oder ein paranephritischer Abszeß sein. Laborchemisch finden sich eine Erhöhung der Entzündungsparameter (wie Leukozytose). Im Urin zeigt sich eine Mikro- oder Makrohämaturie, sowie eine Bakteriurie. Eine chronische Pyelonephritis kann oft über Jahre hinweg asymptomatisch verlaufen. Es finden sich oft prädisponierende Faktoren wie Steine oder sonstige Abflußbehinderungen.

2. + 4. Eine Proteinurie mit Ödembildung ist Leitsymptom des nephrotischen Syndroms, das im Rahmen einer Glomerulonephritis oder einer Glomerulosklerose auftreten kann. Auch beim Plasmozytom kommt es zu einer Proteinurie. Bei der Pyelonephritis ist eine Proteinurie weniger stark ausgeprägt und nicht obligat.

→ **8.6 Lösung: D)**

Erörterung: Kenntnisse über sie Pyelonephritis werden gefragt.

1. + 2. Eine Begleitzystitis bei Nierenbeckenentzündung ist nicht obligat. Allerdings ist eine unbehandelte Zystitis als aufsteigende Harnwegsinfektion oft die Ursache einer Pyelonephritis.

3. + 4. Definitionsgemäß ist die Pyelonephritis eine Entzündung des interstitiellen Nierengewebes und des Nierenkelchsystems. Haupterreger sind E. coli, Enterokokken, Proteus und Staphylokokken. Eine Pyelonephritis entsteht meist aszendierend. Die Harnröhre ist auch bei Gesunden immer mit Keimen besiedelt, die Harnblase dagegen ist keimfrei. Diese Keimfreiheit wird gewährleistet durch einen intakten Sphinktermuskel. Abflußstörungen (z. B. Steine) können diese Funktion stören und eine Infektion begünstigen. Bei abwehrgeschwächten Menschen oder bei einer vorgeschädigten Niere kann eine Nierenbeckenentzündung auch aufgrund einer hämatogenen Streuung entstehen.

? ## 8.7 Leitsymptome des nephrotischen Syndroms sind:

1. Proteinurie (Eiweißausscheidung im Urin)
2. Hypolipoproteinämie (erniedrigte Blutfettwerte)
3. Hypoproteinämie (erniedrigter Bluteiweißspiegel)
4. Ödeme
5. Anämie

Welche Aussage(n) ist/sind richtig?

A) 1. und 2.
B) 3. und 4.
C) 1., 3. und 4.
D) 1., 3. und 5.
E) Alle Aussagen sind richtig.

? ## 8.8 Bei welchen Erkrankungen zeigt sich eine Hämaturie?

1. hämorrhagische Diathese
2. Pyelonephritis
3. Nierenbecken-Papillom
4. Prostatakarzinom
5. Nierenstein

Welche Aussage(n) ist/sind richtig?

A) 2. und 5.
B) 1., 2. und 5.
C) 1., 3. und 4.
D) 3., 4. und 5.
E) Alle Aussagen sind richtig.

→ 8.7 Lösung: C)

Erörterung: Dem nephrotischen Syndrom liegt stets eine schwere degenerative oder entzündlich bedingte Veränderung der glomerulären Basalmembran zugrunde (z. B. bei Glomerulonephritis, diabetischer Nephropathie oder Amyloidose). Die Leitsymptome eines nephrotischen Syndroms sind „große" Proteinurie, das heißt die tägliche Ausscheidung von Eiweiß liegt höher als 3 g. Daraus folgt ein Eiweißmangel im Blut (Hypoproteinämie) mit entsprechenden Eiweißmangelödemen und zu hohen Blutfettwerte (Hyperlipoproteinämie), letztere vermutlich durch reaktiv erhöhte Proteinbildung und damit auch Lipoproteinbildung durch die Leber. Durch renale Verluste von IgG besteht eine erhöhte Infektanfälligkeit, ebenso ist durch Antithrombin-III-Verluste das Thromboserisiko erhöht.

1. + 2. + 3. + 4. siehe Erörterung

5. Eine renale Anämie tritt bei einer chronischen Niereninsuffizienz auf. Ursächlich dafür ist ein Erythropoetinmangel. Eine Anämie kann auch durch eine chronische Hämaturie entstehen.

→ 8.8 Lösung: E)

Erörterung: Unter einer Hämaturie ist immer eine pathologische Ausscheidung von Erythrozyten im Urin zu verstehen. Unterschieden wird zwischen Makrohämaturie (sichtbare Rotfärbung des Urins) und Mikrohämaturie (erst bei der mikroskopischen Urinuntersuchung erkennbar). Eine Rotfärbung des Urins kann auch durch eine Hämoglobinurie hervorgerufen werden. Sie kommt bei schweren hämolytischen Erkrankungen vor.
Häufigste Ursachen einer Hämaturie sind Harnsteine, Entzündungen der Harnwege, glomeruläre Affektionen und Tumore der Nieren und ableitenden Harnwege. Gerinnungsstörungen, Traumata (beispielsweise Harnleiterruptur) und Hämangiome können ebenfalls zu einem erythrozytenhaltigen Urin führen.

? 8.9 Welche Beschwerden erwarten sie bei einer Harnleiterkolik?

A) schnell an- und abschwellende Schmerzen
B) in den Unterbauch wandernde Oberbauchbeschwerden
C) gürtelförmige Oberbauchbeschwerden
D) in die rechte Schulter ausstrahlende Schmerzen

? 8.10 Welche Aussage trifft nicht zu?
Eine plötzlich auftretende Makrohämaturie ist kein Symptom für:

A) benigne Nephrosklerose
B) Harnleiterstein
C) Glomerulonephritis
D) akute Zystitis
E) Nierenzellkarzinom (Hypernephrom)

→ 8.9 Lösung: A)

Erörterung: Erkennen typischer Schmerzcharakteristika.

A) Eine Harnleiterkolik entsteht bei Abgang von Nierensteinen. Kolikartige, an- und abschwellende Schmerzen, die je nach Steinlokalisation in Rücken, seitlichen Unterbauch, bei tiefsitzenden Steinen auch bis in Hoden bzw. Schamlippen ausstrahlen, sind kennzeichnend für die Harnleiterkolik. Es kommt zu Übelkeit und Erbrechen, zu Stuhl- und Windverhalten und eventuell zum reflektorischen Subileus. Vor und vor allem nach Steinabgang zeigt sich in den meisten Fällen eine Mikro- oder Makrohämaturie.

B) Periumbilikale Schmerzempfindung mit später wandernder Lokalisation in den Unterbauch findet sich bei der akuten Appendizitis.

C) Gürtelförmige Oberbauchbeschwerden vor allem mit Ausstrahlung in den Rücken treten häufig bei Pankreatitis auf.

D) In die rechte Schulter ausstrahlende Schmerzen werden bei akuter Cholezystitis, aber auch bei einer Bauchhöhlenschwangerschaft beschrieben.

→ 8.10 Lösung: A)

Erörterung: Differentialdiagnosen der Makrohämaturie.

A) Bei der „benignen" Nephrosklerose liegt eine Beteiligung der kleinen Nierengefäße als Folge einer Hypertonie vor. Oft bestehen nur geringe renale Symptome wie Albuminurie oder Zylindrurie, aber keine Makrohämaturie. Ein anhaltender Bluthochdruck kann zu einer Niereninsuffizienz führen.

B) Nach Abgang eines Harnleitersteines zeigt sich häufig eine schon mit dem bloßen Auge wahrnehmbare Blutbeimischung des Urins (Makrohämaturie).

C) Führendes Symptom einer akuten Glomerulonephritis ist eine Mikrohämaturie und eine leichte Proteinurie. Bei einer Poststreptokokken-Glomerulonephritis kommt auch eine Makrohämaturie vor. Symptome wie Hypertonie und Ödeme können fakultativ auftreten.

D) Eine akute Zystitis kann mit einer Mikro- und Makrohämaturie einhergehen.

E) Wie bei allen Tumoren des Urogenitaltraktes kann auch beim Nierenzellkarzinom, z. B. durch Blutung und Einbrechen des Tumors in das Nierenkelchsystem, plötzlich blutiger Urin auftreten.

? 8.11 Polyurie kann Ausdruck sein einer/eines:

1. psychogenen Polydipsie
2. Diabetes insipidus
3. erhöhten Filtrationsdrucks bei Bluthochdruck
4. Diabetes mellitus
5. Leberzirrhose mit Eiweißmangelsyndrom

Welche Aussage(n) ist/sind richtig?

A) 2. und 4.
B) 1., 2. und 3.
C) 1., 2. und 4.
D) 1., 2., 4. und 5.
E) Alle Anworten sind richtig.

→ 8.11 Lösung: A)

Erörterung: Unter Polyurie ist eine erhöhte Urinausscheidungsmenge, die täglich bis zu 20 Liter betragen kann, zu verstehen.

F 1. Psychogene Polydipsie ist eine psychisch bedingte gesteigerte Flüssigkeitsaufnahme, die natürlich auch eine erhöhte Ausscheidung von Urin nach sich zieht. Diese muß aber von einer pathologischen Erhöhung der Ausscheidung ohne vorheriger vermehrten Flüssigkeitszufuhr abgegrenzt werden.

✓ 2. Beim Diabetes insipidus liegt eine Polyurie vor. Diese ist bedingt durch eine zu geringe ADH-Sekretion (zentraler D. i.) oder ein Nichtansprechen der Nieren auf dieses Hormon (renaler D. i.). ADH (antidiuretisches Hormon = Vasopressin) ist ein im Hypothalamus gebildetes und im Hypophysenhinterlappen gespeichertes Hormon, welches zur Wasserretention führt.

F 3. Dem erhöhten Filtrationsdruck bei Bluthochdruck wirkt eben die ADH-Ausschüttung (bei intaktem Regelkreis!) bei ansteigendem osmotischem Druck entgegen.

✓ 4. Diabetes mellitus führt zu einer osmotischen Diurese.

F 5. Leberzirrhose und Eiweißmangelsyndrom führen zur Ödembildung und damit zu einer Wasserretention im Organismus, der Urin ist eher konzentriert und fließt spärlich.

Labor und Hygiene 209

? 9.1 Ihre Hände sind nach Patientenkontakt mit Eiter und Blut kontaminiert. Wie verhalten Sie sich?

A) Waschen der Hände mit kaltem Wasser
B) Hände waschen, danach desinfizieren
C) Hände sterilisieren
D) zuerst mit Einmaldesinfektionstuch abwischen, dann Alkohollösung einwirken lassen und danach waschen

? 9.2 Sterilisationsverfahren sind:

1. ionisierende Strahlung
2. Auskochen
3. Heißluft
4. Dampf

Welche Aussage(n) ist/sind richtig?

A) nur 1.
B) 1. und 4.
C) 2. und 3.
D) 1., 3. und 4.
E) Alle Aussagen sind richtig.

→ 9.1 Lösung: D)

Erörterung: Prinzipien der Desinfektion und Sterilisation.
Desinfektion bedeutet, daß die Behandlung eines Gegenstandes/Hand die Keimzahl in solchem Maße reduziert, daß hiervon keine Infektion mehr ausgehen kann. Sterilisation bedeutet, daß man ein Objekt so behandelt, daß es frei von vermehrungsfähigen Mikroorganismen ist.

A) Mit kaltem Wasser alleine wird man keine zufriedenstellende Keimreduktion erreichen.

B) Bei der chirurgischen Händedesinfektion werden die Hände ca. 2 Minuten mit Seife gewaschen, mit einer Bürste werden Fingernägel und Nagelfalz gereinigt, anschließend folgt, wenn die Hände ausreichend trocken sind, ein 3–5minütiges Desinfizieren mit einem alkoholischen Händedesinfektionsmittel. Hier ist aber nach einer hygienischen Händedesinfektion gefragt, bei der erst desinfiziert und dann gewaschen wird.

C) „Steril" bedeutet Abwesenheit von vermehrungsfähigen Keimen. Dies ist an den Händen nicht möglich. Sterilisiert werden können beispielsweise chirurgische Instrumente, OP-Kittel etc.

D) Es ist sinnvoll bei gröberen Verunreinigungen die Hände zunächst mit einem Einmaltuch abzuwischen, dann die Hände mit einer alkoholischen Desinfektionslösung einzureiben und hinterher die Hände zu waschen. Man nennt diese Art der Desinfektion (erst Alkohol, dann Waschen) auch „hygienische Händedesinfektion".

→ 9.2 Lösung: D)

Erörterung: Sterilisationsverfahren kann man unterteilen in physikalische, chemisch-physikalische und chemische Verfahren.
Zu den rein physikalischen Verfahren gehören Dampf-, Heißluft- und Strahlensterilisation.
Zu den chemisch-physikalischen Verfahren zählen die Behandlung mit Ethylenoxid, Formaldehyd und die sogenannte Plasmasterilisation.
Chemische Verfahren sind Gassterilisation sowie Tauch- und Sprühverfahren mit mikrobiziden Lösungen.

2. Beim Auskochen schreibt das Bundesgesundheitsministerium den Zusatz von 0,5 % Soda und eine Einwirkzeit von wenigstens 15 Minuten vor, Auskochen ist eine Desinfektionsmethode.

Labor und Hygiene 211

? 9.3 Welche Krankheiten können von Mensch zu Mensch übertragen werden?

1. Botulismus
2. Tetanus
3. Malaria
4. Shigellenruhr

Welche Aussage(n) ist/sind richtig?

A) nur 1.
B) nur 2.
C) nur 3.
D) nur 4.
E) 3. und 4.

? 9.4 Wie erfolgt die Behandlung von Geräten, die beim Menschen Wunden verursachen?

A) 24 Stunden in Desinfektionslösung legen
B) sterilisieren
C) auskochen

→ 9.3 Lösung: E)

Erörterung: Erreger können auf direktem und indirektem Weg übertragen werden. Zur direkten Übertragung gehören orale Übertragung, Schmierinfektion, Tröpfcheninfektion, Übertragung durch sexuellen Kontakt oder direkte Übertragung über die Haut, weiterhin diaplazentare oder perinatale Übertragung, ebenso Übertragung durch die Muttermilch.
Bei der indirekten Übertragung sind Überträgermedien wie Lebensmittel, Trinkwasser und Staub zwischengeschaltet.

F **1.** Beim Botulismus handelt es sich um eine Intoxikation durch ein von Clostridium botulini gebildetes Neurotoxin. Meist wird das Toxin mit Lebensmitteln aufgenommen, in denen sich zuvor Clostridien anaerob vermehren konnten. Es kommt zu einem akut auftretenden Brechdurchfall mit Koliken, eventuell auch zu neurologischer Symptomatik, die von Doppelbildern und Schluckstörungen bis zur Atemlähmung reichen kann.

F **2.** Wundstarrkrampf (Tetanus) wird durch Clostridium tetani hervorgerufen, auch hier ist die Klinik durch ein Neurotoxin (Tetanospasmin) hervorgerufen, doch liegt gleichzeitig eine echte Infektion vor. Der Erreger kommt ubiquitär vor und dringt nach Verletzungen ins Gewebe ein, wo er sich anaerob vermehren kann. Zuerst treten unspezifische Symptome wie Kopf- und Gliederschmerzen auf, danach kommt es zu typischen Krämpfen mit Erstickungsgefahr.

 3. Die Malaria ist eine durch das Protozoon Plasmodium hervorgerufene Erkrankung, die mit rezidivierenden Fieberschüben einhergeht und durch die Anopheles-Mücke von Mensch zu Mensch (indirekte Übertragung) übertragen wird. Der Wirtswechsel ist obligat. Selten kommt auch eine parenterale (z. B. durch Infusionen) oder perinatale Übertragung vor (direkte Übertragung).

✓ **4.** Shigellen sind die Erreger der bakteriellen Ruhr, der Infektionsweg ist fäkal-oral und somit ein indirekter Übertragungsweg.

→ 9.4 Lösung: B)

Erörterung: Kriterien für die Sterilisation kennen.

F **A)** Geräte, die beim Menschen Wunden verursachen, also chirurgische Instrumente (aber beispielsweise auch Kanülen und Akupunkturnadeln) werden grundsätzlich sterilisiert, Desinfektion alleine ist hier nicht streng genug.

✓ **B)** Chirurgische Geräte, die in der Regel aus Metall sind, müssen sterilisiert werden. Dies geschieht durch Dampf-, Heißluft- und Strahlensterilisation (physikalisch), durch Gassterilisation oder mikrobizide Lösungen (chemisch), oder durch Ethylenoxid-, Formaldehyd- und Plasmasterilisation (chemisch-physikalisch).

F **C)** Das Auskochen ist eine Desinfektionsmethode, es muß aber sterilisiert werden.

Labor und Hygiene 213

? ## 9.5 Wie sind die Normalwerte beim Mann?

1. Harnsäure 2,6–7,0 mg/dl
2. GPT 4–22 U/l
3. Kalium 3,5–5,5 mmol/l
4. Cholesterin 260 mg/dl
5. Natrium 135–150 mmol/l
6. Magnesium 0,63–1,03 mmol/l

Welche Aussage(n) ist/sind richtig?

A) 1. und 2.
B) 1., 4. und 6.
C) 2., 3. und 5.
D) 3., 4., 5. und 6.
E) 1., 2., 3., 5. und 6.

? ## 9.6 Womit wird die Händedesinfektion vor Impfungen bzw. Blutentnahmen durchgeführt?

A) Wasser und Seife
B) 30%igem Alkohol
C) 50%igem Alkohol
D) 70–80%igem Alkohol
E) 60%igem Alkohol

→ 9.5 Lösung: A)

Erörterung: Pathologische und physiologische Laborparameter im Blut differenzieren können.

✓ **1.** Der Normalwert für Harnsäure ist beim Mann 3,6 bis 8,2 mg/dl (Frau: 2,3 bis 6,1 mg/dl). Er ist erhöht bei primärer Gicht und bei sekundärer Hyperurikämie.

✓ **2.** GPT, Glutamat-Pyruvat-Transaminase (auch: Alanin-Amino-Transferase) liegt normal beim Mann unter 23 (Frau: unter 19 U/l) und ist bei akuter sowie chronisch aktiver Hepatitis, bei anderen Leberschädigungen und Cholestase erhöht.

F **3.** Kaliumwerte liegen bei beiden Geschlechtern im Normalfall zwischen 3,6 und 4,8 mmol/l. Die Ursachen für Kaliumverschiebungen sind sehr vielfältig und hängen eng mit dem Säure-Basen-Haushalt und der Nierenfunktion zusammen.

F **4.** Normalerweise ist das Gesamt-Cholesterin weniger als 240 mg/dl.

F **5.** Normalwert für Natrium ist bei Mann und Frau 135–144 mmol/l.

F **6.** Magnesium liegt physiologischerweise zwischen 0,74 und 1,08 mmol/l.

→ 9.6 Lösung: E)

Erörterung: Es wird nach der hygienischen Händedesinfektion gefragt.

F **A)** Mit Wasser und Seife allein wird keine Desinfektion erreicht.

B + C + D + E) An ein Desinfektionsmittel werden verschiedene Ansprüche gestellt: Es soll verläßlich Mikroorganismen abtöten, dabei aber das zu desinfizierende Material bzw. die Haut möglichst schonen, weiterhin soll es licht- und luftbeständig sein und das Objekt gut benetzen können. Es soll für Mensch und Umwelt möglichst wenig schädlich sein, außerdem soll es wirtschaftlich sein.
Für verschiedene Alkohole existieren unterschiedliche Wirkungsoptima: Ethylalkohol 70%ig, Isopropylalkohol 60%ig und n-Propanol 50%ig. Also im Schnitt 60%ig, so trifft Antwort E am ehesten zu.

Labor und Hygiene 215

? **9.7 Wo kann der Hefepilz Candida albicans lokalisiert sein?**

1. in der Mundschleimhaut
2. im Darm
3. in der Lunge
4. auf der Haut

Welche Aussage(n) ist/sind richtig?

A) nur 1.
B) nur 4.
C) 1. und 2.
D) 3. und 4.
E) Alle Aussagen sind richtig.

? **9.8 Welches Verfahren ist zur Sterilisation von Pinzetten und Skalpellen geeignet?**

A) Heißluft: 120° Grad, mindestens 15 Minuten
B) Einlegen in 80%ige Alkohollösung
C) Dampf: 120° Grad, mindestens 20 Minuten
D) sorgfältig auskochen

→ 9.7 Lösung: E)

Erörterung: Candida albicans ist eine kapsellose Hefe von ovaler oder runder Form und für den Menschen fakultativ pathogen. Sie kommt physiologisch auf der Schleimhaut des Menschen vor, daher sind fast alle Candida-Infektionen des Menschen als endogen anzusehen. Meist entstehen Candida-Mykosen bei Patienten mit herabgesetzter Resistenz. Bei Schleimhautbefall erzeugt Candida den sogenannten Soor (Mundsoor, aber auch „Windelsoor" bei Säuglingen und Kleinkindern), auf der Haut manifestiert sich der Candida-Befall als Rötung. Candida kann im Extremfall den Darm in seiner ganzen Länge befallen und Symptome wie Völlegefühl und Blähungen hervorrufen. Weiterhin kann sich, ebenfalls bei schlechter Abwehrlage eine Candida-Pneumonie entwickeln, die Nieren können befallen sein, eine Sepsis durch Candida ist ebenso möglich.

→ 9.8 Lösung: C)

Erörterung: Maßgeblich bei der Auswahl der verschiedenen Sterilisationsmöglichkeiten ist die Forderung einer sicheren Keimabtötung, Wirtschaftlichkeit und Umweltverträglichkeit. Weiterhin soll das Sterilgut durch die Behandlung möglichst nicht geschädigt werden. Daher sollte für jede Art von Sterilgut (Metall, Textilien, Kunststoff …) die am besten passende Methode gewählt werden.

F **A)** Gegenüber trockener Hitze haben Erreger eine relativ hohe Resistenz, daher werden bei 160° etwa 200 Minuten Einwirkzeit und bei 180° etwa 30 Minuten benötigt.

F **B)** Legt man chirurgische Instrumente in eine Alkohollösung ein, ist dies eine Instrumentendesinfektion, gefordert aber ist die Sterilisation.

✓ **C)** Gesättigter gespannter Wasserdampf ist die sicherste und auch am häufigsten benutzte Sterilisationsmethode. Dabei werden Temperaturen von 120° und 134° gewählt, bei 120° und einer Mindesteinwirkzeit von 20 Minuten ist eine sichere Keimabtötung gewährleistet.
Für Metall, welches ein relativ robustes Material darstellt, ist die Dampfsterilisation gut geeignet.

F **D)** Das Auskochen von Pinzetten und Skalpellen ist eine Möglichkeit der Desinfektion, d. h., die Keimzahl auf den Instrumenten würde zwar erheblich reduziert werden, allerdings könnte man hier nicht davon ausgehen, daß tatsächlich keine vermehrungsfähigen Mikroorganismen mehr auf den Instrumenten zu finden sind, was die Kriterien der Sterilisation erfüllen würde. Auskochen genügt also nicht.

? 9.9 Wie kann man sofort und recht zuverlässig die Funktion des Sterilisators prüfen?

A) Wattebausch (Braunverfärbung)
B) Indikatorstreifen
C) Thermometer
D) Sporenpäckchen

? 9.10 Welche der folgenden Aussagen ist richtig?

A) Sowohl bei der hygienischen als auch bei der chirurgischen Händedesinfektion erfolgt zuerst die Desinfektion der Hände und dann die Reinigung der Hände.
B) Bei der chirurgischen Händedesinfektion erfolgt zuerst die Desinfektion und dann die Reinigung der Hände.
C) Bei der hygienischen Händedesinfektion erfolgt zuerst die Reinigung der Hände und dann die Desinfektion.
D) Bei der chirurgischen Händedesinfektion werden die Hände nur desinfiziert.
E) Bei der hygienischen Händedesinfektion erfolgt zuerst die Desinfektion und dann (gegebenenfalls) die Reinigung der Hände.

→ 9.9 Lösung: B)

Erörterung: Sterilisatoren sollten regelmäßig hinsichtlich der Zuverlässigkeit der Keimabtötung überprüft werden, zudem sollten die Ergebnisse dieser Untersuchungen dokumentiert und zur besseren Nachvollziehbarkeit den jeweiligen Patientenakten beigeheftet werden, wenn Sterilgut verwendet wurde.

A) Ein Wattebausch verfärbt sich, wenn er hohen Temperaturen ausgesetzt war, so ist er allenfalls ein vager Temperaturindikator.

B) Im Handel stehen heute eine Vielzahl von Indikatorsystemen zur Verfügung, sie geben eine orientierende Abschätzung über die Wirksamkeit des Sterilisationsverfahrens. Mit den Indikatoren ist, im Gegensatz zu Sporenpäckchen, eine Aussage sofort möglich, man sollte aber nicht diese Methode alleine anwenden (Frage: „sofort und recht zuverlässig"). Außerdem lassen sich mit den Farbindikatoren die bereits sterilisierten Gegenstände praktisch markieren.

C) Mit einem Thermometer läßt sich eine Aussage über die erzielte Temperatur im Sterilisationsgerät machen. Es erfaßt aber nicht den Temperaturverlauf und zusätzliche Faktoren wie z. B. Dampfdruck und ist somit dem Indikatorstreifen unterlegen.

D) Bioindikatoren (Trägermaterial, auf dem sich Keime mit einer bestimmten Resistenz gegen das zu untersuchende Sterilisationsverfahren befinden oder auch Sporenerdepäckchen) werden wie die Indikatorsysteme mit in die Sterilisationskammer gegeben und hinterher kultiviert. Wenn sich kein Wachstum zeigt, geht man von einer ordnungsgemäßen Sterilisation aus. Nachteil an diesem sonst sehr aussagefähigen Test ist die späte Verfügbarkeit der Ergebnisse.

→ 9.10 Lösung: E)

Erörterung: Es wird grundsätzlich zwischen zwei Arten der Händedesinfektion unterschieden: die hygienische und chirurgische Händedesinfektion.
Die hygienische Händedesinfektion hat zum Ziel, die Keimübertragung vom Patienten auf den Behandler und umgekehrt zu vermeiden. Deshalb sollte nach jedem Kontakt mit Blut oder Ausscheidungen des Patienten erst ein Desinfizieren mit einem alkoholischen Mittel und anschließend ein Waschen der Hände mit Seife erfolgen.
Die chirurgische Händedesinfektion wird durchgeführt, um eine größtmögliche Reduktion von oberflächlich- und tiefsitzenden Keimen der Haut zu erreichen. Hier werden die Hände erst 2–3 Minuten mechanisch mit Seife und Bürste (Nagelfalz) vorgereinigt, danach erfolgt ein Einreiben mit Alkohol für 5 Minuten.

A) Trifft für die hygienische Händedesinfektion zu.

B) Umgekehrt.

C) Trifft für die chirurgische Händedesinfektion zu.

D) Es fehlt die mechanische Vorreinigung.

? 9.11 Normwerte im Blut für Männer sind:

1. Kalium 3,6–4,8 mmol/l
2. Cholesterin kleiner als 240 mg/dl
3. γ-GT Frauen: 4–18 U/l, Männer: 6–28 U/l
4. Magnesium 0,74–1,08 mmol/l
5. Harnsäure Frauen: 2,3–6,1 mg/dl, Männer: 3,6–8,2 mg/dl

Welche Aussagen sind richtig?

A) 1., 2. und 3.
B) 2., 4. und 5.
C) 1., 3., 4. und 5.
D) 1., 2., 3. und 5.
E) Alle Aussagen sind richtig.

? 9.12 Welche Aussage(n) trifft/treffen zur Desinfektion zu?

1. Durch Desinfektion wird Keimfreiheit erreicht.
2. Je nach Keim ist die Desinfektion auch mit UV-Strahlen möglich.
3. Die Desinfektion erfolgt in der Regel mit Desinfektionsmitteln auf alkoholischer Basis.
4. Desinfektion bedeutet die Entfernung von Ungeziefer.

A) nur 1.
B) nur 4.
C) 1. und 4.
D) 2. und 3.
E) Keine Aussage ist richtig.

→ 9.11 Lösung: E)

Erörterung: Normwerte laborchemischer Untersuchungsmethoden können je nach Labor geringfügig variieren. Deshalb verfügt jedes Labor über spezifische Normwerttabellen.

✓ 1. Kaliumwerte liegen bei beiden Geschlechtern im Normalfall zwischen 3,6 und 4,8 mmol/l. Die Ursachen für Kaliumverschiebungen sind sehr vielfältig und hängen eng mit dem Säure-Basen-Haushalt und der Nierenfunktion zusammen.

✓ 2. Normalerweise ist das Gesamt-Cholesterin weniger als 240 mg/dl.

✓ 3. γ-GT (γ-Glutamyltransferase) ist ein in der Leber vorkommendes Enzym. Seine Erhöhung gibt Hinweise auf Leberschäden, verursacht z. B. durch Alkohol, Cholestase und venösen Stau.

4. Magnesium liegt physiologischerweise zwischen 0,74 und 1,08 mmol/l.

✓ 5. Der Normalwert für Harnsäure ist beim Mann 3,6 bis 8,2 mg/dl (Frau: 2,3 bis 6,1 mg/dl), er ist erhöht
✓ bei primärer Gicht und bei sekundärer Hyperurikämie.

→ 9.12 Lösung: E)

Erörterung: Hier werden praxisrelevante Grundkenntnisse zur Desinfektion abgefragt.

F 1. Desinfektion erzielt eine erhebliche Keimreduktion um mindestens log 5, erreicht aber keine absolute Keimfreiheit (das wäre Sterilisation).

F 2. UV-Strahlen besitzen eine sehr geringe Eindringtiefe. Wegen der daraus entstehenden fraglichen Sicherheit der Methode werden UV-Strahlen eigentlich nur zur Wasserdesinfektion genutzt, im Rahmen krankenhaushygienischer Maßnahmen kommen sie nicht mehr zum Einsatz.

F 3. Desinfektionsmethoden sind physikalisch (Verbrennen, Ausglühen, Abflammen, Filtration, Auskochen, strömender Dampf) oder chemisch (Alkohole, Aldehyde, Oxidantien, kationenaktive Verbindungen, Amphotenside, Halogene). Diese Vielfalt zeigt, daß Desinfektion nicht nur oder hauptsächlich mit Alkohol durchgeführt wird. Allerdings erfolgt die Händedesinfektion in der Regel mit Alkohol.

F 4. Das Vernichten von Ungeziefer und die Beseitigung von Insekten und Nagern, die die Gesundheit des Menschen gefährden können, nennt man Entwesung.

? 9.13 Welche Aussagen treffen für die Hepatitis B zu?

1. anerkannte Berufskrankheit bei Krankenschwestern und Pflegepersonal
2. wird meist fäkal-oral übertragen
3. wird nie chronisch
4. heilt nach Ikterus aus

Welche Aussage(n) ist/sind richtig?

A) nur 1.
B) nur 2.
C) 1. und 2.
D) 3. und 4.
E) Keine Aussage ist richtig.

? 9.14 Welche Zuordnung ist richtig?

A) primäre Prävention = Vorsorgeuntersuchung
B) primäre Prävention = Krankheitsursachen vermeiden und ausschalten
C) sekundäre Prävention = Rezidive verhüten
D) sekundäre Prävention = Gesundheitsaufklärung
E) tertiäre Prävention = Vorsorgeuntersuchung

→ **9.13 Lösung: A)**

Erörterung: Besondere Risikogruppen für den Erwerb einer Hepatitis-B-Infektion sind: Empfänger von Blut und Blutprodukten, Dialysepatienten, medizinisches Personal, i.v.-Drogenabhängige, Personen mit hoher Promiskuität etc.

☑ 1. Hepatitis B ist eine anerkannte Berufskrankheit bei medizinischem Personal und ist entschädigungspflichtig.

F 2. 50 % der Hepatitis-B-Infektionen werden sexuell übertragen, ein Teil unmittelbar parenteral durch Blut und Blutprodukte bzw. durch verunreinigte Instrumente, ein Teil perinatal.

F 3. In 25 % der Fälle erfolgt nach Infektion eine Elimination des Virus, Antigenträger sind zu 70–90 % klinisch gesund, in 10–30 % entsteht eine chronische Hepatitis (d.h., die Hepatitis heilt binnen 6 Monaten nicht aus).

F 4. In 65 % der Fälle bleibt die Infektion asymptomatisch; ob sich ein Ikterus entwickelt oder nicht, entscheidet nicht über eine etwaige Ausheilung.

→ **9.14 Lösung: B)**

Erörterung: Man unterscheidet zwischen primärer, sekundärer und tertiärer Krankheitsprävention. Die primäre Prävention geht davon aus, daß sich bereits die Entstehung bestimmter Erkrankungen durch Ausschalten und Vermeiden einzelner Krankheitsursachen (z.B. Rauchen, Alkohol, Infektionsexposition) von vorneherein verhindern läßt. Zur primären Prävention gehört die Gesundheitsförderung, die Gesundheitsaufklärung und auch das Erstellen und Anbieten von Impfprogrammen etc.
Die sekundäre Prävention geht davon aus, daß durch das Erkennen von Risikofaktoren, aber auch von Vor- und Frühstadien bestimmter Erkrankungen der Krankheitsverlauf positiv beeinflußt werden kann. Hierzu gehören Screening-Tests und Vorsorgeuntersuchungen etc.
Bei der tertiären Prävention versucht man ein Fortschreiten oder das Rezidiv einer bereits manifesten Erkrankung zu vermeiden.

F A) Vorsorgeuntersuchung: sekundäre Prävention

☑ B) richtig

F C) Rezidive verhüten: tertiäre Prävention

F D) Gesundheitsaufklärung: primäre Prävention

F E) siehe A)

? 9.15 Ursachen für Urtikaria können sein:

1. Arzneimittelunverträglichkeit
2. Streptokokken
3. Staphylokokken
4. mechanische Reize

Welche Aussage(n) ist/sind richtig?

A) nur 1.
B) nur 4.
C) 1. und 3.
D) 1. und 4.
E) 2. und 3.

? 9.16 Bei welcher Nahrungsmittelvergiftung sind Doppelbilder typisch?

1. Typhus abdominalis
2. Botulismus
3. Salmonellose

Welche Aussage(n) ist/sind richtig?

A) nur 1.
B) nur 2.
C) nur 3.
D) 1. und 3.
E) 2. und 3.

→ 9.15 Lösung: D)

Erörterung: Eine Urtikaria (auch: Nesselsucht oder Quaddelsucht) ist eine kurzdauernde, schubweise erscheinende, stark juckende Quaddeleruption, die maßgeblich durch die Ausschüttung von Histamin bedingt ist. Bei einer massiven Urtikaria besteht Schockgefahr.

☑ **1.** Die Urtikaria stellt, wenn sie arzneimittelbedingt ist, meist eine allergische Reaktion vom Soforttyp dar. Dabei wird Histamin aus den Mastzellen freigesetzt, welches die Quaddeln und unter Umständen ein Quincke-Ödem hervorruft.

☐F **2. + 3.** Staphylo- und Streptokokken sind bei einer Vielzahl von Infektionen beteiligt, als Verursacher einer Urtikaria sind sie nicht bekannt.

☑ **4.** Bei der mechanisch verursachten, sogenannten „physikalischen Urtikaria" kommt es bereits aufgrund von Kratzen und ähnlichen mechanischen Belastungen der Haut zur Mastzelldegranulation.

→ 9.16 Lösung: B)

Erörterung: Differentialdiagnose von verschiedenen Nahrungsmittelvergiftungen.

☐F **1.** Typhus abdominalis wird hervorgerufen durch S. typhi und paratyphi. Die Keime werden oral aufgenommen und gelangen über Mund-, Speiseröhren- und oberes Dünndarmepithel in regionale Lymphknoten, wo sie sich vermehren. Anschließend findet eine hämatogene Aussaat statt. Dabei siedeln sich die Bakterien in Milz, Leber, Knochenmark, Gallenwegen und der Haut ab (Bauchhautroseolen). Die Erkrankung geht mit Unwohlsein, Kopfschmerzen, Benommenheit, Bronchitis, Angina und Fieber einher. Die Inkubationszeit beträgt 1–3 Wochen. Ab der 3. Woche stellt man blutige Durchfälle fest. Typhus ist bereits bei Verdacht meldepflichtig.

☑ **2.** Clostridien sind anaerobe Sporenbildner und rufen Gasbrand (C. perfringens), Wundstarrkrampf (C. tetani) oder Botulismus (C. botulini) hervor. Clostridium difficile ist der Erreger der pseudomembranösen Enterocolitis, meist als Darmfloraüberwucherung bei antibakterieller Therapie. Beim Botulismus kommt es zu einer Intoxikation durch ein vom Bakterium in verdorbenen Lebensmitteln gebildetes Neurotoxin. Nach Stunden bis Tagen entwickeln sich Lähmungen insbesondere der Hirnnerven (Doppelbilder, Schluck- und Sprechschwierigkeiten etc.), später tritt eine Atemlähmung auf.

☐F **3.** Die Erreger der Salmonellenenteritis werden ebenfalls oral aufgenommen. Meist stammen die Keime aus verdorbenen Nahrungsmitteln, in denen die Erreger sich zuvor vermehrt haben. Die Inkubationszeit beträgt 1–2 Tage, dann setzen Brechdurchfälle ein, die durch eine Invasion der Darmschleimhaut verursacht werden. Die Erkrankung heilt in der Regel rasch aus, symptomfreie Dauerausscheider kommen vor. Salmonellosen gehören zu den meldepflichtigen Erkrankungen.

? 9.17 Beim Furunkel trifft zu:

1. knötchenförmige Entzündung mit eitriger Einschmelzung
2. bei Infektion der oberen Gesichtshälfte Gefahr der Sinusthrombose
3. meist Staphylokokkeninfektion
4. oft bei geschwächtem Immunsystem auftretend

Welche Aussage(n) ist/sind richtig?

A) 1. und 2.
B) 3. und 4.
C) 1., 2. und 3.
D) 1., 2. und 4.
E) Alle Aussagen sind richtig.

→ **9.17 Lösung: E)**

Erörterung: Erscheinungsbild und Komplikation eines Furunkel.

 1. Ein Furunkel entsteht durch die Entzündung eines Haarfollikels und seiner Talgdrüse, dabei bildet sich ein Knoten mit zentral liegendem Eiterpfropf und starkem Umgebungsödem. Es ist möglich, daß sich die Schwellung vor der Einschmelzung zurückbildet. Fieber kann bestehen.

 2. Findet sich der Furunkel in der oberen Gesichtshälfte, so besteht insbesondere bei Nasen- und Oberlippenfurunkeln die Gefahr der Keimverschleppung mit daraus folgender Sinusthrombose. Ein Manipulieren an Nase oder Oberlippe soll untersagt werden (im kritischen Fall Sprechverbot und breiförmige Kost). Im fortgeschrittenen Fall ist eine stationäre antibiotische Behandlung anzuraten.

3. Furunkel sind meistens durch Staphylokokken hervorgerufen. Verschmelzen mehrere Furunkel miteinander, so daß die Infektion mehrere Haarbälge betrifft, so spricht man von einem Karbunkel.

4. Bei einer Furunkulose (rezidivierende Furunkel) muß man stets an eine geschwächte Abwehrlage denken und den Verdacht umfassend abklären (Diabetes mellitus, AIDS, konsumierende Erkrankungen etc.).

? ## 10.1 Hauptübertragungsweg von Hepatitis A ist:

A) fäkal-oral
B) Tröpfcheninfektion
C) über das Blut
D) über den Speichel

? ## 10.2 Symptome bei Tuberkulose sind?

1. Gewichtsabnahme
2. blauviolettes Exanthem an der Tibia
3. Nachtschweiß
4. Mattigkeit

Welche Aussagen sind richtig?

A) 1., 2. und 3.
B) 1., 2. und 4.
C) 1., 3. und 4.
D) 2., 3. und 4.
E) Alle Aussagen sind richtig.

→ 10.1 Lösung: A)

Erörterung: Die Hepatitis A ist eine durch ein RNS-Enterovirus hervorgerufene akute Leberentzündung. In Deutschland wird etwa die Hälfte aller akuten Hepatitiden durch HAV verursacht. Die Übertragung erfolgt fäkal-oral über Nahrungsmittel, Wasser, rohe Meeresfrüchte etc. Parenterale Übertragungswege sind selten. Ein Erkrankter ist etwa zwei Wochen vor bis zwei Wochen nach Erkrankungsbeginn als infektiös zu betrachten. Die Hepatitis A heilt regelmäßig aus und chronifiziert nur sehr selten.

→ 10.2 Lösung: E)

Erörterung: Die Tuberkulose ist eine entweder auf ein Organ begrenzte oder generalisierte Infektion durch Mykobakterien. Die Primärtuberkulose wird meist als Tröpfcheninfektion erworben.
Symptome dieser Infektion können sein: Appetitlosigkeit, Mattigkeit, Gewichtsverlust, subfebrile Temperaturen, Nachtschweiß, Husten, Thoraxschmerzen, Erythema nodosum (in der Frage als blauviolettes Exanthem an der Tibia beschrieben). Eine Miliartuberkulose, das heißt eine schwere hämatogene Generalisation geht mit raschem körperlichem Verfall einher.
Die sogenannte postprimäre Tuberkulose ist meistens eine endogene Reinfektion bei geschwächter Abwehrlage. Hier führen reaktivierte Bakterien meist in der Lungenspitze zu einer entzündlichen Reaktion, die oft eine Einschmelzung und Bildung einer Kaverne nach sich zieht. Gewinnt die Kaverne Anschluß an das Bronchialsystem spricht man von einer offenen, infektiösen Tuberkulose. Es kann zu einem blutigen Auswurf kommen.

? 10.3 Wie erfolgt die Infektion bei der Hepatitis A?

A) Tröpfcheninfektion
B) Kontaktkontamination
C) fäkal-oral
D) Bluttransfusionen

? 10.4 Was bedeutet Inkubationszeit?

A) Zeit vom Eintritt des Erregers bis zum Ausbruch der Erkrankung
B) wenn kein Antikörper mehr im Blut ist
C) Zeit bis andere Menschen angesteckt werden
D) Zeit vom Eintritt des Erregers bis zum Ende der Krankheit

→ 10.3 Lösung: C)

Erörterung: Die Hepatitis A ist auch als Reisehepatitis bekannt. Die Übertragung erfolgt meistens durch Schmierinfektion, gelegentlich auch durch Blutprodukte und durch ungekochte Austern etc.

F **A)** Eine Virusgrippe beispielsweise wird durch Tröpfchen übertragen.

F **B)** Durch Hautkontakt wird zum Beispiel die bei Kindern häufige Impetigo contagiosa übertragen.

✓ **C)** Die Hepatitis A wird in der Mehrzahl der Fälle fäkal-oral übertragen.

F **D)** Durch Bluttransfusionen (parenteraler Infektionsweg) kann man eine Hepatitis B, C oder D sowie HIV etc. erwerben.

→ 10.4 Lösung: A)

Erörterung: Die Inkubationszeit umfaßt die Zeitspanne, die vom Eindringen des Erregers in den Organismus bis zum Ausbruch der ersten Symptome vergeht. Die Infektiosität bezeichnet die Zeitspanne, in der ein Erkrankter andere anstecken kann. Sie ist in der Regel nicht deckungsgleich mit der Inkubationszeit.

? **10.5 Sie untersuchen ein Kind, es ist 4 Jahre alt, hat Husten und Fieber sowie weiße Flecke an der Mundschleimhaut. Was vermuten Sie?**

A) Scharlach
B) Masern
C) Mumps
D) Röteln

? **10.6 Bei einer Patientin entwickelt sich an einem Nervensegment ein Exanthem, einseitig vom Rücken ausgehend nach vorne ziehend. Es entwickeln sich Bläschen. Vor längerer Zeit hatte die Patientin die Windpocken. Welche Krankheit vermuten Sie?**

A) Herpes zoster
B) Zeckenbiß
C) Herpes labialis

232 Infektionskrankheiten

➔ 10.5 Lösung: B)

Erörterung: Erkennen wichtiger Infektionen im Kindesalter.

F **A)** Bei Scharlach wäre bei der Inspektion des Mundes vor allem die sogenannte Himbeerzunge aufgefallen. Scharlach wird durch A-Streptokokken verursacht. Es kommt wenige Tage nach Infektion zu hohem Fieber, Hals- und Schluckbeschwerden. Etwa am zweiten Erkrankungstag erscheint das Exanthem. Es ist erhaben und feinfleckig, mit stecknadelkopfgroßen Papeln.

✓ **B)** Bei Masern handelt es sich um eine hochinfektiöse Viruserkrankung, die durch Tröpfcheninfektion von Mensch zu Mensch übertragen wird. Eintrittspforten des Virus sind die Konjunktiven und die Schleimhaut des Atemtraktes. 8–12 Tage nach Infektion treten Fieber, Lichtscheu, Halsschmerzen und eine Tracheobronchitis auf, an der Wangenschleimhaut zeigen sich kleine weißliche sogenannte Koplik-Flecke. Etwa zwei Tage später tritt ein hellrotes, konfluierendes kleinfleckiges Exanthem auf.

F **C)** Mumps (Parotitis epidemica) ist eine virale Infektion mit schmerzhafter Schwellung der Speicheldrüsen. Als Komplikationen können Pankreatitis, Orchitis oder Meningitis, selten auch eine Enzephalitis auftreten.

F **D)** Auch bei den Röteln handelt es sich um eine virale Erkrankung. Dabei kommt es zu Lymphknotenschwellungen, vor allem im Nacken, und einem feinfleckigen, hellroten, makulopapulösen, nicht konfluierenden Exanthem. Gegen Röteln wird eine Impfung empfohlen, da bei Infektion in der Schwangerschaft die Gefahr einer Röteln-Embryopathie mit schwersten Mißbildungen des Embryos besteht.

➔ 10.6 Lösung: A)

Erörterung: Das Varizella-Zoster-Virus ruft die Windpocken hervor. Das Virus persistiert lebenslang im Organismus in den Spinalganglien und kann bei abgeschwächter Resistenzlage als endogene Reinfektion zum Herpes zoster führen.

✓ **A)** Das bläschenförmige Exanthem beim Herpes zoster verläuft strikt entlang eines oder mehrerer Nervensegmente, was an der scharfen Begrenzung des Exanthems sichtbar wird. Fieber kann auftreten, zusätzlich kommt es meist zu starken Schmerzen im betroffenen Dermatom, die selbst nach Abklingen der Erkrankung oft in dem betroffenen Gebiet in Form von Neuralgien fortbestehen. Beachte: Ein an Herpes zoster Erkrankter kann ein Kind, das bisher noch keinen Varizelleninfekt hatte, mit Windpocken anstecken.

F **B)** Durch einen Zeckenbiß können zum einen Borreliosen, zum anderen auch FSME (Frühsommer-Meningo-Enzephalitis)-Viren übertragen werden. Borrelien sind schraubenförmige Bakterien, welche das Erythema chronicum migrans, die Lyme-Arthritis und neurologische Symptome verursachen können. Gegen Borrelien kann man, anders als bei der FSME, nicht impfen. Die FSME ist eine virale Erkrankung, die in der ersten Phase zu grippalen Beschwerden, in der zweiten Phase zu Meningitis/Enzephalitis, Bewußtseinsstörungen und neurologischen Ausfällen führen kann.

F **C)** Herpes labialis ist eine durch Herpes-simplex-Virus Typ 1 hervorgerufene Infektion mit perioraler Bläschenbildung. Die Viren persistieren in regionalen Nervenganglien und können bei beeinträchtigter Abwehrlage reaktiviert werden.

Infektionskrankheiten 233

? 10.7 Eine Mutter kommt zu Ihnen mit einem Jungen, der an Mumps erkrankt ist. Über welche typischen Komplikationen sollten Sie sie aufklären?

1. Meningo-Enzephalitis
2. Otitis media
3. Pankreatitis
4. Orchitis

Welche Aussage(n) ist/sind richtig?

A) nur 1.
B) 2. und 3.
C) 2. und 4.
D) 1., 3. und 4.
E) Alle Aussagen sind richtig.

? 10.8 Welche der nachstehenden Erkrankungen wird nicht durch Viren ausgelöst?

A) Masern
B) Mumps
C) Poliomyelitis
D) Milzbrand

→ 10.7 Lösung: D)

Erörterung: Gefragt ist nach den Komplikationsmöglichkeiten bei Erkrankung an Mumps.

☑ 1. Ein Zehntel der Infizierten erkrankt manifest an einer serösen Mumpsmeningitis, eine Enzephalitis kommt deutlich seltener vor.

 2. Eine Otitis media ist keine Komplikation bei einer Mumpserkrankung, vielmehr kann es hier zu einer Innenohrschwerhörigkeit kommen, da das Mumpsvirus eine besondere Affinität zur Kochlea hat (Nervus-acusticus-Neuritis). Diese Komplikation ist die häufigste Ursache für eine einseitige frühkindliche Ertaubung, die Schädigung ist irreversibel.

 3. Etwa 10% erkranken an einer Pankreatitis, grundsätzlich können alle Speicheldrüsen befallen sein.

☑ 4. Bei Jungen nach der Pubertät erkranken bis zu 30% an einer schmerzhaften Schwellung des Hodens (häufig beidseitig, aber nicht gleichzeitig). Die Mumpsorchitis ist die häufigste Ursache der erworbenen Sterilität, ungefähr 30% der befallenen Hoden entwickeln eine Atrophie.

→ 10.8 Lösung: D)

Erörterung: Gefragt ist nach einer Erkrankung, die nicht durch Viren hervorgerufen wird.

 A) Die Masern werden durch das Masernvirus übertragen. Im Vorstadium zeigen sich Fieber, Rhinitis, Konjunktivitis und Husten; an der Wangenschleimhaut zeigen sich die sogenannte Koplik-Flecken. Dies sind kleine weißliche, festhaftende, etwa stecknadelkopfgroße Stippchen. Danach kommt es zum typischen hellroten klein- bis mittelfleckigen, später konfluierenden Exanthem, das sich zuerst im Gesicht und hinter den Ohren ausbreitet. Zu den Komplikationen gehören Enzephalitis, Otitis media und Pneumonie.

B) Auch Mumps (Parotitis epidemica) ist eine durch Viren bedingte Infektion, bei der es zu einer meist einseitig beginnenden Schwellung der Parotis (dadurch ist das Ohrläppchen in typischer Weise abgehoben), potentiell aber auch aller anderen Speicheldrüsen kommen kann, die sehr schmerzhaft ist. Komplikationen sind Meningitis/Enzephalitis, eine irreversible Innenohrschwerhörigkeit und Orchitis.

C) Die Kinderlähmung, Poliomyelitis wird durch Polioviren hervorgerufen und verläuft in 90% inapparent oder mit unspezifischen Symptomen wie Fieber, Kopfschmerz und Erbrechen. Es gibt auch den sogenannten meningitischen Verlauf, bei dem es im Verlauf der Erkrankung zu einer Meningitis kommt. Sie hat aber im allgemeinen eine günstige Prognose. Als dritte Form gibt es den paralytischen Verlauf, in dessen Rahmen es zu schlaffen, asymmetrischen Lähmungen vor allem der unteren Extremitäten kommt. Hier ist die Prognose schlecht, die Schäden sind meist irreversibel. In schweren Fällen kann es zur Atemlähmung kommen.

 D) Das Bakterium Bacillus anthracis ist der Erreger des Milzbrandes, der vom Tier auf den Menschen übertragen wird. B.anthracis bildet ein Exotoxin, welches Ödeme und Gewebsnekrosen hervorruft. Am häufigsten ist der Hautmilzbrand, bei dem die Erreger durch kleine Hautverletzungen in den Organismus gelangen. Dabei entsteht ein karbunkelähnlicher Infektionsherd, von dem die Infektion ausgeht. Besondere Risikogruppen für diese Erkrankung sind Metzger und Tierärzte.

? **10.9 Ein Patient hat seit zwei Tagen Durchfall und Übelkeit. Welche dieser Erkrankungen können Sie daher von vornherein ausschließen?**

A) Gastroenteritis
B) Paratyphus A, B, C
C) Typhus
D) Botulismus
E) keine

? **10.10 Bei welcher Erkrankung/ welchen Erkrankungen klagt ein Patient möglicherweise über Juckreiz?**

1. chronische Niereninsuffizienz
2. Krätze
3. Nahrungsmittelallergie
4. Hepatitis
5. Diabetes mellitus

Welche Aussagen sind richtig?

A) 1. und 4.
B) 2. und 3.
C) 1., 4. und 5.
D) 2., 3., 4. und 5.
E) Alle Aussagen sind richtig.

→ 10.9 Lösung: E)

Erörterung: Gefragt ist also nach einer Erkrankung, die nicht mit Durchfällen und Übelkeit einhergeht.

F **A)** Eine akute Gastroenteritis ist eine Schleimhautentzündung von Magen und Dünndarm, die mit akuten Brechdurchfällen einhergeht. Erreger sind enteritische Salmonellen, Shigellen, aber auch Rotaviren, Adenoviren, Enteroviren etc.

F **B)** Paratyphus wird durch Salmonella paratyphi A, B oder C hervorgerufen und ist eine typhusähnliche Infektionskrankheit, bei der sich sogenannte Erbsbreistühle mit Obstipationen abwechseln.

F **C)** Typhus (Salmonella typhi) wird durch kontaminierte Nahrungsmittel und als Schmierinfektion übertragen, die Erreger werden mit dem Stuhl ausgeschieden. In der ersten Woche stehen vor allem Fieber, Bauchschmerzen, grippeähnliche Symptome sowie eine relative Bradykardie im Vordergrund. Anfänglich besteht eher Obstipationsneigung. In der 2. und 3. Erkrankungswoche zeigen sich eine Milzvergrößerung, Fieberkontinua, erbsbreiartige Stühle und die typischen Roseolen an der Bauchhaut.

F **D)** Clostridium botulinum ist verantwortlich für den Botulismus, der genaugenommen keine Infektion, sondern eine Intoxikation mit einem von den Clostridien anaerob in verdorbenen Lebensmitteln gebildeten Neurotoxin ist. Dadurch kommt es zu Brechdurchfällen mit akuten Bauchkoliken, Doppelbildern, Schluckstörungen und Sprechschwierigkeiten durch Lähmungen vor allem der Hirnnerven.

→ 10.10 Lösung: E)

Erörterung: Juckreiz als Leitsymptom und die entsprechenden Differentialdiagnosen.

Juckreiz (Pruritus) kann generalisiert oder auch lokal bestehen. Er kann mit oder ohne sichtbare Hautveränderungen einhergehen. Lokaler Pruritus tritt beispielsweise auf als ein Symptom einer dermatologischen Erkrankung (Krätze, Pedikulose …), als Pruritus ani bei Hämorrhoiden und Analprolaps, sowie bei Östrogenmangel als Pruritus vulvae etc.
Gernerallisierter Pruritus findet sich ebenfalls bei Hauterkrankungen, bei Allergien und als häufiges Symptom internistischer Erkrankungen. Häufig findet sich Juckreiz bei Cholestase, bei Urämie, bei malignen Tumoren (insbesondere bei abdominellen Karzinomen), bei endokrinen Erkrankungen wie Diabetes mellitus und Hyperthyreose, sowie bei verschiedenen hämatologischen Erkrankungen.
Folglich können alle in der Frage genannten Krankheiten einen Juckreiz hervorrufen.

10.11 Bei welchen der Erkrankungen spielt unmittelbare Übertragung von Mensch zu Mensch keine wesentliche Rolle (diaplazentare Übertragung ausgeschlossen)?

1. Malaria
2. Botulismus
3. Rötelnembryopathie
4. Cholera
5. Diphterie

Welche Aussage(n) ist/sind richtig?

A) nur 1.
B) nur 3.
C) 2. und 4.
D) 1., 2. und 3.
E) 1., 2. und 4.

10.12 Ein Kind wird Ihnen aufgrund eines Exanthems vorgestellt, auf dem sich jetzt gelbe Krusten gebildet haben. Der kleine Bruder hätte es dann auch bekommen. Worum handelt es sich?

A) Milchschorf
B) Psoriasis
C) Scharlach
D) Impetigo contagiosa

→ 10.11 Lösung: D)

Erörterung: Übertragungsmodi von Erregern bzw. Toxinen verschiedener Erkrankungen kennen.

✓ **1.** Die Malaria wird durch die Anopheles-Mücke von Mensch zu Mensch übertragen. Dieser Wirtswechsel ist obligat. Es ist also keine direkte Übertragung.

✓ **2.** Der Botulismus stellt eine Intoxikation dar, der Mensch nimmt das Neurotoxin mit Lebensmitteln auf, in denen sich zuvor unter anaeroben Bedingungen Clostridium botulinum vermehrt und das Toxin gebildet hat.

✓ **3.** Erkrankt eine Schwangere an Röteln, so können in der 6. bis 10. Schwangerschaftswoche die Erreger auf die Frucht übertragen werden, was in etwa 50 % der Fälle zu einer sogenannten Rötelnembryopathie führt. Sie ist gekennzeichnet durch Hirnfehlbildungen, Innenohrschwerhörigkeit, Herzfehler, Mikrophthalmus und andere Fehlbildungen. Aus diesem Grund sollen Mädchen, die bis zum 12. Lebensjahr noch keine Röteln durchgemacht haben, gegen die Viren geimpft werden.

F **4.** Die Cholera wird von dem Bakterium Vibrio cholerae hervorgerufen. Einzige Infektionsquelle ist der Mensch. Die Übertragung erfolgt meist über verunreinigtes Wasser oder als Schmierinfektion und ist stark vom hygienischen Standard abhängig. Es treten stark wässrige Durchfälle und Erbrechen auf, die Klinik ist von einer extremen Exsikkose geprägt. Täglich können bis zu 20 Liter Flüssigkeit verloren gehen.

F **5.** Corynebacterium diphtheriae hat als einziges Erregerreservoir den Menschen, es wird direkt, meist als Tröpfcheninfektion übertragen, selten indirekt über Gegenstände. Bei der lokalen Infektion sind die Schleimhäute, hauptsächlich im Rachen (pseudomembranöse Beläge, eventuell mit Atembehinderung) und die Konjunktiven betroffen.

→ 10.12 Lösung: D)

Erörterung: Differentialdiagnose verschiedener Erkrankungen, die mit einem krustenbildenden Exanthem einhergehen.

F **A)** Der Milchschorf zählt zu den ersten Erscheinungen der atopischen Dermatitis, vor allem an den Wangen bilden sich nässende, rötliche Schuppungen, die verkrusten können. Im weiteren Verlauf kann sich eine stärkere Neurodermitis ausbilden. Der Milchschorf kann aber auch das einzige Symptom einer schwach ausgeprägten Variante sein und wieder verschwinden.

F **B)** Die Psoriasis ist eine nicht ansteckende Hauterkrankung, die sich meist im Erwachsenenalter manifestiert. Typisch ist ein makulopapulöses Exanthem mit silbrig glänzender Oberfläche.

F **C)** Scharlach ist eine Infektion des Rachenraums mit Typ-A-Streptokokken, bei der sich ein feinfleckiges erhabenes, sandpapierartiges Exanthem ausbildet. Es beginnt am Stamm und geht dann auf den ganzen Körper mit Ausnahme der Mundregion über. Typisch ist die Ausbildung einer sogenannten Himbeerzunge und eine etwa 1–3 Wochen nach Krankheitsbeginn einsetzende groblamelläre Schuppung der Handinnenflächen.

✓ **D)** Die Impetigo contagiosa tritt vorwiegend bei Kindern auf und ist eine hochkontagiöse (der Bruder des Patienten erkrankt gleichfalls) oberflächliche Infektion der Haut mit Streptokokken. Zunächst entstehen kleine Rötungen, die später in Bläschen übergehen und platzen, die Exsudation führt zu den typisch honiggelben Krusten.

? **10.13 Die natürliche Resistenz gegenüber Krankheitserregern (unspezifische Immunabwehr) besteht aus:**

1. niedriger pH-Wert, z. B. im Magen und in der Vagina
2. Lysozyme in Körperflüssigkeiten
3. Säuremantel der Haut
4. normale Flora

Welche Aussage(n) ist/sind richtig?

A) nur 2.
B) nur 3.
C) 1. und 4.
D) 2., 3. und 4.
E) Alle Aussagen sind richtig.

? **10.14 Was trifft für Legionellen/Legionärskrankheit zu?**

A) verläuft ausschließlich mit Grippesymptomen und Fieber
B) wird durch kontaminierte Aerosole übertragen
C) ist laut Bundesseuchengesetz § 3 meldepflichtig
D) zum ersten Mal bei Legionären des Kaiser Augustus aufgetreten

→ 10.13 Lösung: E)

Erörterung: Die unspezifische Immunabwehr besteht aus mechanischen, humoralen und zellulären Faktoren. Haut, Schleimsekretion und -fluß, Ziliarbewegung von Epithelien, Peristaltik und der auswärts gerichteten Harnstrom im Urogenitaltrakt bilden als natürliche Barriere die mechanische Abwehr. Humorale Faktoren sind ein niedriger pH-Wert (z. B. Säureschutz der Haut, des Magens und der Vagina), aber auch das Vorkommen von Lysozymen und IgA im Speichel sowie antimikrobielle Proteine. Die Normalflora und phagozytierende Zellen wie Makrophagen stellen den zellulären Schutz dar.

 1. + 2. + 3. Niedrige pH-Werte und Lysozym zählen zu den humoralen Mechanismen.

 4. Die Normalflora von Haut und Schleimhäuten schützt gegen eine Überwucherung durch pathogene Keime.

→ 10.14 Lösung: B)

Erörterung: Legionellen verursachen eine Infektion vor allem des Respirationstraktes, die sogenannte Legionärskrankheit.

 A) Die Legionellen gelangen über den Atemtrakt in den Organismus, wo sie eine schwere Bronchiolitis hervorrufen, die nicht selten tödlich endet.

 B) Legionellen können überall vorkommen, vor allem aber in Feuchtgebieten wie Warm- und Kaltwassersystemen, Kühltürmen, Klimaanlagen und Sprudelbäder. Die Infektion erfolgt durch Inhalation keimhaltiger Tröpfchen und Aerosole.

 C) § 3 des Bundesseuchengesetzes regelt die Meldepflicht bestimmter Infektionskrankheiten. Eine Erkrankung an Legionellen ist laut Bundesseuchengesetz nicht meldepflichtig. Wohl ist aber, laut § 8 in besonderen Fällen, wenn Infektionen in Krankenanstalten, Entbindungsheimen etc. gehäuft auftreten, Meldung zu erstatten. Dies wäre denkbar, wenn Legionellen sich beispielsweise in der Wasseranlage eines Krankenhauses befänden und mehrere Patienten im selben Zeitraum an einer Legionellose erkranken würden.

 D) Die Legionellose ist erst seit 1976 bekannt, als in Philadelphia unter den Teilnehmern eines Kongresses („American Legion") gehäuft Infektionen des Respirationstraktes auftraten (29 von 182 Erkrankten starben). Bei Nachforschungen konnte Legionella pneumophila isoliert und beschrieben werden.

Infektionskrankheiten 241

? 10.15 Welche Krankheiten können vor oder während der Geburt von Mutter auf Kind übertragen werden?

1. Lues
2. AIDS
3. Zytomegalie
4. Listeriose
5. Toxoplasmose

Welche Aussagen sind richtig?

A) 1., 3. und 5.
B) 2., 3. und 5.
C) 2., 4. und 5.
D) 2., 3. und 4.
E) Alle Aussagen sind richtig.

? 10.16 Prüfen Sie folgende Aussagenkombination:

Patienten mit einer Krankheit aus dem Bundesseuchengesetz § 3 dürfen nur von einem Arzt behandelt werden,
weil
Heilpraktiker nach dem Bundesseuchengesetz nicht zur Meldung verpflichtet sind.

Antwort	erste Aussage	zweite Aussage	Verknüpfung
A	richtig	richtig	richtig
B	richtig	richtig	falsch
C	richtig	falsch	
D	falsch	richtig	
E	falsch	falsch	

→ 10.15 Lösung: E)

Erörterung: Bestimmte Infektionen können diaplazentar oder perinatal übertragen werden. Es können konnatale bzw. perinatale Infektionen, sowie Embryo- und Fetopathien entstehen.

1. Die Lues oder Syphilis ist eine durch die Spirochäte Treponema pallidum hervorgerufene Infektionskrankheit. Die Lues connata wird nach dem 4. Schwangerschaftsmonat diaplazentar von der Schwangeren auf den Feten übertragen. Dies kann zum Fruchttod oder zu einem schwerkranken Säugling führen, in dessen Organismus sich massenhaft Treponemen befinden. Frühzeichen sind eine Osteomyelitis, blutiger Schnupfen, Pemphigoid und Hepatosplenomegalie. Zu den Spätzeichen zählen Sattelnase, tonnenförmige Schneidezähne und Skelettabnormitäten wie die sogenannte Säbelscheidentibia.

2. Das HI-Virus kann während der Schwangerschaft (diaplazentar) und unter der Geburt (perinatal) von der Mutter auf das Neugeborene übertragen werden.

3. Zytomegalie kann diaplazentar, peri- und postnatal übertragen werden. Es ist ein sehr verbreitetes Virus (Durchseuchung etwa 90 %). Meistens handelt es sich um einen inapparenten Verlauf, eventuell auftretende Symptome sind uncharakteristische Krankheitszeichen wie Fieber, Lymphadenitis und Splenomegalie.

4. Listeria monocytogenes kommt bei vielen Tieren vor. Listeria ist ein plazentagängiger Keim. Unterschieden wird zwischen Fetopathie (schlechtere Prognose) und postnataler Infektion. Es bestehen Bewegungsarmut und Trinkschwäche, verstärkter Ikterus, Atemnotsyndrom und Hepatosplenomegalie, ebenso ist eine Myokarditis möglich.

5. Toxoplasma gondii ist ein Protozoon, welches hauptsächlich durch Katzen übertragen wird. Bei der konnatalen Toxoplasmose zeigen sich Mikro- oder Hydrozephalus, Chorioretinitis, zerebrale Verkalkungen, eventuell Epilepsie, Hepatosplenomegalie und eine deutliche Entwicklungsverzögerung.

→ 10.16 Lösung: C)

Erörterung: Kenntnis der Inhalte des Bundesseuchengesetzes.

Erste Aussage: Personen, die an einer meldepflichtigen Erkrankung aus §3 Bundesseuchengesetz leiden, dürfen nur von Ärzten behandelt werden.
Zweite Aussage: Laut Bundesseuchengesetz ist zur Meldung verpflichtet:
– der behandelnde oder sonst hinzugezogene Arzt; bei Tollwut auch der Tierarzt
– in Krankenhäusern oder Entbindungsheimen, Säuglingsheimen oder anderen Gemeinschaftseinrichtungen der leitende Arzt oder Abteilungsarzt
– jede sonstige mit der Behandlung oder Pflege des Betroffenen berufsmäßig beauftragte Person, also auch der Heilpraktiker.

? 10.17 Die 7jährige Ulrike ist seit zwei Tagen an Scharlach erkrankt. Mit ihrer Freundin hat sie täglich engen Kontakt und spielt mit ihr. Bei der Freundin bestehen keinerlei Krankheitszeichen. Die Freundin ist ...

A) krank im Sinne des Bundesseuchengesetzes.
B) krankheitsverdächtig im Sinne des Bundesseuchengesetzes.
C) ansteckungsverdächtig im Sinne des Bundesseuchengesetzes.
D) ausscheidungsverdächtig im Sinne des Bundesseuchengesetzes.
E) Ausscheiderin im Sinne des Bundesseuchengesetzes.

? 10.18 Prüfen Sie folgende Aussagenkombination:

Der Botulismus wird nicht zu den Infektionskrankheiten gezählt, weil
Clostridium botulinum sich anaerob vermehrt.

Antwort	erste Aussage	zweite Aussage	Verknüpfung
A	richtig	richtig	richtig
B	richtig	richtig	falsch
C	richtig	falsch	
D	falsch	richtig	
E	falsch	falsch	

→ 10.17 Lösung: C)

 Erörterung: Kenntnisse der wichtigsten Regelungen des Bundesseuchengesetzes.

F **A)** Krankheitsverdächtig nach dem Bundesseuchengesetz ist diejenige Person, bei der sich Erscheinungen zeigen, die das Bestehen einer bestimmten Erkrankung vermuten lassen.

F **B)** Als erkrankt gilt eine Person, wenn sich die betreffende Erkrankung diagnostizieren läßt.

✓ **C)** Als ansteckungsverdächtig gilt eine Person, wenn sie vermutlich Erreger einer übertragbaren Krankheit aufgenommen hat, ohne krank bzw. krankheitsverdächtig oder Ausscheider zu sein.

F **D)** Ausscheidungsverdächtig ist jemand, von dem man annehmen muß, daß er Erreger ausscheidet, ohne krankheitsverdächtig oder krank zu sein.

F **E)** Als Ausscheider gilt, wer Erreger ausscheidet, ohne krankheitsverdächtig oder krank zu sein.

→ 10.18 Lösung: B)

 Erörterung: Unterscheidung zwischen Infektion und Intoxikation am Beispiel des Botulismus.

Erste Aussage: Der Botulismus ist eine Intoxikation mit dem Neurotoxin, welches von Clostridium botulinum unter anaeroben Bedingungen in verdorbenen Lebensmitteln produziert wird. Sehr seltene Ausnahmen bilden der sogenannte Säuglingsbotulismus (im Darm von Säuglingen bis zu 6 Monaten können aufgenommene Clostridiensporen auskeimen, sich vermehren und Toxin produzieren) und der Wundbotulismus (ebenfalls sehr selten). Bei der Intoxikation entstehen Lähmungen besonders der Hirnnerven (z. B. Doppelbilder, Schluck- und Sprechschwierigkeiten) bis hin zu Lähmungen der Atemmuskulatur.

Zweite Aussage: Clostridien sind anaerobe Sporenbildner; alle Clostridienarten sind mehr oder weniger empfindlich gegen Sauerstoff. Wenn man sie nachweisen will, muß man sie unter anaeroben Bedingungen kultivieren.

Die **Verknüpfung** beider Aussagen ist falsch. Eine Erkrankung an Botulismus ist keine Infektion, da hier nicht das Bakterium für den Organismus pathogen ist, sondern das produzierte Toxin.

? 10.19 Welche Aussage zur Salmonellenenteritis trifft zu?

A) Sie ist eine heutzutage seltene Erkrankung.

B) Sie kann zu wochenlangem Ausscheiden des Erregers führen.

C) Der Nachweis der Infektion wird am zuverlässigsten durch eine Blutuntersuchung geführt.

D) Die Übertragung der Erkrankung erfolgt immer direkt von Mensch zu Mensch.

E) Erhitzen der Speisen auf eine Kerntemperatur von mindestens plus 50 °C über fünf Minuten tötet die Erreger zuverlässig ab.

? 10.20 Bei einem jungen Mann kam es innerhalb einer Woche zu einem allmählichen Fieberanstieg auf 40 °C. Das Fieber hält nunmehr an. Zusätzlich besteht eine Verstopfung, der Puls ist verlangsamt und im Bauchbereich bestehen rosarote Flecken. Welche Verdachtsdiagnose stellen Sie?

A) Malaria

B) Brucellose

C) Virusgrippe

D) Typhus abdominalis

E) Windpocken

246 Infektionskrankheiten

→ **10.19 Lösung: B)**

Erörterung: Salmonellen verursachen je nach Gruppe Typhus, Paratyphus oder eine Salmonellenenteritis.

F **A)** Die Salmonellen-Gastroenteritis ist eine bei Verdacht, Erkrankung und Tod meldepflichtige Krankheit, sie ist die häufigste unter den meldepflichtigen Darminfektionen. In den letzten Jahren zeigte sich gerade hier ein deutlicher Anstieg.

✓ **B)** Dauerausscheider bei Salmonellenenteritis sind zwar selten (1:1000), kommen aber vor. In vielen dieser Fälle persistieren die Salmonellen in den Gallenwegen. Bei einer Salmonellose steht die antibiotische Behandlung im Verdacht, die Rate der Dauerausscheider zu erhöhen. Deshalb wird in der Regel nur symptomatisch behandelt. Bei sehr schweren Verläufen muß trotzdem zu einer Antibiotikatherapie gegriffen werden.

F **C)** Normalerweise wird der Erregernachweis bei Verdacht auf enteritische Salmonellen mit Stuhlproben durcheührt.

F **D)** Salmonellosen werden vor allem durch kontaminierte Nahrungsmittel (Eier, Geflügel, Speiseeis etc.) übertragen.

F **E)** Speisen müssen genügend lange über 100°C erhitzt werden, um Salmonellen abzutöten.

→ **10.20 Lösung: D)**

Erörterung: Differentialdiagnose von Infektionskrankheiten.

F **A)** Beim klassischen Malariaanfall treten typischerweise Fieberspitzen auf. Es besteht nicht üblicherweise eine Bradykardie. Hier ist auch anamnestisch nicht von einer Reise in ein Malariagebiet die Rede.

F **B)** Die Brucellose geht mit remittierenden Fieberschüben einher. Brucellen verursachen beim Menschen eine Lymphadenitis. Durch hämatogene Dissemination gelangen sie in verschiedene Organe (v.a. Herz, Leber, Gehirn und Knochen), wo sie epitheloidzellige Granulome verursachen.

F **C)** Influenzaviren sind für die Virusgrippe verantwortlich. Sie zeigt sich als Rhinitis, Pharyngitis, Laryngitis und Bronchitis. Als Komplikationen können bakterielle Superinfektionen vorkommen. Obstipationen und Bradykardie sind hier nicht typisch.

✓ **D)** Typhus hat bei unbehandelten Patienten einen typischen 4-wöchigen Verlauf. Die Übertragung erfolgt über kontaminierte Nahrungsmittel und Wasser. Anfänglich treten unspezifische Symptome wie Fieber und Bauchschmerzen auf. Typisch ist eine relative Bradykardie, der Patient neigt zu Obstipationen. In der 2. und 3. Woche treten eine Splenomegalie und die kennzeichnenden Roseolen auf der Bauchhaut, sowie Fieberkontinua bis zu 40°C auf. Es kommt zu erbsbreiartigen Durchfällen. In der 4. Woche sinkt das Fieber wieder.

F **E)** Windpocken (Varizellen) beginnen oft uncharakteristisch wie ein grippaler Infekt. Das Exanthem entwickelt sich über Makel zu Papeln bis hin zu Bläschen, die später eintrocknen. Diese Entwicklung geschieht überall unterschiedlich schnell, so daß die unterschiedlichen Stadien des Exanthems gleichzeitig auftreten (sogenannte „Heubnersche Sternenkarte").

? 10.21 Symptome der Pyelonephritis sind nicht:

A) Fieber, evtl. mit Schüttelfrost
B) Flankenschmerz
C) Schwellung im Gesicht
D) Leukozyten im Urin
E) Bakterien im Urin

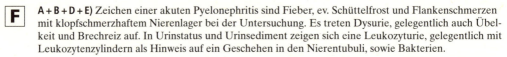

 Erörterung: Symptome der Pyelonephritis erkennen.

A + B + D + E) Zeichen einer akuten Pyelonephritis sind Fieber, ev. Schüttelfrost und Flankenschmerzen mit klopfschmerzhaftem Nierenlager bei der Untersuchung. Es treten Dysurie, gelegentlich auch Übelkeit und Brechreiz auf. In Urinstatus und Urinsediment zeigen sich eine Leukozyturie, gelegentlich mit Leukozytenzylindern als Hinweis auf ein Geschehen in den Nierentubuli, sowie Bakterien.

C) Eine Schwellung im Gesicht im Sinne von Lidödemen tritt beim nephrotischen Syndrom auf. Hier spielen Eiweißverluste die ausschlaggebende Rolle.

Berufs- und Gesetzeskunde

? 11.1 Welche der folgenden Krankheiten sind Geschlechtskrankheiten im Sinne des Geschlechtskrankheitengesetzes?

1. Hepatitis B
2. Trichomonadeninfektion
3. Venerische Lymphknotenentzündung
4. AIDS
5. Weicher Schanker

Welche Aussagen sind richtig?

A) 1. und 3.
B) 2., 4. und 5.
C) 3., 4. und 5.
D) 3. und 5.
E) Alle Aussagen sind richtig.

? 11.2 Welche Erkrankungsfälle sind nach § 3 Bundesseuchengesetz meldepflichtig?

1. AIDS
2. Durchfallerkrankungen, die durch EHEC (enterohämorrhagische Escherichia coli) ausgelöst werden
3. Creutzfeldt-Jakob-Krankheit
4. Staphylokokken-Meningitis
5. Keuchhusten

Welche Aussagen sind richtig?

A) 1. und 4.
B) 2., 3. und 4.
C) 1., 2., 3. und 4.
D) 3. und 4.
E) Alle Aussagen sind richtig.

→ 11.1 Lösung: D)

Erörterung: Die vier klassischen meldepflichtigen Geschlechtskrankheiten sind Gonorrhoe, Syphilis, Ulcus molle und Lymphogranuloma venereum.

- [F] 1. Die Hepatitis B auch Transfusionshepatitis genannt, wird i.d.R. über das Blut übertragen und gehört nach §3 Bundesseuchengesetz zu den meldepflichtigen Erkrankungen, die bei Erkrankung und Tod dem Gesundheitsamt zu melden sind.

- [F] 2. Trichomonaden werden v.a. beim Geschlechtsverkehr übertragen. Sie führen u.U. zu Infektionen im Genitalbereich, gehören aber zu den sexuell übertragenen Erkrankungen (STD) und nicht zu den „klassischen" Geschlechtskrankheiten.

- [✓] 3. Das Lymphogranuloma venereum wird auch venerische Lymphknotenentzündung (von Venus, griech. Liebesgöttin) und ist die sogenannte vierte der klassischen Geschlechtskrankheiten die von Clamydien verursacht wird.

- [F] 4. AIDS ist die manifeste Immunschwäche bei HIV–Infektion. Diese erworbene Immunschwäche wird durch Blut, Speichel, Sperma und andere Körperflüssigkeiten übertragen, gehört aber nicht zu den klassischen Geschlechtskrankheiten.

- [✓] 5. Die sogenannte dritte Geschlechtskrankheit ist der weiche Schanker. Er wird auch als Ulcus molle (mollis = weich) bezeichnet, dessen Erreger der Hämophilus dycreyi ist.

→ 11.2 Lösung: B)

Erörterung: Meldepflichtige Erkrankungen des Bundesseuchengesetzes kennen.

- [F] 1. AIDS gehört nicht zu den meldepflichtigen Erkrankungen des Bundesseuchengesetzes, auf der Grundlage des §7 Bundesseuchengesetzes besteht jedoch eine Berichtspflicht für Labors (seit dem 18.12.87). Die Behandler sind nicht zur Meldung verpflichtet.

- [✓] 2. EHEC ist die Abkürzung für enterohämorhagische Escherichia coli.
Diese infektiöse Enteritis ist bei Verdacht, Erkrankung und Tod meldepflichtig.

- [✓] 3. Durch die Verordnung der Ausdehnung der Meldepflicht (§7) auf die Creutzfeldt-Jakob-Krankheit (humane spongiforme Enzephalopathie) bei Erkrankung und Tod vom 1.7.94, wurde diese Erkrankung in das Bundesseuchengesetz aufgenommen.

- [✓] 4. Die Staphylokokkenmeningitis ist wie alle bakteriellen und viral bedingten Menigitiden laut §3 bei Erkrankung und Tod meldepflichtig.

- [F] 5. Keuchhusten, auch Pertussis genannt, wird durch Bortedella pertussis verursacht und ist laut §3 des Bundesseuchengesetzes nur bei Tod meldepflichtig

? 11.3 Welche Krankheiten darf der Heilpraktiker nicht behandeln?

A) alle Infektionskrankheiten
B) alle in § 3 genannten Erkrankungen
C) alle in den §§ 3, 8, 45 und 7 genannten Erkrankungen
D) nur Personen, die in der Lebensmittelbranche arbeiten und unter einer in C) genannten Krankheit leiden

? 11.4 Welche Medikamente darf der Heilpraktiker in der Praxis führen und verordnen?

1. rezeptpflichtige Medikamente
2. apothekenpflichtige
3. frei verkäufliche
4. Betäubungsmittel

Welche Aussagen sind richtig?

A) 1., 2. und 3.
B) 2. und 3.
C) 3. und 4.
D) Keine Aussage ist richtig.

→ 11.3 Lösung: C)

Erörterung: Behandlungsverbote im Rahmen der Gesetze.

F **A)** Eine Infektionskrankheit ist eine Erkrankung des Körpers, welche durch das Eindringen eines Erregers oder eines pathogenen Organismus in den Körper ausgelöst wird. Man unterscheidet nun zwischen den meldepflichtigen Infektionskrankheiten nach dem Bundesseuchengesetz und den nicht meldepflichtigen meist harmlosen Infektionen, z. B. eine Rhinitis.

F **B)** siehe unter **C)**

✓ **C)** Für alle im Bundesseuchengesetz vorkommenden Erkrankungen besteht für den Heilpraktiker Behandlungsverbot (§ 30). Dies enthebt ihn jedoch nicht von seiner Meldepflicht. Im Sinne der Volksgesundheit ist die Behandlung dieser Erkrankungen dem Arzt vorbehalten.

F **D)** Der Heilpraktiker darf nicht nur Beschäftigte der Lebensmittelbranche, die unter einer meldepflichtigen Erkrankung leiden, nicht behandeln.
Für diese Personengruppe gelten laut § 38 des Bundesseuchengesetz allerdings besondere Einschränkungen in der Berufsausübung.

→ 11.4 Lösung: B)

Erörterung: Der Handel mit apothekenpflichtigen Medikamenten ist dem Apotheker vorbehalten.

F **1.** Die Verordnung rezeptpflichtiger (verschreibungspflichtiger) Medikamente, gekennzeichnet durch ein „Rp" in der einschlägigen Literatur (z. B. Rote Liste), ist laut Arzneimittelgesetz (Gesetz über den Verkehr mit Arzneimitteln) den Ärzten, Zahnärzten und Tierärzten vorbehalten.
N.B.: Die Verschreibungspflicht ist aufgehoben, wenn alle enthaltenen verschreibungspflichtigen Inhaltsstoffe in dem Medikament mindestens die Potenzierung D4 aufweisen.

✓ **2. + 3.** Laut § 45 (AMG) sind apothekenpflichtige Arzneimittel Pharmaka, die nur in Apotheken verkauft werden dürfen, und frei verkäufliche Arzneimittel Pharmaka, die für den Verkauf außerhalb von Apotheken freigegeben sind. Sie dürfen beide vom Heilpraktiker verordnet werden.
Aus Gründen der Bevorratung darf der Heilpraktiker geringe Mengen der apothekenpflichtigen Arzneimittel in der Praxis führen, sie aber nur zum Selbstkostenpreis, im Rahmen der Behandlung dem Patienten in Rechnung stellen, sonst wäre es Handel.

F **4.** Die verkehrsfähigen und verschreibungspflichtigen Betäubungsmittel dürfen nach dem Betäubungsmittelgesetz (BtMG) nur von Ärzten, Zahnärzten und Tierärzten abgegeben werden.

Berufs- und Gesetzeskunde

? ## 11.5 Was darf ein Heilpraktiker?

A) Leichenschau abhalten
B) notfalls Geburtshilfe leisten
C) Arbeitsunfähigkeitsbescheinigungen bei Beamtinnen ausstellen
D) Opiate verordnen

? ## 11.6 Gesetzliche Krankenkassen müssen grundsätzlich nicht erstatten:

1. Leistungen vom Heilpraktiker
2. Heilmittel vom Heilpraktiker
3. Hilfsmittel
4. gesundheitsfördernde Mittel

Welche Aussagen sind richtig?

A) 1., 2. und 3.
B) 1., 2. und 4.
C) 1. und 2.
D) 3. und 4.
E) 2., 3. und 4.

→ 11.5 Lösung: B)

Erörterung: Beschränkungen der Heilpraktikertätigkeit.

F **A)** Die Leichenschau ist durch die Bestattungsgesetze der Länder geregelt.
Danach ist die Durchführung der Leichenschau sowie das Ausstellen eines Totenscheins nur Ärzten gestattet.

✓ **B)** Das sogenannte Hebammengesetz §4 gestattet nur Ärzten und Personen mit der Berufsbezeichnung Hebamme oder Entbindungspfleger die Geburtshilfe.
Dieses Gesetz schließt jedoch die Hilfe im Sinne der Ersten Hilfe für andere Personen nicht aus.

F **C)** Die Beihilfevorschriften für Beamte schließen eine Erstattung der Behandlung durch den Heilpraktiker nicht aus, jedoch muß eine Arbeitsunfähigkeitsbescheinigung wegen Krankheit oder Behinderung durch den Arzt befristet bescheinigt werden.

F **D)** Die verkehrsfähigen und verschreibungspflichtigen Betäubungsmittel dürfen nach dem Betäubungsmittelgesetz (BtMG) nur von Ärzten, Zahnärzten und Tierärzten abgegeben werden. Opiate bis mindestens D4 fallen unter diese Regelung.

→ 11.6 Lösung: C)

Erörterung: Die Reichsversicherung und das V. Sozialgesetzbuch begrenzen den Heilpraktiker bzw. den Patienten.

✓ **1. + 2.** In der Reichsversicherungsordnung bzw. im Sozialgesetzbuch (SGB V) ist die Erstattung der Behandlungskosten durch den Heilpraktiker nicht aufgeführt. Allerdings sind Ausnahmen der verschiedenen Kassen nicht ausgeschlossen. Gesetzlich sind die Kassen jedoch nicht verpflichtet. §27 regelt die Krankenbehandlung durch den Arzt.

F **3. + 4.** §§31–33 der Reichsversicherungsordnung schreibt eine weitestgehende Erstattung von Heil- und Hilfsmitteln vor, nur müssen diese ärztlich verordnet sein.
Ausnahmen sogenannte Bagatellmedikamente wie z. B. gegen Erkältungen oder Durchfall und Vitaminpräparate in §34.

? 11.7 Was ist, nach der Verordnung des Bundesgesundheitsamtes, für Geräte, mit denen eine Hautverletzung verursacht wird, Vorschrift?

A) Desinfektion
B) Sterilisation
C) Abkochen
D) gründliche Reinigung und Desinfektion

? 11.8 Wann wird die Erlaubnis zur Ausübung der Heilkunde ohne Bestallung nicht erteilt?

A) Wenn der Antragsteller (AS) das 30. Lebensjahr noch nicht erreicht hat.
B) Wenn der AS keine Mittlere Reife hat.
C) Der AS ist nicht deutscher Staatsbürger.
D) Wenn eine schwere strafrechtliche Verfolgung gegen den Antragsteller anhängig ist.

→ 11.7 Lösung: B)

Erörterung: Die betreffenden Geräte sind Kanülen, Skalpelle und Akupunkturnadeln, sie müssen steril sein.

F **A)** Es sollen möglichst nur sterile Einmalgeräte benutzt werden, zur Desinfektion von Geräten dürfen nur durch das Bundesgesundheitsamt zugelassenen Mittel verwendet werden.

✓ **B)** Die Sterilisation von Geräten muß mit Dampf oder Heißluft nach Deutscher Industrie Norm (DIN) Bedingungen durchgeführt werden.

F **C)** Geräte, die Hautverletzungen bewirken, müssen steril sein; beim Abkochen sind jedoch lediglich die Voraussetzungen für eine Desinfektion gegeben, Abkochen genügt daher nicht.

F **D)** Wie in der Erörterung angemerkt, ist Sterilität gefordert.

→ 11.8 Lösung: D)

Erörterung: Die Zulassungsvoraussetzungen zur Erlaubnis der Ausübung der Heilkunde ohne Bestallung werden in der 1. Durchführungsverordnung (DVO) zum Heilpraktikergesetz §2 festgelegt.

F **A + B)** Diese Durchführungsverordung besagt, daß der Antragsteller das 25. Lebensjahr vollendet haben muß, mindestens Volksschulabschluß haben muß, keine schweren Strafverfahren begangen hat, körperlich und geistig geeignet sein muß, die Tätigkeit auszuüben, und die Überprüfung durch das Gesundheitsamt bestanden hat.

F **C)** Mit einer Entscheidung vom 10.5.88 hat das Bundesverfassungsgericht verfügt, daß der §2b der DVO zum Heilpraktikergesetz verfassungswidrig ist. Durch diese Entscheidung werden die Bürger aus den EU-Mitgliedsländern den deutschen Staatsbürgern gleichgestellt. Somit können auch Ausländer die Erlaubnis zur Ausübung der Heilkunde erhalten.

✓ **D)** Im §2, unter 1f wird die sittliche Zuverlässigkeit geregelt, unter der es u.U. dem Antragsteller verwehrt werden kann, eine Erlaubnis zu bekommen.

Berufs- und Gesetzeskunde 257

? 11.9 Welche Funktion hat der Heilpraktiker-Verband?

A) rechtsverbindlich
B) Vereinscharakter
C) wie die Ärztekammer
D) keine Funktion

? 11.10 Schlafmohn unterliegt dem Betäubungsmittelgesetz. Ab welcher Potenz darf der Heilpraktiker ihn verordnen?

A) D4
B) D6
C) C1
D) D12

→ **11.9 Lösung: B)**

Erörterung: Die Funktion der Heilpraktikerverbände nehmen Gruppeninteressen wahr, haben allerdings keinerlei bindende berufsständische Funktion, wie z. B. eine Kammer.
Sie sind eine Interessenvereinigung (e. V.) im Sinne des BGB.

→ **11.10 Lösung: A)**

Erörterung: Laut §6 AMG, der Verschreibungspflicht bei homöopathischen Medikamenten, kann ein Medikament vom Heilpraktiker verordnet werden, wenn der verschreibungspflichtige Inhalt mindestens die Potenzierung D4 aufweist. D. h. in höherer Dosis darf der verschreibungspflichtige Stoff in diesem Medikament nicht enthalten sein.

? 11.11 Was gehört zu den Pflichten des Heilpraktikers?

1. Sorgfaltspflicht
2. Fortbildungspflicht
3. Wirtschaftlichkeit
4. Residenzpflicht (Praxis in der Nähe des Wohnortes)
5. Überprüfung der Fähigkeiten durch den Heilpraktikerverband

Welche Aussage(n) ist/sind richtig ?

A) nur 1.
B) 1., 3. und 5.
C) 3., 4. und 5.
D) 1., 2. und 5.
E) 4. und 5.

? 11.12 Auf welchen Gebieten ist die Berufsausübung für den Heilpraktiker nicht eingeschränkt?

A) Leichenschau
B) Geburtshilfe
C) Impfungen
D) Ausübung der Zahnheilkunde
E) Injektionen geben

→ 11.11 Lösung: A)

Erörterung: Zu den Pflichten des Heilpraktikers gehört die Sorgfaltspflicht, die Aufklärungspflicht und die Schweigepflicht. Die Behandlungspflicht besteht nur in Ausnahmefällen nach §323c StGB im Sinne der evtl. unterlassenen Hilfeleistung.

A) Die Sorgfaltspflicht erklärt sich aus der Berufsordnung für Heilpraktiker, die von den Verbänden erstellt wurde. Grundsätzlich hat der Heilpraktiker bei der Diagnosestellung und der durchgeführten Therapie die notwendige Sorgfaltspflicht walten zu lassen. Wird ihm das Gegenteil bewiesen macht er sich strafbar und wird u. U. schadensersatzpflichtig gemacht.

B) Der Heilpraktiker hat die Pflicht zur Fort- und Weiterbildung im Rahmen seiner Sorgfaltspflicht. Dies hat jedoch keine gesetzliche Grundlage sondern ist eher an den Statuten seiner Berufsordnung festgemacht.

C) Eine Pflicht der Wirtschaftlichkeit kann man nur so verstehen, als daß er seinen Patienten unnötige Kosten erspart, dies ist jedoch in den Statuten nicht festgeschrieben und wird stillschweigend vorausgesetzt.

D) Es besteht keine Residenzpflicht bei den sogenannten freien Heilberufen. Der Heilpraktiker kann z. B. eine Zweitpraxis in einer anderen Stadt eröffnen.

E) Die Überprüfung der ausreichenden Fähigkeiten des Heilpraktikers für eine optimale Behandlung seiner Patienten, kann, bei begründetem Verdacht auf Mängel, vom Verband, dem der Heilpraktiker angehört, gefordert werden.

→ 11.12 Lösung: E)

Erörterung: Umsetzen der einschlägigen Gesetze auf die Heilpraktikertätigkeit

A) Die Leichenschau ist durch die Bestattungsgesetze der Länder geregelt.
Danach ist die Durchführung der Leichenschau sowie das Ausstellen eines Totenscheins nur Ärzten gestattet.

B) Das sogenannte Hebammengesetz §4 gestattet nur Ärzten und Personen mit der Berufsbezeichnung Hebamme oder Entbindungspfleger die berufliche Geburtshilfe.

C) Die §§14 bis 16 Bundesseuchengesetz regeln die Grundlagen des Impfrechts. Nach dem das Gesetz über die Pockenschutzimpfung 1983 außer Kraft gesetzt wurde (es erlaubte ausdrücklich nur Ärzten das Impfen), gibt es kein eindeutiges Impfverbot mehr für Heilpraktiker. Allerdings unterliegen die Impfseren der Verschreibungspflicht, so daß dies einem Verbot fast gleich kommt.

D) Das Gesetz über die Ausübung der Zahnheilkunde regelt, daß nur Zahnärzten diese Tätigkeit erlaubt ist.

E) Injektionen sowie andere invasive Maßnahmen sind dem Heilpraktiker in Deutschland im Rahmen seiner Kurierfreiheit erlaubt.

? 11.13 Zur Berufsordnung für Heilpraktiker gehört für die Mitglieder der Kooperation Deutscher Heilpraktikerverbände e.V., daß der Heilpraktiker ...

1. den kostengünstigsten Weg zur Behandlung seiner Patienten wählt.
2. zur ständigen Fortbildung verpflichtet ist.
3. keine Arzneimittel herstellen und verkaufen darf.
4. keine Heilversprechen macht.

Welche Aussagen sind richtig?

A) Alle Aussagen sind richtig.
B) 2. und 4.
C) 3. und 4.
D) 1. und 2.

? 11.14 Am 15.2.88 ist ein neues Gesetz über die Verordnung von Betäubungsmitteln herausgegeben worden, welches besagt, daß der Papaver (Schlafmohn) nicht mehr unter dieses Gesetz fällt. Ab welcher Potenz darf es der Heilpraktiker verordnen?

A) D4
B) D5
C) D6
D) D12
E) C1

→ 11.13 Lösung: D)

Erörterung: Die Berufsordnung schreibt neben den genannten Punkten noch die Schweigepflicht, Aufklärungspflicht und die Sorgfaltspflicht vor.
Diese Verordnung ist jedoch einer vereinsmäßigen Satzung ähnlich, dem sich die Mitglieder freiwillig unterwerfen, dies hat keinen Gesetzescharakter wie der Begriff Berufsordnung vielleicht irreführend vermitteln kann.

 3. Das Arzneimittelgesetz §13 gestattet das Herstellen und in Verkehr bringen von Arzneimitteln nur Erlaubnisinhabern (z. B. Apothekern). Dies hat mit der Berufsordnung nichts zu tun.

 4. Das Gesetz über die Werbung auf dem Gebiet des Heilwesens (HWG) §3 Absatz 2 verbietet diese sogenannte irreführende Werbung.

→ 11.14 Lösung: A)

Erörterung: Von der Geltung des Betäubungsmittelgesetzes (BtMG) in §6 wurden die homöopathischen Zubereitungen von Opium ab der Potenzierung D6 und Schlafmohn D4 ausgenommen. Ab dieser Potenz dürfen sie vom Heilpraktiker verordnet werden.

Berufs- und Gesetzeskunde   263

? 11.15 Welches Gesetz regelt die Ausübung der Heilkunde ohne Bestallung?

A) Bundesseuchengesetz
B) Heilpraktikergesetz
C) DVO
D) Bestattungsgesetz
E) Grundgesetz

? 11.16 Prüfen Sie folgende Aussagenkombination:

Die namentliche Meldung eines AIDS-Kranken an das Gesundheitsamt ist
nach dem Geschlechtskrankheitengesetz nicht erforderlich,
weil
nach dem Geschlechtskrankheitengesetz Geschlechtskranke bei Behandlungs-
willigkeit nur anonym gemeldet werden müssen.

Antwort	erste Aussage	zweite Aussage	Verknüpfung
A	richtig	richtig	richtig
B	richtig	richtig	falsch
C	richtig	falsch	
D	falsch	richtig	
E	falsch	falsch	

→ 11.15 Lösung: B)

Erörterung: Die Inhalte der Gesetze dem Sinn nach kennen.

F **A)** Das Bundesseuchengesetz regelt die Begriffsbestimmungen, was z. B. übertragbare Krankheiten sind, sowie die Meldepflicht der verschiedenen Infektionskrankheiten.

✓ **B)** Das Gesetz über die berufsmäßige Ausübung der Heilkunde ohne Bestallung (Heilpraktikergesetz) vom 19.2.39 sowie die Durchführungsverordnung (DVO) zu diesem Gesetz regelt die Tätigkeit und die Grenzen des Heilpraktikers. Die DVO ist jedoch kein Gesetz. Da keine Lösungskombination angeboten wird, kommt nur **B)** in Betracht.

F **C)** Siehe Kommentar unter **B)**

F **D)** Das Gesetz über die Vereinheitlichung des Gesundheitswesens regelt im §72, daß nur Ärzte die Leichenschau durchführen dürfen.

F **E)** Das Grundgesetz berührt die fachliche Tätigkeit des Heilpraktikers nicht.

→ 11.16 Lösung: B)

Erörterung: Meldepflicht des Heilpraktikers bei Geschlechtskrankheiten.

1. Aussage: AIDS gehört nicht zu den klassischen Geschlechtskrankheiten, es besteht keine Meldepflicht für den Behandler, aber eine anonyme Meldepflicht für die untersuchenden Labors.

2. Aussage: Der §11 des Gesetzes zur Bekämpfung der Geschlechtskrankheiten bestimmt, daß jeder Fall einer ansteckungsfähigen Geschlechtserkrankung von dem behandelnden oder hinzugezogenen Arzt unverzüglich ohne Nennung des Namens und der Anschrift des Erkrankten an die Gesundheitsbehörden zu melden ist, in deren Bezirk der Arzt seine Niederlassung hat.

Berufs- und Gesetzeskunde   265

? 11.17 Was darf der Heilpraktiker?

A) eine Röntgenanlage in seiner Praxis betreiben
B) Blutuntersuchungen im Rahmen einer Strafverfolgung durchführen
C) mikroskopische Zelluntersuchungen machen
D) eine Leiche untersuchen

? 11.18 Darf der Heilpraktiker Herzglykoside verordnen?

A) Ja, ab der Potenz D4.
B) Ja, ab der D6.
C) Nein, gar nicht.

→ **11.17 Lösung: C)**

Erörterung: Gesetze kennen, die die Heilpraktikertätigkeit einschränken.

F **A)** Die Anwendung von Röntgenstrahlen regelt die Röntgenverordung.
Daraus ergibt sich, daß nur Ärzte, Zahnärzte, Tierärzte und Personen, die einen Strahlenschutzsachkundenachweis haben (Röntgentechnische Assistentin), Röntgenstrahlen bei Menschen anwenden dürfen.

F **B)** Die Strafprozeßordnung (StPO) regelt in §81a und c, daß nur ein Arzt diese angeordnete Untersuchung durchführen und Blutproben entnehmen darf.

✓ **C)** Zelluntersuchungen mittels Mikroskop sind dem Heilpraktiker erlaubt.

F **D)** Die Leichenschau ist durch die Bestattungsgesetze der Länder geregelt.
Danach ist die Durchführung der Leichenschau sowie das Ausstellen eines Totenscheins nur Ärzten gestattet.

→ **11.18 Lösung: A)**

Erörterung: Das Arzneimittelgesetz §6 besagt, daß die Verschreibungspflicht eines homöopathischen Medikaments aufgehoben ist, wenn alle enthaltenen verschreibungspflichtigen Inhaltsstoffe mindestens die Potenzierung D4 aufweisen.

? **11.19 Welche der folgenden Begriffe sind im Bundesseuchengesetz definiert?**

1. Ausscheider
2. krankheitsverdächtig
3. krank
4. infiziert
5. ansteckungsverdächtig

Welche Aussagen sind richtig?

A) 1., 2., 4. und 5.
B) 1., 2., 3. und 5.
C) 3., 4. und 5.
D) Alle Aussagen sind richtig.

? **11.20 Wohin muß eine meldepflichtige Erkrankung unverzüglich gemeldet werden?**

A) an das für den Aufenthaltsort des Betroffenen zuständige Gesundheitsamt
B) an das für den Wohnort des Betroffenen zuständige Gesundheitsamt
C) an das für den Niederlassungsort des Arztes zuständige Gesundheitsamt

→ 11.19 Lösung: B)

Erörterung: Die genaue Wortdefinition von Begriffen aus dem Bundesseuchengesetz kennen.

Das Bundesseuchengesetz regelt in §2 die Definitionen. Demnach ist eine Person krank, wenn sie an einer übertragbaren Krankheit erkrankt ist; krankheitsverdächtig ist eine Person, bei der Erscheinungen bestehen, die das Vorliegen einer bestimmten übertragbaren Krankheit vermuten lassen. Ansteckungsverdächtig ist eine Person, von der anzunehmen ist, daß sie Erreger einer übertragbaren Krankheit aufgenommen hat, ohne krank oder krankheitsverdächtig zu sein.
Ausscheider ist eine Person, die Krankheitserreger ausscheidet, ohne selbst krank oder krankheitsverdächtig zu sein, und ausscheidungsverdächtig eine Person, von der anzunehmen ist, daß sie Krankheitserreger ausscheidet, ohne krank oder krankheitsverdächtig zu sein.

→ 11.20 Lösung: A)

Erörterung: Die Meldung einer nach §3 meldepflichtigen Erkrankung/ Verdacht etc. ist an das für den Aufenthaltsort des Erkrankten zuständige Gesundheitsamt zu erstatten, spätestens bis zu 24 Stunden nach erlangter Kenntnis. Liegt die Wohnung des Betroffenen nicht innerhalb des Zuständigkeitsbereiches des informierten Gesundheitsamtes, so muß dieses Gesundheitsamt Meldung an das für die Hauptwohnung des Erkrankten zuständige Gesundheitsamt erstatten.

Berufs- und Gesetzeskunde · 269

? 11.21 Was darf der Heilpraktiker?

1. BTM ab D4 verordnen
2. Injektionen durchführen
3. Kariesprophylaxe durchführen
4. Zahnwurzel behandeln
5. Brust bei Frauen untersuchen

Welche Aussage(n) ist/sind richtig?

A) 3. und 4.
B) 2., 3. und 5.
C) nur 2.
D) Keine Aussage ist richtig.
E) Alle Aussagen sind richtig.

? 11.22 Welche der folgenden Erkrankungen dürfen Sie als Heilpraktiker behandeln?

1. Bluthochdruck
2. Krätze
3. Lymphogranuloma inguinalis (venerische Lymphknotenentzündung)
4. Syphilis
5. Eisenmangelanämie

Welche Aussagen sind richtig?

A) 1., 3. und 5.
B) 2. und 3.
C) 1. und 5.
D) 1., 2., und 4.
E) Alle Aussagen sind richtig.

→ 11.21 Lösung: B)

Erörterung: Behandlungsgrenzen des Heilpraktikers.

F 1. Betäubungsmittel (BTM) werden in nicht verkehrsfähige, verkehrsfähige und in verkehrsfähige, verschreibungspflichtige Betäubungsmittel unterteilt.
Diese verschreibungspflichtigen Betäubungsmittel dürfen nur von Ärzten, Zahnärzten und Tierärzten verschrieben werden. Ab D4 darf der Heilpraktiker Schlafmohn verordnen. Aber nicht generell Betäubungsmittel ab D4, sondern verschreibungspflichtige Inhaltsstoffe eines Medikaments ab der Potenzierung D4.

✓ 2. Injektionen dürfen vom Heilpraktiker durchgeführt werden.

✓ 3. Die Kariesprophylaxe, sofern sie nicht mit Untersuchung der Zähne einhergeht, darf vom Heilpraktiker durchgeführt werden, wenn sie sich auf Verhaltenshinweise zur Zahnpflege und Kariesprophylaxe begrenzt.

F 4. Alle Tätigkeiten an den Zähnen und Zahnwurzeln gehören laut Gesetz in die Hand eines Zahnarztes.

✓ 5. Die Brust gehört bei Frauen zu den sekundären Geschlechtsmerkmalen und darf z. B. bei der körperlichen Untersuchung palpiert werden.
Von der Untersuchung und Behandlung sind die inneren und äußeren Geschlechtsorgane für die Heilpraktiker ausgeschlossen.

→ 11.22 Lösung: C)

Erörterung: Erkrankungen mit Behandlungsverbot für Heilpraktiker.

✓ 1. Der Bluthochdruck darf vom Heilpraktiker im Rahmen seiner Kurierfreiheit behandelt werden.

F 2. Zusätzlich zu den in §3 Bundesseuchengesetz aufgeführten Krankheiten besteht noch ein Behandlungsverbot für Heilpraktiker bei Borkenflechte, Krätze, Mumps, Röteln und Windpocken.

F 3. + 4. Lymphogranulomatose und Syphilis gehören zu den vier Geschlechtskrankheiten, deren Behandlung nur Ärzten vorbehalten ist. Somit besteht ein Behandlungsverbot für Heilpraktiker.

✓ 5. Die Anämie ist eine Blutarmut, die vom Heilpraktiker behandelt werden darf.

? 12.1 Welche Aussagen aus der allgemeinen Muskellehre trifft/treffen zu?

1. Nicht alle quergestreiften Muskeln werden von Spinalnervenästen versorgt.
2. Ein quergestreifter Muskel wird immer willkürlich bewegt.
3. Die Zugrichtung eines Muskels, dessen Sehne über ein Hypomochlion (Dreh- bzw. Unterstützungspunkt eines Hebels) läuft, wird nur durch die wirksame Endstrecke der Sehne bestimmt.

Welche Aussage(n) ist/sind richtig?

A) nur 1.
B) 1. und 2.
C) 2. und 3.
D) 1. und 3.
E) Alle Aussagen sind richtig.

? 12.2 Welche der folgenden Aussagen über den allgemeinen Aufbau des Gelenkes treffen zu?

1. Die Synovia (Gelenkschmiere) dient u. a. dem Stofftransport zum Gelenk-knorpel.
2. Die bewegliche, gelenkige Verbindung zweier Skelettstücke, deren artiku-lierende (berührende) Flächen mit Knorpel überzogen sind, nennt man Synchondrose (Knorpelfuge).
3. Eine Articulatio trochoidea (Radgelenk) ermöglicht Bewegungen um drei Hauptachsen, sie hat drei Freiheitsgrade.
4. Ein Scharniergelenk besitzt nur eine Achse und einen Freiheitsgrad.

Welche Aussagen sind richtig?

A) 1. und 4.
B) 1., 2. und 4.
C) 2. und 3.
D) 2. und 4.
E) Alle Aussagen sind richtig.

→ 12.1 Lösung: D)

Erörterung: Man unterscheidet zwischen quergestreifter, sogenannter Willkürmuskulatur, glatter Muskulatur und Herzmuskulatur. Die Skelettmuskelzelle ist ein sogenanntes Synzytium (entspricht der Verschmelzung mehrerer hundert Muskelzellen), sie besitzt eine Vielzahl von randständigen Kernen.

1. In der Regel wird die quergestreifte Muskulatur von Spinalnervenästen versorgt (siehe auch die sogenannten „Kennmuskeln" für die verschiedenen Segmente. Eine Ausnahme bilden die mimische Muskulatur, die Zungenmuskulatur und Teile der Schluckmuskulatur. Sie werden nicht von Spinalnerven, sondern Hirnnerven (Ursprung aus dem Hirnstamm) versorgt.

2. Quergestreifte Muskulatur kann willkürlich bewegt werden, der umgekehrte Schluß ist nicht möglich, beispielsweise finden Reflexbewegungen ganz und gar nicht willkürlich statt und doch werden sie von quergestreifter Skelettmuskulatur ausgeführt.

3. Ein Hypomochlion ist eine Umlenkstelle für eine Sehne, zum Beispiel der Schienbeinknöchel für den langen Zehenbeuger oder die Trochlea für den Musculus obliquus superior am Augapfel. Die Zugrichtung wird dabei durch die „letzte Strecke" zwischen Sehnenansatz und Hypomochlion bestimmt.

→ 12.2 Lösung: A)

Erörterung: Kenntnis des Gelenkaufbaus und Kenntnis der Freiheitsgrade (1 bis 3).

1. Die Gelenkschmiere (Synovia) ist in ihrer Zusammensetzung dem Blutserum relativ ähnlich. Die Ernährung des Knorpels erfolgt durch Diffusion aus der Synovia von den artikulierenden Oberflächen aus, der Knorpel selbst besitzt keine ernährenden Gefäße. Weiterhin mindert die Synovia die Reibung zwischen den Gelenkflächen.

2. Sind zwei gegeneinander bewegliche Knochen durch Knorpel verbunden, d. h. es existiert kein gewebefreier Spalt, so wird dies Synchondrose („Knorpelhaft = Knorpelfuge") genannt. Sich berührende, aber nicht verwachsene Knorpelflächen, die von einer Synovialkapsel umgeben sind, nennt man Articulationes synoviales.

3. Eine Articulatio trochoidea findet man beispielsweise am Radioulnargelenk. Es ist ein einachsiges Gelenk und besitzt einen Freiheitsgrad. Ein Kugelgelenk wie Schulter- oder Hüftgelenk hingegen besitzt drei Freiheitsgrade.

4. Das Scharniergelenk wie das Ellen-Oberarmgelenk hat einen Freiheitsgrad.

Muskel- und Skelettsystem

? 12.3 Welche der folgenden Aussagen über die allgemeine Anatomie treffen zu?

1. Die Verkürzungsgröße eines parallelfaserigen Muskels wird von seinem anatomischen Querschnitt bestimmt.
2. Die Synovia (Gelenkschmiere) wird von Drüsenzellen abgesondert, die in ihrem Feinbau den Becherzellen gleichen.
3. Die Gelenkkapsel der Gelenkflächen wird beim Lebenden v. a. durch Muskelkräfte gesichert.
4. Im Gegensatz zu anderen Bindegewebstypen kann beschädigter Knorpel nicht regeneriert werden.

Welche Aussage(n) ist/sind richtig?

A) 1. und 4.
B) 3. und 4.
C) 2. und 4.
D) 1., 2. und 4.
E) nur 4.

? 12.4 Eine Frau mittleren Alters kommt in Ihre Praxis, sie klagt über Schmerzen in Daumen- und Fingergrundgelenken, die morgens am stärksten sind, sowie über Bewegungsbeschwerden. Wie lautet Ihre Verdachtsdiagnose?

A) Arthrose
B) Halswirbelsäulen-(HWS)-Syndrom
C) Chronische Gicht
D) Chronisch-entzündliche Gelenkerkrankung

→ 12.3 Lösung: E)

Erörterung: Anatomie und Funktion des Bewegungsapparates.

 1. Die Verkürzungsgröße eines Muskels hängt von der Anzahl seiner kontraktilen Elemente ab.

 2. Wahrscheinlich entsteht die Synovia als Transsudat aus der Synovialmembran, die die innere Schicht der Gelenkkapsel bildet und enthält dazu noch ca. 2% Hyaluronsäure, welche die Viskosität der Flüssigkeit erhöht. Die Membrana synovialis enthält viele Blut- und Lymphgefäße und außerdem Nerven.

 3. Allgemein gilt: je mehr Freiheitsgrade ein Gelenk besitzt, desto anfälliger ist es für Instabilitäten. Dagegen ist ein Gelenk durch führende Bänder und/oder durch Muskelzug besser geschützt.

 4. Aufgrund fehlender Blutversorgung kann beschädigter Gelenkknorpel nicht ersetzt werden. Bei vermehrtem Verschleiß entsteht eine Arthrose.

→ 12.4 Lösung: D)

Erörterung: Unterscheidungsmöglichkeiten verschiedener Formen von Gelenkerkrankungen.

 A) Eine Arthrose entwickelt sich aus einer Erosion der Knorpeloberfläche. Sie entsteht durch relative Überbeanspruchung (korreliert auch mit dem Alter; die in der Frage erwähnte Patientin ist jünger) bzw. im Gefolge von Gelenkfehlstellungen. Durch Bewegung und Druck werden kleine Partikel aus dem Gelenk mobilisiert, was zu einer chronischen Synovitis führt, die bei Bewegung starke Schmerzen veursacht. Typisch für die Arthrose ist der sogenannte Anlaufschmerz, der sich nach wiederholter Bewegung bessert.

 B) Das HWS-Syndrom oder Schulter-Arm-Syndrom (Zervikobrachialsyndrom) besteht aus sensiblen, motorischen und trophischen Störungen, es wird verursacht durch Bandscheibenvorfälle der Halswirbeläule, Armplexuslähmungen, Syringomyelie, Sudeck-Syndrom etc.

 C) Generell ist eine Gicht bei den obengenannten Beschwerden rein klinisch nicht auszuschließen. Meist manifestiert sie sich jedoch zuerst im Großzehengrundgelenk. Die chronische Gicht ist geprägt durch Knochenusuren und Gelenkmutilationen, sowie Gichttophi an Ohrmuschel, Schleimbeuteln und gelenknah in der Haut.

 D) Die rheumatoide Arthritis oder chronische Polyarthritis (cP) ist eine chronisch-entzündliche Systemerkrankung, es kommt zu Synovialitis und Arthritis, der Verlauf ist meist schubweise und kann zu schweren Gelenkdestruktionen führen. Die cP beginnt meistens an den kleinen Gelenken. Es zeigt sich Bewegungsschmerz und Schwellung, auch der Händedruck ist schmerzhaft. Typisch für die cP ist die morgendliche Steifheit der Gelenke, die sich nach einer gewissen Zeit bessert. In 20% sind Rheumaknoten auffindbar. Typischerweise beginnt sie zwischen dem 20. und 40. Lebensjahr. Frauen sind häufiger als Männer betroffen.

? 12.5 Der Musculus quadriceps femoris (vierköpfiger Oberschenkelmuskel) . . .

A) beugt den Unterschenkel im Kniegelenk.
B) streckt den Oberschenkel im Hüftgelenk.
C) beugt den Oberschenkel im Hüftgelenk und rollt den Oberschenkel nach außen.
D) beugt den Oberschenkel im Hüftgelenk und streckt den Unterschenkel im Kniegelenk.
E) beugt den Oberschenkel im Hüftgelenk und beugt den Unterschenkel im Kniegelenk.

? 12.6 Beim rheumatischen Fieber . . .

1. treten in der Regel an den Gelenken keine bleibenden Schäden auf.
2. finden sich am häufigsten Schmerzen an den kleinen peripheren Gelenken.
3. sind meist zirkulierende Immunkomplexe nachweisbar.
4. werden die Gelenkveränderungen unmittelbar durch β-hämolysierende Streptokokken hervorgerufen.

Welche Aussagen sind richtig?

A) 1. und 3.
B) 2. und 3.
C) 2. und 4.
D) 1., 3. und 4.
E) Alle Aussagen sind richtig.

→ 12.5 Lösung: D)

Erörterung: Der Musculus quadriceps femoris setzt sich aus vier Muskeln zusammen: M. rectus femoris, M. vastus lateralis, M. vastus intermedius, M. vastus medialis. Dabei entspringt der M. rectus femoris mit seinem Caput rectum an der Spina iliaca anterior inferior, die anderen drei entspringen von der Femurfläche. In ihrem Ansatz vereinigen sich die vier Muskeln in einer Sehne, die an der Kniescheibe ansetzt, unterhalb der Patella setzt diese sich in das sogenannte Ligamentum patellae fort und inseriert an der Tuberositas tibiae. Somit streckt der M. quadriceps femoris im Kniegelenk. Da der M. rectus femoris an der Spina iliaca anterior inferior ansetzt, ist dieser Anteil zusätzlich ein Beuger im Hüftgelenk.

F **A)** Der M. biceps femoris beugt im Kniegelenk.

F **B)** Strecker im Hüftgelenk sind die Glutealmuskeln, der M. adductor magnus und der M. piriformis.

F **C)** Der M. iliopsoas wirkt am Hüftgelenk sowohl beugend als auch außenrotierend. Die am stärksten außenrotierenden Muskeln sind allerdings M. glutaeus maximus und M. quadratus femoris.

F **E)** Der M. gracilis beugt in Hüft- und Kniegelenk.

→ 12.6 Lösung: A)

Erörterung: Das rheumatische Fieber ist eine sogenannte Poststreptokokkenerkrankung, sie manifestiert sich an Herz (Karditis, vor allem betroffen sind die Herzklappen, so daß nicht selten Herzvitien bleiben), Gelenken (akute Polyarthritis), Kutis, Subkutis und ZNS (Chorea minor). Nach einer primär infektiösen Erkrankung mit β-hämolysierenden Streptokokken der Gruppe A entwickelt sich sekundär eine kreuzallergische Systemerkrankung.

✓ **1.** Die Polyarthritis zeigt sich als „wandernde Arthritis" und befällt bevorzugt die großen Gelenke mit nichtsymmetrischem Befallsmuster. In der Regel treten hier keine bleibenden Schäden auf.

F **2.** Bevorzugt kleine Gelenke sind besonders bei der chronischen Polyarthritis betroffen, diese besitzt eine ganz andere Ätiologie.

✓ **3.** Laborchemisch zeigen sich beim akuten rheumatischen Fieber erhöhte BSG, CRP und hohe Titer von Streptokokkenantikörpern. Ebenfalls finden sich zirkulierende Immunkomplexe.

F **4.** Die Gelenkveränderungen werden eben nicht direkt durch Streptokokken verursacht, sondern durch die Kreuzallergie zwischen Zellwandpolysacchariden der Streptokokken mit körpereigenem Gewebe, die sich beim Disponierten entwickeln kann.

? **12.7 Bei der Epicondylitis humeri radialis (Tennisellenbogen) löst folgende Handgelenksbewegung gegen Widerstand typischen Schmerz aus:**

A) Seitwärtsbewegung der Hand zur Elle hin
B) Seitwärtsbewegung der Hand zur Speiche hin
C) Streckung im Handgelenk
D) Beugung im Handgelenk
E) Einwärtsdrehung des Unterarms

? **12.8 Wann tritt in der Regel die Scheuermannsche Erkrankung auf?**

A) im Säuglingsalter
B) im Vorschulalter
C) im zweiten Lebensjahrzehnt
D) im fünften Lebensjahrzehnt
E) im hohen Alter

→ **12.7 Lösung: C)**

Erörterung: Die Epicondylitis humeri radialis ist eine entzündliche oder degenerative Veränderung des Sehnenansatzes des M. extensor digitorum communis und des M. extensor carpi radialis. Man findet einen oft starken Druckschmerz an deren gemeinsamer Ursprungszone. Ursache ist meist eine kontinuierliche Überbelastung (daher „Tennisellenbogen") . Die Behandlung ist in den meisten Fällen konservativ. Maßnahmen wie Wärmeanwendung und Massagen werden eingesetzt. Da es sich um Extensoren handelt, läßt sich der Schmerz bei Bewegung gegen Widerstand am deutlichsten bei einer Streckung im Handgelenk auslösen.

→ **12.8 Lösung: C)**

Erörterung: Der Morbus Scheuermann, auch Adoleszentenkyphose genannt, entsteht durch eine Ossifikationsstörung der Wirbelkörperdeckplatten und aseptische Knochennekrosen. Klinisch imponiert ein während der Adoleszenz zunehmender Rundrücken, meist von Rückenschmerzen begleitet. Im Röntgenbefund sind Verschmälerungen der Zwischenwirbelscheiben, eine charakteristische Strukturauflösung und Deformierungen an den Wirbelkörpervorderkanten, Keilwirbelbildungen und Deckplatteneinbrüche festzustellen. Die Adoleszentenkyphose ist die häufigste Wirbelsäulenerkrankung im Jugendalter (Aussage C ist richtig), betroffen ist am stärksten die mittlere und untere Brustwirbelsäule. Die Behandlung erfolgt fast immer konservativ durch Krankengymnastik, eventuell durch Anlegen eines Korsettes. Nur sehr selten wird operativ behandelt (Aufrichtungsoperation).

? 12.9 Welche der folgenden Aussagen zur Osteoporose treffen zu?

1. Bei der Osteoporose handelt es sich um einen mangelhaften Einbau von Mineralstoffen in den Knochen mit Zunahme der elastischen bzw. bindegewebigen Anteile des Knochens.
2. Osteoporose tritt nur bei Frauen auf.
3. Übergewicht begünstigt die Entwicklung einer Osteoporose.
4. Eine Anorexia nervosa (Magersucht) kann die Entwicklung einer Osteoporose fördern.
5. Eine lang andauernde Kortisontherapie begünstigt das Auftreten einer Osteoporose.

A) 3. und 4.
B) 4. und 5.
C) 1., 2. und 3.
D) 1., 3., 4. und 5.
E) Alle Aussagen sind richtig.

? 12.10 Was sind Symptome der rheumatoiden Arthritis?

1. Mattigkeit
2. Schwellung und Schmerz der Fingergrundgelenke
3. Parästhesien und Durchblutungsstörungen der Finger
4. Appetitlosigkeit

Welche Aussage(n) ist/sind richtig?

A) nur 2.
B) 2. und 3.
C) 1. und 4.
D) 1., 3. und 4.
E) Alle Aussagen sind richtig.

→ 12.9 Lösung: B)

Erörterung: Osteoporose ist ein Verlust an Knochenmasse, sowohl des mineralisierten, als auch des bindegewebigen Anteils, der zu einer erhöhten Neigung für pathologische, sogenannte osteoporotische Frakturen führt. Betroffen sind dabei vor allem Wirbelkörper, Schenkelhals und Unterarmknochen. Bei der primären Osteoporose steht eine im Alter negativ werdende Kalziumbilanz im Vordergrund, verstärkt ist dies bei Frauen durch den Östrogenabfall nach der Menopause bemerkbar. Weiterhin gibt es sogenannte sekundäre Osteoporosen, bedingt durch endokrine Störungen, Malabsorption oder medikamentös induziert (z. B. Kortison). Auch eine Immobilisation führt zu einer Kalksalzminderung des Knochens. Nicht zuletzt ist Nikotin als ein wichtiger Risikofaktor der Osteoporose zu nennen.

1. Hier angesprochen ist wohl die Rachitis bzw. der Vitamin-D-Mangel, bei dem eine mangelnde Mineralisation des Knochens zu beobachten ist.

2. Osteoporose kann auch bei Männern auftreten (vor allem die sekundäre Osteoporose). Im allgemeinen ist sie aber bei Frauen deutlich häufiger.

3. Übergewicht begünstigt die Frakturgefahr bei vorbestehender Osteoporose, ist ursächlich jedoch nicht für die Osteoporose selbst verantwortlich zu machen, sondern führt zu einer unphysiologischen Mehrbelastung des Skelettes.

4. Bei der Anorexia nervosa kommt es durch den Verlust von Östrogenen (der auch zur sekundären Amenorrhoe führt) zu einer erniedrigten „peak bone mass" (entspricht der im Leben maximal erreichbaren Knochenmasse), weiterhin muß man bei der Anorexie von einer Malnutrition ausgehen und somit von einer Kalziumunterversorgung.

5. Eine langdauernde Kortisontherapie entspricht dem ärztlich verursachten (iatrogenen) Hyperkortisolismus.

→ 12.10 Lösung: E)

Erörterung: Die rheumatoide Arthritis (chronische Polyarthritis, cP) ist eine chronisch entzündliche Systemerkrankung, die hauptsächlich die Gelenke betrifft, jedoch sind auch extraartikuläre Organmanifestationen möglich. Häufigstes Auftreten im 4. Lebensjahrzehnt, Frauen sind dreimal so häufig betroffen wie Männer. Die Pathogenese dieser Autoimmunerkrankung ist weitgehend unbekannt. Es kommt zu einer chronischen Gelenkentzündung mit Knorpeldestruktionen. Dabei sind anfangs hauptsächlich die kleinen Gelenke betroffen, es imponieren Schmerz und Schwellung. Im akuten Schub entwickeln sich oftmals Gelenkergüsse. Karpaltunnelsyndrom und Baker-Zyste treten gehäuft bei Rheumatikern auf.
Andere Organe sind seltener betroffen, es kommen vor: Peri- oder Myokarditis, Pleuritis, Lungenfibrose, Vaskulitis, Polyneuropathie und Keratokonjunktivitis sicca. In etwa 20 % finden sich Rheumaknoten in der Subkutis und im Bereich der Sehnen. Laborchemisch zeigen sich die unspezifischen Entzündungsparameter erhöht. Bei etwa 70–80% der Patienten sind Rheumafaktoren (Autoantikörper gegen IgG-Bestandteile) nachweisbar, man spricht dann von einer „seropositiven" cP, die anderen Fälle werden als seronegativ bezeichnet.

1. Mattigkeit und Abgeschlagenheit gehören zu den unspezifischen Allgemeinsymptomen, die oft bei der cP zu finden sind.

2. Typisch sind Schmerzen und Steifigkeit der Fingergrundgelenke, insbesondere die Morgensteifigkeit, die erst nach längerer Zeit schwächer wird.

3. Im Rahmen der an den Fingern besonders ausgeprägten Vaskulitis kann es zu Parästhesien und Durchblutungsstörungen der Finger kommen, dies ist aber nicht die Regel.

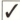
4. Auch die Appetitlosigkeit gehört zu den unspezifischen Allgemeinsymptomen einer cP.

Muskel- und Skelettsystem 281

? 12.11 Was gehört anatomisch zum Wirbelkörper?

1. Wirbelbogen
2. Wirbelloch
3. Gelenkfortsätze
4. Dornfortsatz
5. Griffelfortsatz

Welche Aussage(n) ist/sind richtig?

A) nur 2.
B) nur 5.
C) 3. und 4.
D) Keine der Aussagen ist richtig.
E) Alle Aussagen sind richtig.

? 12.12 Welche Aussage/n trifft/treffen auf den Morbus Bechterew zu?

1. Die Erkrankung beginnt meist vor dem 40. Lebensjahr.
2. Es bestehen vor allem nächtliche Schmerzen.
3. Schmerzen in der Schambeinfuge sind typisch für den M. Bechterew.
4. Morgensteifigkeit ist ein Symptom des M. Bechterew.

A) nur 2.
B) 1. und 2.
C) 2. und 3.
D) 1., 2. und 4.
E) Alle Aussagen sind richtig.

→ 12.11 Lösung D)

Erörterung: Die Wirbelsäule besteht aus den sieben Halswirbeln (C1 bis C7), aus 12 Brustwirbeln (Th1 bis Th 12), fünf Lendenwirbeln (L1 bis L5) und fünf miteinander verschmolzenen Kreuzbeinwirbeln (S1 bis S5), es schließen sich nach unten drei bis fünf zurückgebildete Steißwirbel an. Die Columna vertebralis ist doppelt S-förmig gekrümmt: Halslordose, Brustkyphose, Lendenlordose.
Ein typischer Wirbel besteht aus Wirbelkörper, Wirbelloch und Wirbelbogen mit seinen sieben Fortsätzen (ein Dornfortsatz, zwei Querfortsätze, vier Gelenkfortsätze).
Oben ist nach den Bestandteilen des Wirbelkörpers gefragt, das beinhaltet Grund- und Deckplatte, Randleiste und Substantia spongiosa.

F 5. Der Griffelfortsatz (Processus styloideus) liegt nahe dem Oberkieferköpfchen an der Unterseite der Schädelbasis. Hier entspringt der M. stylohyoideus, welcher das Zungenbein hebt.

→ 12.12 Lösung: D)

Erörterung: Der Morbus Bechterew (Spondylitis ankylosans) äußert sich als Spondylitis, Sakroiliitis und eventuell als Arthritis peripherer Gelenke. Ferner können rezidivierende Iridozyklitiden bestehen, sowie schmerzhafte Entzündungen der Sehnenansätze. Die Patienten klagen über Rückenschmerzen, die besonders nachts auftreten und bis in die Oberschenkel ausstrahlen können, weiterhin über Brustschmerzen. Sehr häufig findet man bei Bechterew-Patienten unspezifische Entzündungszeichen, aber keine positiven Rheumafaktoren. Im Beckenübersichtsbild sieht man unscharf begrenzte Iliosakralfugen, die Wirbelsäule stellt sich im Endstadium bambusrohrförmig dar, d. h. die gesamte Wirbelsäule ist ankylosiert (knöchern versteift), es finden sich Knochenspangen, die nebeneinanderliegende Wirbel verbinden. Äußerlich zeigt sich ein fixierter Rundrücken, die Kopfbeweglichkeit ist nach allen Seiten stark eingeschränkt. Das Gehen wirkt durch die Fixierung der Illiosakralgelenke etwas „roboterhaft", der Versuch, auf einen Stuhl zu steigen ist schmerzhaft.

 1. Das Manifestationsalter liegt zwischen dem 20. und 40. Lebensjahr. Männer sind etwa viermal so häufig betroffen wie Frauen.

 2. Nachts, besonders in den frühen Morgenstunden treten die Schmerzen am häufigsten auf.

 3. Schmerzen in der Schambeinfuge sind kein ausgesprochen typisches Zeichen beim M. Bechterew.

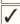 4. Ebenso wie bei der chronischen Polyarthritis tritt eine Morgensteifigkeit auf. Im fortgeschrittenen Stadium der Erkrankung sind die Versteifungen irreversibel.

12.13 Ein Patient kann den Unterarm im Ellenbogengelenk 130° beugen und bis 20° strecken.
Wie wird der Befund nach der Neutral-Null-Methode dokumentiert?

1. 130/20/0
2. 0/130/20
3. 20/0/130
4. 130/0/20

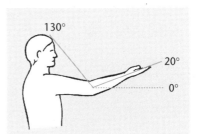

Welche Aussage(n) ist/sind richtig?

A) 1. und 2.
B) nur 3.
C) nur 4.
D) nur 1.
E) Keine der Aussagen ist richtig.

12.14 Der Schober-Test ...

1. wird in cm angegeben und dokumentiert.
2. prüft das vordere Kreuzband.
3. testet die Verschieblichkeit der Halswirbelsäule (HWS).
4. dient zur Überprüfung der Lendenwirbelsäule (LWS).
5. ist gleichzusetzen mit dem Lasègue-Zeichen.

Welche Aussagen sind richtig?

A) 1. und 3.
B) 1. und 4.
C) 2. und 4.
D) 2. und 5.
E) 3. und 5.

→ 12.13 Lösung: A)

Erörterung: Die Neutral-Null-Methode dient der Beschreibung der Beweglichkeit und eventuellen Bewegungseinschränkung eines jeden Gelenkes. Üblicherweise beschreibt die erste Zahl die zum Körper hinführende Bewegung, die zweite Zahl die Null-Stellung und die dritte Zahl beschreibt die vom Körper wegführende Bewegung. Wird die Null-Stellung nicht erreicht, steht sie an erster bzw. dritter Stelle. Hier unterscheiden sich die Angaben in der einschlägigen Literatur.

Da es aus dem Zusammenhang klar ist, daß es sich um Gradzahlen handelt, werden sie in der Dokumentation nach der Neutral-Null-Methode oft weggelassen.

Im obigen Beispiel ist die Ellenbogenbeweglichkeit derart eingeschränkt, daß der Proband 130° beugen kann, die Streckfähigkeit aber bereits 20° vor der Null-Stellung ausgeschöpft ist.

→ 12.14 Lösung: B)

Erörterung: Der Schober-Test ist ein Verfahren zur Überprüfung der Lendenwirbelsäulenbeweglichkeit. Dabei wird beim stehenden Patienten der Dornfortsatz des fünften Lendenwirbels aufgesucht und dazu ein 10 cm weiter oberhalb gelegener Punkt markiert.

Anschließend wird der Patient aufgefordert, den Rumpf zu beugen. Dabei vergrößert sich der Abstand der beiden Punkte normalerweise um mindestens 4 cm.

Ein analoges Verfahren gibt es für den BWS-Abschnitt, hier wird der letzte Halswirbel aufgesucht und ein Punkt 30 cm unterhalb markiert, die Strecke verlängert sich dabei um mindestens 3 cm (Ott-Test).

 2. Bei einer Kreuzbandläsion zeigt sich ein sogenanntes Schubladenphänomen, der um 90° angewinkelte Unterschenkel läßt sich gegen den Oberschenkel nach vorne bzw. hinten verschieben.

 3. Die Beweglichkeit der HWS wird durch aktives und vorsichtiges passives Bewegen getestet.

 5. Das Lasègue-Zeichen wird durch passives Beugen der Hüfte bei gestrecktem Knie getestet. Bei Meningismus oder Nervenwurzelreizung führt diese Streckung zu Schmerzen im Verlauf des Nervus ischiadicus.

? 12.15 Beim positiven Trendelenburg-Zeichen zeigt sich typischerweise ...

A) beim Einbeinstand ein Absinken des Beckens auf der Spielbeinseite.

B) eine Hüftbeugekontraktur der betreffenden Seite im Einbeinstand.

C) ein schmerzbedingtes Absinken des Beckens bei Coxarthrose.

D) eine Schwächung des Musculus iliopsoas.

E) eine anatomisch einseitige Beinverkürzung.

? 12.16 Colchizin ist eine Substanz, die ...

A) als Basistherapeutikum für die chronische Polyarthritis geeignet ist.

B) zur Therapie des Lupus erythematodes zu empfehlen ist.

C) zur Behandlung der Hyperurikämie, der Stoffwechselstörung, die der Arthritis urica zugrunde liegt, geeignet ist.

D) zur Knorpelstabilisierung bei der Arthrose empfohlen wird.

E) zur Anfallsbehandlung der Gicht (Arthritis urica) geeignet ist.

→ 12.15 Lösung: A)

Erörterung: Das positive Trendelenburg-Zeichen gibt Hinweise auf eine Schwäche der Mm. glutaei bzw. eine angeborene Hüftgelenksluxation.

✓ **A)** Beim Stehen auf dem kranken Bein und Anheben des gesunden Beines sinkt das Becken auf der gesunden Seite ab, diese entspricht der Spielbeinseite.

F **B)** Eine Hüftbeugekontraktur bewirkt einen Beckenschiefstand beim Stehen auf beiden Beinen.

F **C)** Das schmerzbedingte Absinken der Hüfte bei Coxarthrose ist funktionell und hat mit dem Trendelenburgzeichen nichts zu tun.

F **D)** Bei einer Schwächung des M. iliopsoas ist die Rumpfbeugung erschwert.

F **E)** Eine anatomisch einseitige Beinverkürzung führt zum Beckenschiefstand beim Stehen auf beiden Beinen.

→ 12.16 Lösung: E)

Erörterung: Colchizin ist das Gift der Herbstzeitlosen, welches hochwirksam die Mitose und die Phagozytenaktivität der Makrophagen im erkrankten Gewebe hemmt.
Das Ansprechen einer Großzehengrundgelenksarthritis auf Colchizin ist beinahe beweisend für das Vorliegen einer Arthritis urica. Es ist ein Medikament für die Behandlung des akuten Anfalles, auf den Harnsäurespiegel an sich hat es keine Auswirkungen.

? **12.17** Der Anlaufschmerz (starker Gelenkschmerz für wenige Gelenkbewegungen nach längerem Liegen oder Sitzen) ist ein typisches Kriterium für:

A) die chronische Polyarthritis (rheumatoide Arthritis)
B) die Arthrose
C) die Gicht (Arthritis urica)
D) eine traumatische Gelenkschädigung
E) keine der genannten Erkrankungen

? **12.18** Der klinische Verdacht auf das Vorliegen eines Morbus Bechterew (Spondylitis ankylosans) ist am sichersten objektivierbar durch:

A) das Mennell-Zeichen
B) das Schober-Zeichen
C) das Knochenszintigramm
D) die Röntgenaufnahme der Sakroiliakalgelenke
E) den Nachweis von HLA-B 27

→ 12.17 Lösung: B)

Erörterung: Typische Schmerzausprägungen bei verschiedenen Gelenkerkrankungen.

F **A)** Bei der chronischen Polyarthritis ist die Morgensteifigkeit ein charakteristisches Zeichen.

✓ **B)** Die Arthrose ist gekennzeichnet durch den typischen Anfangs- oder Anlaufschmerz, später zeigt sich Belastungsschmerz und Dauerschmerz.

F **C)** Bei der Gicht (Arthritis urica) setzt der Anfall oftmals plötzlich aus voller Gesundheit heraus ein. Er geht einher mit einer Überwärmung, Rötung und Schwellung.

F **D)** In der Regel geht eine traumatische Gelenkschädigung mit einem Dauer- oder Belastungsschmerz einher.

→ 12.18 Lösung: D)

Erörterung: Der Morbus Bechterew ist eine chronisch-entzündliche, rheumatische Erkrankung des Achsenskeletts.

F **A)** Das Mennell-Zeichen zeigt sich als Schmerzauslösung bei Überstreckung des oberen Beines bei Seitenlage nach hinten oder bei Druck auf beide Beckenkämme in Rückenlage. Es ist ein Hinweis auf eine Sakroiliitis und gilt als Frühsymptom bei Vorliegen eines M. Bechterew.

F **B)** Das Schober-Zeichen beschreibt eine Bewegungseinschränkung der LWS, zeigt sich aber bei der Spondylitis ankylosans nicht als frühes Symptom.

F **C)** Im Knochenszintigramm zeigen sich bei M. Bechterew Anreicherungen an den Iliosakralgelenken und der Wirbelsäule, auch bei Knochentumoren oder anderen Entzündungen kann man sie finden.

✓ **D)** In der Beckenübersichtsaufnahme sieht man das typische „bunte Bild", das von Usuren und Sklerosierungen der Iliosakralgelenke gekennzeichnet ist.

F **E)** 90 % der an M. Bechterew Erkrankten tragen HLA-B27 (in der Normalbevölkerung etwa 8 %). Das HLA (**h**uman **l**eucocyte **a**ntigen) kann aber auch bei anderen Erkrankungen erhöht sein.

Muskel- und Skelettsystem   289

? 12.19 Welche Aussage trifft/treffen zu?
Eine ausgeprägte diffuse Osteoporose kann
verursacht sein durch:

1. senile Involution
2. lang andauernde Kortikoidtherapie
3. Hyperthyreose
4. Rachitis
5. chronisch-myeloische Leukämie (CML)

Welche Aussagen sind richtig?

A) 1. und 2.
B) 3. und 5.
C) 2., 4. und 5.
D) 1., 2., 3. und 5.
E) Alle Aussagen sind richtig.

? 12.20 Prüfen Sie folgende Ausssagenkombination:

Ein Erguß im Kniegelenk ist durch Kompression des Rezessus bei gleichzeiti-
gem Druck auf die Patella („tanzende Patella") nachweisbar,
weil
bei einem Gelenkserguß die aus dem Rezessus manuell herausgedrückte
Flüssigkeit die Patella von der Tibia und vom Femur abhebt.

Antwort	erste Aussage	zweite Aussage	Verknüpfung
A	richtig	richtig	richtig
B	richtig	richtig	falsch
C	richtig	falsch	
D	falsch	richtig	
E	falsch	falsch	

→ 12.19 Lösung: D)

Erörterung: Osteoporose ist ein Verlust an Knochenmasse, sowohl des mineralisierten, als auch des bindegewebigen Anteils, der zu einer erhöhten Neigung für pathologische, sogenannte osteoporotische Frakturen führt. Betroffen sind dabei vor allem Wirbelkörper, Schenkelhals und Unterarmknochen. Bei der primären Osteoporose steht eine im Alter negativ werdende Kalziumbilanz im Vordergrund, verstärkt ist dies bei Frauen durch den Östrogenabfall nach der Menopause bemerkbar. Weiterhin gibt es sogenannte sekundäre Osteoporosen, bedingt durch endokrine Störungen, Malabsorption oder medikamentös induziert (z. B. Kortison). Auch eine Immobilisation führt zu einer Kalksalzminderung des Knochens. Nicht zuletzt ist Nikotin als ein wichtiger Risikofaktor der Osteoporose zu nennen.

 1. Die Altersosteoporose bevorzugt deutlich das weibliche Geschlecht (Erlöschen der weiblichen Gonadenfunktion als zusätzlicher Risikofaktor), ursächlich liegt ein im Alter bestehendes Überwiegen der Knochenresorption gegenüber der Knochenbildung vor.

 2. Kortikoide begünstigen die Entwicklung einer Osteoporose.

 3. Endokrinopathien wie Hyperthyreose, M. Cushing, Hypogonadismus, Diabetes mellitus oder Hyperparathyreoidismus sind Ursachen einer sekundären Osteoporose.

 4. Rachitis ist die Folge eines Vitamin-D-Mangels im Kindesalter. Sie ist die Ursache einer Osteoporose, sondern wie letztere ein mögliches Symptom eines Vitamin-D-Mangels.

 5. Viele Neoplasien, auch die chronisch-myeloische Leukämie (CML) begünstigen die Entwicklung einer Osteoporose.

→ 12.20 Lösung: A)

Erörterung: Bei der angesprochenen Untersuchung handelt es sich um eine schnelle und einfache Methode für den Nachweis eines Kniegelenksergusses. Man streift mit der einen Hand langsam den Rezessus vom Oberschenkel her aus und übt dann mit dem Zeigefinger der anderen Hand einen leichten Druck auf die Patella aus. Bei Vorhandensein eines Ergusses hebt die Flüssigkeitsansammlung die Patella von Femur und Tibia ab, die Kniescheibe scheint unter dem Finger zu federn („tanzende Patella"). Beide Aussagen sind richtig, die Verknüpfung ist logisch.

? 12.21 Der „Anlaufschmerz" (starker Gelenkschmerz für wenige Gelenkbewegungen nach längerem Liegen oder Sitzen) ist ein typisches Kennzeichen für:

A) die chronische Polyarthritis
B) die Arthritis urica
C) die Arthrose
D) die rheumatoide Arthritis
E) die Arthritis psoriatica

292 Muskel- und Skelettsystem

➔ **12.21 Lösung: C)**

Erörterung: Typische Schmerzausprägungen bei verschiedenen Gelenkerkrankungen.

F **A + D)** chronische Polyarthritis = rheumatoide Arthritis

F **B)** Bei der Gicht (Arthritis urica) setzt der Anfall oftmals plötzlich aus voller Gesundheit heraus ein. Er geht einher mit einer Überwärmung, Rötung und Schwellung.

✓ **C)** Die Arthrose ist gekennzeichnet durch den typischen Anfangs- oder Anlaufschmerz, später zeigt sich Belastungsschmerz und Dauerschmerz.

F **E)** Arthritiden kommen bei einem Zehntel der Psoriatiker vor, befallen sind vor allem die Fingerendgelenke und die Fingergelenke im Strahl, ebenso die Iliosakralgelenke.

? 13.1 Ein 60jähriger Mann hat eine Wunde oberhalb des Sprunggelenkes und Fieber. Außer Krampfadern sind eine scharf begrenzte Rötung und Schwellung am rechten Unterschenkel sichtbar. Der Unterschenkel ist außerdem überwärmt.
Wie lautet Ihre Verdachtsdiagnose?

A) Venenverschluß
B) Venenentzündung
C) Thrombose
D) Erysipel

? 13.2 Welche Augenerkrankung verursacht einen erhöhten Augeninnendruck?

1. Netzhautablösung
2. Glaukom
3. Weitsichtigkeit
4. trübe Linse

Welche Aussage(n) ist/sind richtig?

A) nur 1.
B) nur 3.
C) 2. und 3.
D) 2. und 4.
E) 1., 3. und 4.

→ 13.1 Lösung: D)

Erörterung: Bei einer solchen Fragestellung ist eigentlich sowohl ein Erysipel als auch ein Ulcus cruris, beispielsweise als Folge einer chronisch-venösen Insuffizienz oder einer Thrombose, denkbar. Es ist unklar, wie groß die Wunde sein soll. Ist sie flächig, würde man eher an ein Ulcus denken. Ist es eher ein Kratzer, fiele die Diagnose Erysipel leichter, so wäre mit der Wunde dann ausreichend die Eintrittspforte erklärt. Beim Erysipel findet sich nicht unbedingt eine Schwellung.

F A) Bei einem Venenverschluß, der in der Mehrzahl der Fälle durch eine Thrombose verursacht (andere: z. B. Tumoreinbruch, Kompression durch Tumor oder Weichteilschwellung etc.) ist, zeigt sich distal der Verschlußstelle eine diffuse Schwellung und Überwärmung der betroffenen Extremität, die Hautfarbe wird livide, es entsteht ein Spannungsgefühl in der Extremität (Wadenschmerz, Fußsohlenkompressionsschmerz).

F B) Unter einer Thrombophlebitis (Venenentzündung) ist die Thrombosierung oberflächlicher Venen mit Entzündung zu verstehen. Das Krankheitsbild geht meist mit einer vorbestehenden Varikosis einher. In der Umgebung der entzündeten Vene finden sich Rötung und Überwärmung, gelegentlich ist ein verdickter Venenstrang tastbar.

F C) Die Thrombose stellt einen völligen oder teilweisen Verschluß einer Vene durch die Bildung eines Blutgerinnsels dar. Die Enstehungsbedingungen sind in der Virchowschen Trias genannt: Veränderung der Blutzusammensetzung, Veränderung der Gefäßwände, verlangsamte Blutströmung.

✓ D) Die Fragestellung läßt am ehesten auf ein Erysipel schließen. Typisch ist hierbei das Vorhandensein einer Eintrittspforte (Wunde). Die Erreger (Streptokokken) verursachen eine akute Entzündung des Koriums entlang der Lymphgefäße, es können systemische Entzündungszeichen bestehen. Die Rötung ist scharf begrenzt.

→ 13.2 Lösung: C)

Erörterung: Beim erhöhten Augeninnendruck zeigen sich nach einiger Zeit nasenwärts gerichtete Gesichtsfeldausfälle und eine Atrophie des Nervus opticus verursacht durch eine gestörte Blutzirkulation und direkte Druckschäden. Der Bulbus ist hart tastbar.

F 1. Bei einer Netzhautablösung sind als Frühsymptome Lichtblitze und Rußregen zu finden, später ein „Vorhangsehen", welches nicht schmerzhaft ist. Folge einer Nezhautablösung ist eine teilweise oder völlige Erblindung.

✓ 2. Das Glaukom beschreibt ja bereits einen erhöhten Innendruck. Die Ursache ist ein erhöhter Abflußwiderstand im Bereich des Schlemmschen Kanals in der Augenvorderkammer, über den das Kammerwasser abgeleitet wird. Begünstigend wirkt dabei eine Mydriasis (Weitstellung der Pupillen), weshalb Medikamente, die eine solche induzieren können (z. B. Atropin) bei Glaukompatienten kontraindiziert sind. Tückisch ist dabei, daß außer bei akutem, massivem Druckanstieg, der sehr schmerzhaft ist (Glaukomanfall) das Glaukom die Sehkraft langsam zerstört, ohne einen warnenden Schmerz zu verursachen.

✓ 3. Weitere begünstigende Faktoren sind enge Raumverhältnisse in der vorderen Augenkammer, wie sie typischerweise beim zu kurzen Bulbus des Weitsichtigen vorkommen. Dadurch leiden Weitsichtige überdurchschnittlich häufig an erhöhtem Augeninnendruck.

F 4. Nicht verwechseln: Erhöhter Augeninnendruck = Glaukom = grüner Star, Linsentrübung = grauer Star.

? 13.3 Sie machen einen Hausbesuch bei einem jungen Mann, der durch die Wohnung flitzt. Er hat starke, wellenförmige Schmerzen, die in den Rücken und in die Leiste ausstrahlen. Er leidet unter Erbrechen und Stuhlverhalt. Wie lautet Ihre Verdachtsdiagnose?

A) Bandscheibenvorfall
B) Nierensteinkolik
C) Pankreatitis
D) Leistenhernie

? 13.4 Candida albicans ...

1. ist beim gesunden Menschen häufig ein Schmarotzer.
2. ist häufigste Durchfallursache.
3. ist eine entwicklungshemmende Ursache bei Säuglingen und Kleinkindern.
4. kann unter Breitbandantibiotika zu starken Infektionen führen.

Welche Aussage(n) ist/sind richtig?

A) nur 2.
B) 1. und 3.
C) 1. und 4.
D) 2. und 4.
E) 3. und 4.

→ 13.3 Lösung: B)

Erörterung: Differentialdiagnose bei kolikartigen Schmerzen.

F **A)** Ein Bandscheibenvorfall tritt meist plötzlich nach einer starken Belastung (z. B. ruckartiges Anheben eines schweren Gegenstandes) auf. Dabei zeigen sich Schmerzen mit segmentaler Ausbreitung, sensible Mißempfindungen und eventuell Lähmungen.

✓ **B)** Bei einer Kolik arbeitet der Ureter peristaltisch gegen den Widerstand an. Hierauf deuten die wellenförmigen Schmerzen des Patienten hin. Üblicherweise strahlen diese Schmerzen aus, sie können sich bis in die Genitalregion ausdehnen. Ganz typisch dabei ist der unruhige Patient, der ständig auf und ab geht. Es kann bei der Nierensteinkolik zu einem sogenannten reflektorischen Ileus kommen, was den Stuhlverhalt mit reaktivem Erbrechen erklärt.

F **C)** Auch bei der Pankreatitis kann ein reflektorischer Ileus entstehen, dabei sind jedoch die Schmerzempfindungen gürtelartig und konstant. Oft zeigen sich Fieber und Tachykardie.

F **D)** Eine noch reponible Leistenhernie verursacht in der Regel wenig Schmerzen. Bei der jederzeit möglichen Einklemmung (Inkarzeration) der Hernie kann ein sogenanntes akutes Abdomen mit starken Schmerzen, Abwehrspannung, Ileus oder Subileus resultieren.

→ 13.4 Lösung: C)

Erörterung: Häufigster Erreger bei einer Candida-Mykose.

 1. Candida albicans ist eine Hefeart und kommt beim gesunden Menschen auf Schleimhäuten vor. Man kann ihn so als Schmarotzer bezeichnen, da er im Körper vorkommt, ihm aber nicht nützt.

 2. Häufigste Durchfallursache beim Menschen sind E. coli, Salmonellen, Shigellen und auch Rotaviren. Candida ist beim Gesunden keine typische Durchfallursache, verursacht beim Immungeschwächten (AIDS) aber oft schwerste Diarrhoen.

 3. Bei Kleinkindern und Säuglingen findet sich recht häufig eine Candidaüberwucherung, vor allem im Windelbereich oder als sogenannter Mundsoor (dieser kann eventuell zu Schwierigkeiten bei der Nahrungsaufnahme führen). Bei der Windeldermatitis ist es wichtig, ein trockenes Milieu zu schaffen, entwicklungshemmend ist eine Candidiasis allerdings nicht.

 4. Bei Behandlung mit Breitbandantibiotika besteht die Gefahr, durch den erreichten „Wegfall" bestimmter nützlicher Bakterien einer überwuchernden Candida-Besiedlung Vorschub zu leisten („neue Nische"). Auch bei längerdauernder Kortison-Therapie ist dies aufgrund der allgemeinen Resistenzminderung zu beobachten.

? 13.5 Warzen werden verursacht durch:

A) Bakterien
B) Viren
C) Allergien
D) physikalische Einflüsse

? 13.6 Sie entdecken bei einem Patienten ein Muttermal am Rücken. Was spricht für ein Melanom?

1. Rötung um das Muttermal
2. unebene Oberfläche
3. Juckreiz und Blutung
4. Schwellung der regionalen Lymphknoten

Welche Aussagen sind richtig?

A) 2. und 3.
B) 1., 2. und 4.
C) 1., 3. und 4.
D) Keine der Aussagen ist richtig.
E) Alle Aussagen sind richtig.

→ **13.5 Lösung: B)**

Erörterung: Warzen sind primär gutartige Neubildungen der Haut, die durch humane Papillomaviren hervorgerufen werden. Befallen sind vorwiegend Kinder und Jugendliche.

→ **13.6 Lösung: E)**

Erörterung: Das Melanom ist ein aus den melaninbildenden Zellen hervorgehender höchst bösartiger Tumor, der sehr früh lymphogen und hämatogen metastasiert. Es gibt verschiedene Wachstumstypen von Melanomen, z. B. breit oberflächlich oder unregelmäßig in die Tiefe wachsend. Melanome können die Fähigkeit, Melanin zu bilden, verlieren. Es zeigen sich Ulzerationen, Blutungen und Verkrustungen, Rötung, Gefäßzeichnung und Juckreiz. Bei Schwellung der regionalen Lymphknoten muß man an eine Metastasierung denken.

Themenübergreifende Fragen 299

? 13.7 Was sind die Symptome bei einem Korpuskarzinom des Uterus?

1. Hypermenorrhoe
2. Kontaktblutungen
3. Blutungen nach der Menopause
4. Blutungen außerhalb des Zyklus
5. Amenorrhoe

Welche Aussage(n) ist/sind richtig?

A) nur 2.
B) 2. und 3.
C) 3. und 4.
D) 1., 3. und 4.
E) Alle Aussagen sind richtig.

? 13.8 Prüfen Sie folgende Aussagenkombination:

Bei einer Verbrennung zweiten Grades von 16 % der Körperoberfläche muß mit der Entstehung eines Schocks gerechnet werden,
weil
der Plasmaverlust bei einer Verbrennung 2. Grades von 16 % der Körperoberfläche zu einem Volumenmangel führen kann.

Antwort	erste Aussage	zweite Aussage	Verknüpfung
A	richtig	richtig	richtig
B	richtig	richtig	falsch
C	richtig	falsch	
D	falsch	richtig	
E	falsch	falsch	

→ 13.7 Lösung : C)

Erörterung: Das Korpuskarzinom oder Endometriumkarzinom hat seinen Häufigkeitsgipfel im Alter von 55 bis 65 Jahren.
Symptome sind unregelmäßige Zwischenblutungen, prä- oder postmenstruelle Schmierblutungen, Blutungen, die nach der Menopause einsetzen, neues Auftreten eines dunklen und übelriechenden Ausflusses. Auch ungewohnt lange Blutungen können Symptom eines Korpuskarzinoms sein.

F 1. Unter einer Hypermenorrhoe versteht man Zykluslängen und Blutungen von normaler Dauer, jedoch mit deutlich verstärkter Blutung. Häufig zu finden ist sie bei Myomen, Polypen des Uterus und bei Endometriose oder Stauung im kleinen Becken.

F 2. Die Kontaktblutung (z. B. eine durch Geschlechtsverkehr ausgelöste vaginale Blutung) ist ein Leitsymptom für das Zervixkarzinom.

✓ 3. Nach der Menopause auftretende Blutungen sind immer verdächtig auf eine bösartige Neubildung des Genitaltraktes und müssen dringend abgeklärt werden.

✓ 4. Ebenso muß bei Blutungen außerhalb des Zyklus genau nach der Ursache geforscht werden, denn auch dies kann ein Hinweis auf ein bestehendes Karzinom sein.

F 5. Es gibt vielfältige hormonelle und organische Ursachen für eine Amenorrhoe, d. h. das Ausbleiben der Regelblutung. Typischer Hinweis auf ein Karzinom ist aber die Blutung.

→ 13.8 Lösung: A)

Erörterung: Großflächige Verbrennungen zweiten und höheren Grades führen durch eine Veränderung der Kapillarpermeabilität zu größeren Flüssigkeitsverschiebungen. Ab einem Körperoberflächenanteil von 15 %, bei Kindern bereits bei 10 % muß man mit der Ausbildung eines hypovolämischen Schockes durch Plasmaverlust und -verschiebung (Ödembildung) rechnen. Beide Aussagen sind richtig, die Verknüpfung ist sinnvoll.

Themenübergreifende Fragen

? **13.9 Was empfehlen Sie einer Patientin prophylaktisch nach Mastektomie bei Mammakarzinom, um ein Lymphödem zu verhindern?**

1. Extremität schonen.
2. Keine einengende Kleidung tragen.
3. Extremität tief lagern zur Förderung der arteriellen Durchblutung.
4. Gymnastische Bewegungstherapie.
5. Arm hochlagern, damit sich keine Ödeme bilden können.

Welche Aussagen sind richtig?

A) 1. und 4.
B) 2. und 3.
C) 1., 2. und 5.
D) 2., 4. und 5.
E) Alle Aussagen sind richtig.

? **13.10 Wie sind die Symptome bei Kaliummangel?**

1. Herzrhythmusstörungen
2. Muskelschwäche
3. Obstipation
4. gesteigerte Reflexe

Welche Aussage(n) ist/sind richtig?

A) nur 2.
B) 1. und 3.
C) 2. und 4.
D) 1., 2. und 3.
E) Alle Aussagen sind richtig.

→ 13.9 Lösung: D)

Erörterung: Um eventuelle Lymphknotenmetastasen zu erfassen, gehört zu einer Mastektomie bei Mammakarzinom in der Regel eine Lymphknotenausräumung der Axilla. Durch die damit verbundene Zerstörung von Lymphgefäßen kann es zum Lymphstau des Armes kommen, besonders wenn die Lymphgefäße durch Metastasen oder Bestrahlung zusätzlich geschädigt werden.

F **1.** Bewegung des Armes setzt auch den Lymphfluß stärker in Gang, ähnlich wie bei Venen (Muskelpumpe).

✓ **2.** Abschnürende Kleidung zu tragen hemmt den Fluß vom Lymphe und Venenblut, besonders, wenn die abschnürende Stelle sehr weit proximal gelegen ist.

F **3.** Bei der durch die Lymphknotenausräumung bei Mastektomie gegebenen Neigung zum Lymphödem ist es ratsam, den Arm so oft wie möglich hoch zu lagern. Bei Tieflagerung wirkt die Schwerkraft der Strömungsrichtung der Lymphe entgegen. Es handelt sich bei diesem Lymphödem nicht um ein Durchblutungsproblem!

✓ **4.** Gymnastische Bewegungstherapie ist eine unterstützende Maßnahme zur Vorbeugung bzw. zur Behandlung eines Lymphödems. Ebenso effektiv ist die regelmäßige Lymphdrainage.

✓ **5.** siehe bei 3.

→ 13.10 Lösung: D)

Erörterung: Die Symptome eines Kaliummangels sind um so ausgeprägter, je plötzlicher der Mangel auftritt. Generell führt eine Hypokaliämie zu einer Hyperpolarisation an Zellmembranen, die sich vor allem an Herzmuskel, Skelettmuskel und Darmmuskulatur zeigt. Häufigste Ursache der Hypokaliämie ist die diuretische Therapie der Herzinsuffizienz.

✓ **1.** Kardial zeigen sich Rhythmusstörungen bei Hypokaliämie vor allem in Form von Extrasystolen. Eine Hypokaliämie erhöht das Risiko einer Digitalisintoxikation, durch eine vergrößerte Empfindlichkeit für Digitalispräparate.

✓ **2. + 3.** Eine Hypokaliämie führt zur Obstipation, die sich mitunter bis hin zum paralytischen Ileus entwickeln kann. Außerdem zeigen sich Adynamie und Myalgien, gelegentlich treten Paresen auf.

F **4.** Es kommt zu einer allgemeinen Abschwächung der Reflexe.

? **13.11 Nennen Sie mögliche Ursachen der Schallempfindungsschwerhörigkeit.**

A) Verlegung des äußeren Gehörganges durch Cerumen
B) Mittelohrentzündung
C) Durchblutungsstörungen

Welche Aussage ist richtig?

? **13.12 Was läßt den Verdacht aufkommen, daß es sich um ein Schilddrüsenkarzinom handelt?**

1. länger bestehende Heiserkeit
2. Schluckbeschwerden
3. Knoten im Bereich der Schilddrüse, der sich vergrößert
4. Struma

Welche Aussage(n) ist/sind richtig?

A) nur 2.
B) nur 3.
C) 1. und 4.
D) 1., 2. und 3.
E) Alle Aussagen sind richtig.

→ 13.11 Lösung: C)

Erörterung: Die *Schallempfindungsschwerhörigkeit* kommt bei Störungen am Innenohr, am Hörnerven oder im zentralen Nervensystem vor. Die *Schalleitungsschwerhörigkeit* hingegen ist Folge einer gestörten Schalleitung im Gehörgang oder Mittelohr.

F **A)** Ohrschmalz (Cerumen) kann den äußeren Gehörgang verlegen und so zu einer Schalleitungsschwerhörigkeit führen.

F **B)** Eine Entzündung des Mittelohrs ist relativ häufig im Kindesalter; durch Schwellung und Erguß im Mittelohr wird der Schall schlechter weitergeleitet.

✓ **C)** Durchblutungsstörungen können das Innenohr leicht schädigen; es kommt zur Schallempfindungsschwerhörigkeit und zu Ohrgeräuschen (Tinnitus).

→ 13.12 Lösung: E)

Erörterung: Gefragt ist nach klinischen Anzeichen einer malignen Schilddrüsenerkrankung. Siehe auch Frage 7.7.

1. + 2. + 3. + 4. Hinweise auf das Bestehen eines Schilddrüsenkarzinoms sind eine rasch wachsende, oft derbe und höckerige Struma. Eventuell sind bereits zervikale Lymphknoten tastbar. Schluckbeschwerden und Heiserkeit treten auf vor allem wenn die Struma schon länger besteht. Stridor und eine obere Einflußstauung können hinzu kommen. Stoffwechselentgleisungen sind ein weiterer Hinweis. Eine langsam sich entwickelnde homogene oder auch knotige Vergrößerung einer Schilddrüse deutet eher auf eine Jodmangelstruma hin, eine weiterführende Diagnostik zum Karzinomausschluß (Sonographie, Szintigraphie) ist jedoch unerläßlich!

Themenübergreifende Fragen 305

? 13.13 Welche Symptome treten bei einem Glaukom auf?

1. Netzhautablösung
2. Erhöhung des Augeninnendrucks
3. rotes Auge
4. eingeschränktes Blickfeld

Welche Aussage(n) ist/sind richtig?

A) nur 2.
B) 1. und 3.
C) 1., 2. und 3.
D) 2., 3. und 4.
E) Alle Aussagen sind richtig.

? 13.14 Welche der folgenden Aussagen über das Cushing-Syndrom treffen zu?

1. Die Erkrankung kann bei einer Kortisonbehandlung eines schweren Morbus Crohn auftreten.
2. Typische Symptome sind Vollmondgesicht und Bluthochdruck.
3. Die Gliedmaßen sind stämmig und sehr muskulös.
4. Der Kohlenhydratstoffwechsel kann gestört sein.
5. Bei Kindern kann eine Wachstumshemmung eintreten.

A) 2. und 5.
B) 1., 2. und 3.
C) 1., 2. und 4.
D) 1., 2., 4. und 5.
E) 2., 4. und 5.

→ 13.13 Lösung: D)

Erörterung: Das Glaukom (grüner Star) ist eine Sammelbezeichnung für verschiedene Erkrankungen des Auges, die mit Augeninnendrucksteigerung einhergehen.

F 1. Die Netzhaut (Retina) enthält Photorezeptoren und ist die innerste der drei Augenhüllen. Sie ist nur an zwei Stellen mit ihrer Unterlage, der Aderhaut fest verbunden. Meist geht eine Netzhautablösung zuerst von einem kleinen vorbestehenden Riß der Retina aus, dabei nimmt der Patient zuerst schmerzlos Blitze und dunkle Fleckchen wahr, dann zeigt sich ein Vorhang- oder Schattensehen. Die Ablösung kann unter Umständen zur völligen Erblindung führen.

✓ 2. Als Glaukom bezeichnet man eine Erhöhung des Augeninnendruckes (s. Erörterung).

✓ 3. Als „rotes Auge" bezeichnet man eine Einblutung unter die Bindehaut oder eine Hyperämie der Bindehautgefäße, die bei Iritis, Iridozyklitis, aber auch beim akuten Glaukom zu beobachten ist.

✓ 4. Typisch beim Glaukom sind vor allem nasenwärts gerichtete Gesichtsfeldausfälle. Die Druckerhöhung führt auf Dauer zu einer Atrophie des Nervus opticus, was an einer weißlichen und atrophischen Papille zu erkennen ist.

→ 13.14 Lösung: D)

Erörterung: Das Cushing-Syndrom entsteht durch eine endogene oder exogene Erhöhung von Glukokortikoiden. Als endogene Ursache kommt eine gesteigerte Kortisonausschüttung durch erhöhte ACTH- (Adenocorticotropes Hormon) Produktion in Frage, z. B. bei Hypophysentumoren oder als Paraneoplasie bei bestimmten Tumoren (v. a. beim Bronchial-Karzinom). Auch Nebennieren-Tumoren können zu einer erhöhten Kortisonausschüttung führen. Am häufigsten wird ein Cushing-Syndrom jedoch iatrogen durch medikamentöse Langzeitbehandlung mit Glukokortikosteroiden verursacht. Als eigentlichen Morbus Cushing bezeichnet man das zentrale Cushing-Syndrom mit hypothalamischer Überfunktion. Die Leitsymptome sind: rotes Vollmondgesicht, diabetische Stoffwechsellage, Stammfettsucht, Osteoporose, möglicherweise mit Knochenschmerzen, Striae rubrae, Hypogonadismus mit Libido- und Potenzverlust, bei der Frau Menstruationsstörungen. Weiterhin zeigen sich Muskelschwäche, Adynamie und psychische Veränderungen.

 3. Es besteht eine Stammfettsucht. Die Gliedmaßen sind dagegen eher atrophisch.

 5. Kortison führt zu einer Wachstumshemmung bei Kindern, indem es die Knochenreifung und das Längenwachstum verlangsamt.

? **13.15 Welche Symptome treten beim akuten Glaukom auf?**

1. starke Schmerzen
2. Übelkeit und Erbrechen
3. Regenbogenfarben sehen
4. gerötete Augen

Welche Aussage(n) ist/sind richtig?

A) nur 1.
B) 1. und 4.
C) 2. und 3.
D) 2., 3. und 4.
E) Alle Aussagen sind richtig.

? **13.16 Ein Junge hat vor drei Tagen beim Spielen einen Schlag in den Bauch bekommen. Jetzt hat er plötzlich Schmerzen im linken Oberbauch, die in die linke Schulter ausstrahlen. Er ist blaß und tachykard. Welchen Verdacht haben Sie?**

A) eingeklemmte Zwerchfellhernie
B) Perforation eines Stressulkus
C) Rippenfraktur
D) zweizeitige Milzruptur

→ 13.15 Lösung: E)

Erörterung: Erkennen eines akuten Glaukomanfalls.

1. und 2. Der akute Glaukomanfall ist ein für den Patienten sehr schmerzhaftes Ereignis, der Bulbus ist steinhart und die Schmerzen können in den ganzen Organismus ausstrahlen und somit die Diagnose erheblich erschweren. Auch Übelkeit und Erbrechen sowie Kopfschmerzen können bestehen. Anders als beim chronischen Glaukom, bei dem Schmerz nicht typisch ist und das deshalb oft erst im fortgeschrittenen Stadium durch Gesichtsfeldausfälle auffällt, bestehen hier oft Übelkeit, Erbrechen und Kopfweh.

3. Beim akuten Glaukom bestehen Sehstörungen. Der Patient sieht farbige Ringe um Lichtquellen, außerdem bestehen Nebelsehen und eine allgemeine Verschlechterung des Visus.

4. Das sogenannte „rote Auge" gehört ebenfalls zu den Symptomen des akuten Glaukoms.

→ 13.16 Lösung: D)

Erörterung: Eine Milzruptur entsteht in den meisten Fällen im Rahmen eines Polytraumas oder eines stumpfen Bauchtraumas. Sie kann einzeitig erfolgen, dabei kommt es sofort zu starken Schmerzen (in die linke Schulter ausstrahlend) und später zu einer generalisierten Abwehrspannung. Der starke Blutverlust führt zu Hypovolämie, Schockzeichen, Tachykardie etc. Bei der zweizeitigen Milzruptur entstehen zunächst kleinere subkapsuläre Risse, die zu einem Hämatom führen , das es nach einem größeren Zeitintervall rupturieren kann.

A) Die Symptome der Zwerchfellruptur sind Dyspnoe und Schmerzen. Eventuell treten zusätzlich ein Ileus und Abwehrspannung auf.

B) Die Perforation eines Stressulkus ist in diesem Alter etwas unwahrscheinlich. Im Vordergrund stünde hier massivster Schmerz mit stärkster Abwehrspannung. Zudem könnte man Bluterbrechen erwarten.

C) Eine Rippenfraktur macht in der Regel nicht erst drei Tage nach einem Unfallereignis Probleme. Die Schmerzen wären atemabhängig, eventuell könnte man eine paradoxe Atmung beobachten, auch die Palpation des Thorax gäbe Hinweise auf das Vorliegen einer Rippenfraktur.

D) siehe Erörterung

Themenübergreifende Fragen   309

? 13.17 In welcher Reihenfolge führen Sie Wiederbelebungsmaßnahmen bei Atem-Herz-Kreislaufstillstand richtig durch?

A) Atemwege frei machen – Beatmen – Herzdruckmassage.
Bei 2-Helfer-Methode: 15× HDM (Herzdruck-Massage), 1× Beatmen

B) Atemwege frei machen – Beatmen – Herzdruckmassage.
Bei 1-Helfer-Methode: 5× HDM, 2× Beatmen

C) Atemwege frei machen – Beatmen – Herzdruckmassage.
Bei 1-Helfer-Methode: 15× HDM, 2× Beatmen

D) Herzdruckmassage – Atemwege frei machen – Beatmen

E) Faustschlag auf das Brustbein – Herzdruckmassage – Atemwege frei machen – Beatmen

? 13.18 Schmerzen in der rechten Schulter. Was können Sie ausschließen?

A) Cholezystopathie

B) HWS-Syndrom

C) Herzinfarkt

D) nichts davon

→ 13.17 Lösung: C)

Erörterung: Die kardiopulmonale Reanimation bei Herz-Kreislauf-Stillstand erfolgt bei der Einhelfermethode folgendermaßen: der Patient wird auf den Rücken (auf eine harte Unterlage) gelagert, die Beine werden leicht angehoben. Nach Freimachen der Atemwege folgt eine zweimalige langsame Beatmung, dann 15 Herzdruckmassagen (3 Querfinger über der Schwertfortsatzspitze mit gestreckten Armen, Kompression durch Gewichtsverlagerung des neben dem Patienten knienden Helfers).
Bei der Zweihelfermethode führt ein Helfer die Herzdruckmassage durch, der zweite Helfer beatmet nach jeder 5. Kompression einmal.

→ 13.18 Lösung: D)

Erörterung: Schmerzen oder eine Schmerzausstrahlung in die rechte Schulter können vielfältige Ursachen haben. So kann beispielsweise eine Gallenkolik rechts in den Mittel- und Oberbauch, aber auch in die Schulter und den Rücken ausstrahlen. Beim HWS-Syndrom sind Schulter-Arm-Schmerzen naheliegend. Auch beim Herzinfarkt sind verschiedenste Schmerzstärken und -ausstrahlungen möglich, z. B. rechter und linker Arm bzw. Schulter, Hals, Unterkiefer, Epigastrium. Andererseits läuft ein Viertel der Herzinfarkte stumm ab, der Patient gibt keine Schmerzen an.
Somit kann man bei der genannten Schmerzlokalisation keine der in der Antwort angebotenen Erkrankungen ausschließen.

Themenübergreifende Fragen

? 13.19 **Man bringt einen stark unterernährten Säugling mit multiplen Rippen- und Armfrakturen zu Ihnen. Er hat vereinzelte „blaue Flecken". Wie lautet Ihr erster Verdacht?**

A) Sturz vom Wickeltisch
B) Glasknochenkrankheit (Osteogenesis imperfecta)
C) Mißhandlungsfolgen

? 13.20 **Ein Kind wird mit Verbrennungen ersten und zweiten Grades an Füßen und Unterschenkeln (Verbrühungen durch vergossenen Kaffee) zu Ihnen gebracht. Was tun Sie als Erste-Hilfe-Maßnahme?**

A) Füße zur Kühlung in kaltes Wasser stellen
B) mit Brandsalbe einreiben
C) einen Puderverband anlegen
D) mit normalem Salatöl bestreichen
E) mit Hühnereiweiß einreiben

→ 13.19 Lösung: C)

Erörterung: Bei mißhandelten Kindern finden sich häufig unterschiedlich alte Verletzungen bzw. Frakturen. Auch das Verteilungsmuster der Verletzungen ist anders als bei den bekannten Hämatomen durch normales Hinfallen kleiner Kinder (hier sind vor allem Stirn und Schienbeine betroffen). Oft ist auch die linke Körperhälfte stärker betroffen, die Mehrzahl der Mißhandler sind ja Rechtshänder. Ein weiteres Verdachtsmoment ist in der genannten Frage die nicht erklärliche Unterernährung des Säuglings, weswegen hier an eine Vernachlässigung gedacht werden sollte.

B) Bei der Osteogenesis imperfecta handelt es sich um eine vererbbare Erkrankung des Bindegewebes, die Knochen sind abnorm brüchig, zeigen Verkrümmungen und Osteoporose, typisch dabei sind auch Minderwuchs, Schwerhörigkeit, bläuliche Skleren etc.

→ 13.20 Lösung: A)

Erörterung: Einteilung der Verbrennungen in vier Schweregrade:
I.: Erythem und Ödem, die Abheilung erfolgt ohne Narbenbildung
II.: Erythem mit Blasenbildung
III.: blaß-weißliche Haut ohne Blasenbildung, wenig Schmerzempfindlichkeit durch Zerstörung der Schmerzrezeptoren, heilt unter Narbenbildung ab
IV.: schwarz, trocken, verkohlt

A) Zu den Sofortmaßnahmen gehört die Kühlung der Haut und nachfolgende sterile Abdeckung der betroffenen Areale.

? 13.21 Was bedeutet „lytische Entfieberung"?

A) plötzlicher Fieberabfall
B) allmählicher Fieberrückgang
C) Fieberabfall unter 34 °C (im Sinne einer Autolyse)
D) Fieberrückgang mit Haarausfall

? 13.22 Welche Aussage/n zur Angina trifft/treffen zu?

1. Angina catarrhalis: Rötung und Schwellung der Tonsillen
2. Angina lacunaris: Eiterpfröpfe sitzen auf den Kryptenmündungen
3. Angina Plaut-Vincent: Ulzeration und geschwüriger Zerfall beider Tonsillen
4. Diphtherie: die Beläge auf den Tonsillen lassen sich leicht mit einem Wattebausch abwischen

A) nur 2.
B) 1. und 2.
C) 1. und 3.
D) 1. und 4.
E) 3. und 4.

→ 13.21 Lösung: B)

Erörterung: Eine lytische Entfieberung ist das allmähliche Abklingen eines Fiebers, als Lyse bezeichnet man auch das langsame Abklingen einer Erkrankung. Den schnellen, plötzlichen Fieberabfall bezeichnet man als Krisis, er wird eventuell von Kreislaufregulationsstörungen begleitet.

→ 13.22 Lösung: B)

Erörterung: Verschiedene Formen von Entzündungen des lymphatischen Rachengewebes

1. + 2. Die Symptome der verschiedenen Angina-Formen sind oft ähnlich. Typisch sind Fieber, Brennen und Schmerzen im Rachen, die bis ins Ohr ausstrahlen können. Die entzündeten Tonsillen und oft auch die Rachenhinterwand sind rot und geschwollen (A. catharralis: ohne Beläge), bei A. follicularis zeigen sich Stippchen und bei A. lacunaris gelbe Flecken auf den Tonsillen. Meistens ist eine Angina durch β-hämolysierende Streptokokken, gelegentlich durch Staphylokokken oder Pneumokokken bedingt.

3. Die Angina Plaut-Vincent wird durch fusiforme Stäbchen bedingt. Dabei ist in der Regel nur eine Tonsille betroffen, es zeigt sich ein tiefes Ulkus. Die subjektiven Beschwerden des Patienten sind oftmals erstaunlich gering.

4. Die Tonsillenbeläge bei der Diphtherie, auch „pseudomembranöse" Beläge genannt, haften in der Regel fest auf ihrer Unterlage. Erreger ist das Corynebacterium diphtheriae.

? 13.23 Welche Organe kann man beim Gesunden am ehesten (aber nicht auf jeden Fall) palpieren?

1. Leber
2. Niere
3. volle Harnblase
4. leere Harnblase
5. Appendix

Welche Aussage(n) ist/sind richtig?

A) nur 3.
B) 1. und 5.
C) 1., 2. und 3.
D) 2. und 4.
E) 2., 4. und 5.

? 13.24 Welche Aussage/n über den Ductus thoracicus trifft/treffen nicht zu?

1. Der Ductus thoracicus führt die Lymphe v. a. aus der unteren Körperhälfte.
2. Er verläuft hinter dem Oesophagus.
3. Er tritt zusammen mit der Aorta durch das Zwerchfell.
4. Als Filterstationen sind die Hiluslymphknoten im Mediastinum zwischengeschaltet.

A) nur 1.
B) nur 4.
C) 1. und 4.
D) 2. und 3.
E) 1., 2. und 3.

→ 13.23 Lösung: C)

Erörterung: Unter palpieren versteht man das Tasten zu Untersuchungszwecken.

✓ 1. Die Leber ist häufig am rechten Rippenbogen zu tasten, der Patient wird dabei aufgefordert, unter der palpierenden Hand tief einzuatmen.

✓ 2. Beim schlanken Patienten ist die Niere palpabel, wenn eine Hand unter dem Rücken zwischen Rippenbogen und Hüftkamm gelegt wird und die andere Hand vom Abdomen her an der entsprechenden Stelle tastet.

✓ 3. Eine gefüllte Harnblase ist über der Symphyse evtl. prall-elastisch zu tasten, bei Harnverhalt kann sie sehr große Ausmaße annehmen.

F 4. Die leere Harnblase hingegen ist nicht zu tasten, sie liegt dann schlaff hinter der Symphyse.

F 5. Die Appendix zu tasten ist in der Regel nicht möglich, sie ist zu klein und nachgiebig, um sicher durch die Bauchdecke hindurch getastet werden zu können. Außerdem gibt es gerade bei der Appendix vielfältige Lagevariationen.

→ 13.24 Lösung: B)

Erörterung: Die Lymphe ist aus den Interzellularräumen abgeleitete Flüssigkeit. Über Lymphkapillaren gelangt die Flüssigkeit ins Lymphgefäßsystem, dem Lymphknoten als Filter und Antigenerkennungsort zwischengeschaltet sind, und wird schließlich über eine Mündung im linken Venenwinkel wieder dem Blutkreislauf zugeführt.

F 1. Der Ductus thoracicus entsteht durch die Vereinigung von beiden Trunci lumbales und beiden Trunci intestinales und führt somit die Lymphe vorwiegend aus der unteren Körperhälfte.

F 2.+3. Der Ductus thoracicus liegt hinter dem Ösophagus, vor den Wirbelkörpern und rechts von der Aorta. Er zieht mit der Aorta gemeinsam durch das Zwechfell (Hiatus aorticus).

✓ 4. Die mediastinalen Lymphknoten sind nicht zwischengeschaltet, sondern werden über den Truncus bronchomediastinalis sinister, ebenso wie kleine Lymphgefäße aus den Interkostalräumen, abdrainiert.

? 13.25 Welche Symptome können durch ein intrakranielles Tumorwachstum entstehen?

1. Sehstörungen
2. Bradypnoe
3. Epilepsie
4. Psychosen

Welche Aussage(n) ist/sind richtig?

A) nur 3.
B) nur 4.
C) 1. und 3.
D) 1., 2. und 3.
E) Alle Aussagen sind richtig.

? 13.26 Ein männlicher 27jähriger Patient klagt über zunehmende Mattigkeit und Schwäche sowie Gewichtsverlust in letzter Zeit. Bei der körperlichen Untersuchung stellen Sie dick verbackene Lymphknotenpakete am Hals fest, ferner gibt er an, Schmerzen in den Lymphknoten zu bekommen wenn er Alkohol trinkt. Welche Erkrankung vermuten Sie?

A) Angina
B) Lymphadenitis
C) maligne Lymphknotenerkrankung (z. B. M. Hodgkin)

→ **13.25 Lösung: E)**

Erörterung: Je nach Lokalisation können intrakranielle Tumoren zahlreiche Symptome hervorrufen. Auch primär gutartige Tumoren des ZNS können schwere Folgen durch raumforderndes Wachstum nach sich ziehen.
So findet man in vielen Fällen Kopfschmerzen, vor allem beim Bücken (intrakranielle Druckerhöhung). Tumore der Großhirnhemisphären verursachen recht früh symptomatische Epilepsien, weiterhin sind Veränderungen von Persönlichkeit und Verhalten bis hin zu Psychosen zu beobachten. Bei Frontalhirnaffektionen sind Antriebsveränderungen und Distanzlosigkeit zu finden. Ist der Schläfenlappen betroffen, zieht dies häufig eine Änderung des Aggressionsverhaltens oder Depression nach sich.
Bei Verdrängung der Sehbahn sind Sehstörungen, meist in Form von Gesichtsfeldausfällen zu beobachten, ebenso kann es bei Tumorwachstum im Stammhirnbereich zu vegetativen Symptomen und Atemantriebsstörung (Bradypnoe) kommen.

→ **13.26 Lösung: C)**

Erörterung: Differentialdiagnose von Lymphknotenschwellungen.

[F] **A)** Bei einer Angina tonsillaris kommen zwar auch Lymphknotenvergrößerungen am Hals vor, jedoch sind sie nicht zu derben Paketen verbacken. Zudem ist die Gewichtsabnahme der letzten Zeit dadurch nicht ausreichend erklärt, ebensowenig die körperliche Schwäche.

[F] **B)** Bei einer Lymphadenitis handelt es sich um eine entzündliche Anschwellung von Lymphknoten während der Organismus einen Infekt bekämpft, meistens ist davon nur eine Lymphknotengruppe betroffen. Auch hier sind die vergrößerten Knoten in der Regel nicht verbacken.

[✓] **C)** Bei der Lymphogranulomatose (Morbus Hodgkin), einem malignen Lymphom, handelt es sich um eine bösartige Lymphknotenerkrankung. Dabei sind zu Anfang sehr häufig die Lymphstationen im Halsbereich betroffen. Typisch ist hier der Schmerz in den Lymphknotenpaketen nach Alkoholgenuß, ebenso wie die Mattigkeit und der Gewichtsverlust. Häufig sind Leber- und Milzvergrößerungen.

? **13.27 Welche Komplikationen können durch eine lange Bettlägrigkeit entstehen?**

1. Pneumonie
2. Lungenembolie
3. Osteoporose
4. Gerinnungsstörungen
5. Dekubitus

Welche Aussage(n) ist/sind richtig?

A) nur 2.
B) 1. und 3.
C) 1., 2., 3. und 5.
D) 2., 3., 4. und 5.
E) Alle Aussagen sind richtig.

? **13.28 Prüfen Sie folgende Aussagenkombination:**

Basaliome im Gesichtsbereich haben auch bei adäquater Therapie eine schlechte Prognose,
weil
Basaliome schnell infiltrierend wachsen und häufig metastasieren.

Antwort	erste Aussage	zweite Aussage	Verknüpfung
A	richtig	richtig	richtig
B	richtig	richtig	falsch
C	richtig	falsch	
D	falsch	richtig	
E	falsch	falsch	

→ 13.27 Lösung: C)

Erörterung: Bettlägrigkeit und ihre Folgen.

1. Bei langer Bettlägrigkeit kann sich leichter eine Pneumonie entwickeln, da der Patient hierbei eher flach atmet. Außerdem verändert der Patient seltener seine Lage, wodurch die Blutverteilung in der Lunge meist dieselbe bleibt (hypostatische Pneumonie). Bei einem Krankenhausaufenthalt ist zudem die Gefahr hoch, eine nosokomiale Infektion mit resistenten Erregern zu erwerben.

2. Bei längerer Immobilisation ist ebenso die Gefahr einer Thrombosebildung erhöht (fehlende Aktivität der Muskelpumpe), welche eine Lungenembolie nach sich ziehen kann.

3. Durch Nichtbelastung des Skelettes finden reaktiv Knochenabbauvorgänge statt, somit kann sich bei längerem Liegen eine Osteoporose bilden bzw. verstärken.

4. Gerinnungsstörungen werden nicht durch Inaktivität hervorgerufen.

5. Langes Liegen auf immer derselben Hautpartie (Steiß, Fersen) kann durch den ständigen Druck im Gewebe und damit einer verschlechterten Blutversorgung zu Nekrosen führen, ein Dekubitalgeschwür kann sich entwickeln.

→ 13.28 Lösung: E)

Erörterung: Basaliome sind sogenannte semimaligne Tumoren. Das bedeutet, daß praktisch keine Streuung stattfindet, aber lokal wachsen sie bösartig destruierend. Sie entstehen bevorzugt auf sonnenexponierter Haut. Die adäquate Therapie beim Basaliom ist die sorgfältige operative Entfernung des an sich langsam wachsenden Hauttumors. Die Prognose ist also bei rechtzeitiger Entfernung gut.

? 13.29 Fallbeispiel: Ein Patient hat am Unterschenkel ein scharf umrissenes, gerötetes, ödematöses Exanthem. Was vermuten Sie?

1. Beinvenenthrombose
2. Erysipel
3. Rechtsherzinsuffizienz
4. nephrotisches Syndrom
5. Lymphabflußstörung

Welche Aussage(n) ist/sind richtig?

A) nur 1.
B) nur 2.
C) 3. und 4.
D) 3. und 5.
E) Alle Aussagen sind richtig.

? 13.30 Erste-Hilfe-Maßnahmen bei Verbrennungen/Verbrühungen sind:

1. Volumenzufuhr
2. Hitzeeinwirkung durch viel kaltes Wasser vermindern
3. Patient beruhigen
4. Mehl oder Puder auftragen
5. größere Wunden mit sterilem oder zumindest sauberem Tuch abdecken

Welche Aussage(n) ist/sind richtig?

A) nur 2.
B) nur 5.
C) 3. und 4.
D) 1., 2., 3. und 5.
E) Alle Aussagen sind richtig.

→ 13.29 Lösung: B)

 Erörterung: Erkennen eines Erysipels.

[F] **1.** Bei einer Beinvenenthrombose ist die Extremität livide verfärbt, geschwollen, überwärmt und es besteht ein Wadendruckschmerz. Dabei ist die Rötung nicht scharf umrissen.

[✓] **2.** Das Erysipel (Wundrose) ist eine schmerzhafte Entzündung von Kutis und Subkutis, meist hervorgerufen durch Streptokokken. Typischerweise ist das Exanthem scharf begrenzt. Oft bestehen Fieber und systemische Entzündungszeichen. Das Erysipel ist stark schmerzhaft.

[F] **3.** Bei der Rechtsherzinsuffizienz können Beinödeme bestehen, diese findet man jedoch meistens beidseitig. Es bestehen keine Entzündung oder Rötung.

[F] **4.** Beim nephrotischen Syndrom ist infolge renaler Eiweißverluste die Plasmaosmolarität vermindert. Dadurch wandert mehr Flüssigkeit in Gewebsspalten ab, es entstehen Ödeme, vor allem in den abhängigen Körperpartien.

[F] **5.** Auch bei einer Lymphabflußstörung findet sich vermehrt Flüssigkeit im Gewebe distal der Verschlußstelle.

→ 13.30 Lösung: D)

 Erörterung: Erste Hilfe bei Verbrennungen beinhaltet die Beruhigung des Patienten. Weiterhin sollte eine andauernde Hitzezufuhr unterbrochen werden (löschen, kaltes Wasser, entfernen nicht verklebter Kleidung). Die Wunden sollten nach Möglichkeit keimfrei abgedeckt werden. Ist ein größeres Hautareal verbrannt und besteht die Gefahr eines größeren Flüssigkeitsverlustes (Schockgefahr), so sollte neben Puls- und Blutdrucküberwachung auf eine genügende Volumenzufuhr geachtet werden; eventuell Sauerstoffgabe.

[F] **4.** Das Auftragen von Mehl oder Puder ist stets kontraindiziert und keine Erste-Hilfe-Maßnahme.

? **13.31 Bei welchen Erkrankungen können Sehstörungen auftreten?**

1. Iritis
2. Multiple Sklerose
3. Methanolvergiftung
4. Überdosierung von Herzglykosiden
5. Einnahme von Muskelrelaxanzien
6. Botulismus

Welche Aussagen sind richtig?

A) 1. und 3.
B) 2. und 6.
C) 1., 3., 4. und 5.
D) 2., 4., 5. und 6.
E) Alle Aussagen sind richtig.

? **13.32 Ein Patient mit Bewußtseinstrübung hat einen süß-fauligen Mundgeruch. Welches ist die wahrscheinlichste Diagnose?**

A) Coma hyperglycaemicum
B) Achalasie
C) Coma uraemicum
D) Leberzerfallskoma
E) Apoplex

→ 13.31 Lösung: E)

Erörterung: Sehstörungen können nicht nur bei Augenerkrankungen auftreten.

☑ **1.** Bei einer Iritis verschlechtert sich vorübergehend der Visus durch Trübung des Kammerwassers und Eiweißniederschläge an der Hornhautrückfläche.

☑ **2.** Häufiges Erstsymptom bei einer Multiplen Sklerose ist die sogenannte Optikusneuritis, eine oft reversible Sehstörung, bei der die Verschlechterung von einer Trübung oder Schleiersehen bis zu einer vorübergehenden Erblindung reichen kann.

☑ **3.** Durch eine Methanolvergiftung wird der Nervus opticus geschädigt, zudem entsteht ein Retinaödem.

☑ **4.** Bei einer Überdigitalisierung kann es zu Störungen des Farbensehens kommen.

☑ **5.** Bei Einnahme von Muskelrelaxanzien können durch Schwäche der äußeren Augenmuskeln Doppelbilder entstehen.

☑ **6.** Beim Botulismus bilden sich allgemein Lähmungen aus, dadurch entstehen durch Schwäche der Augenmuskeln Doppelbilder und Akkomodationsstörungen.

→ 13.32 Lösung: A)

Erörterung: Häufige Ursachen eines Coma hyperglycaemicum sind Insulinmangel bei Diätfehler, zu niedrig dosierter oder fehlender Medikation.

☑ **A)** Beim ketoazidotischen Koma (Coma hyperglycaemicum) ist beim Patienten ein süßlich-fauliger, an überreifes Obst erinnernder Geruch auszumachen.

☐F **B)** Der Achalasie liegt eine gestörte Motilität des Ösophagus mit fehlender Erschlaffung zu Grunde. Dabei steht eine Dysphagie im Vordergrund, es kann zu Regurgitationen kommen.

☐F **C)** Urämie bezeichnet eine Überlastung des Blutes mit nichtausgeschiedenen harnpflichtigen Substanzen bei terminaler Niereninsuffizienz. Der Patient verströmt dabei einen urinartigen Geruch (Foetor uraemicus).

☐F **D)** Bei einem Patienten im Leberzerfallskoma kann man den Foetor hepaticus wahrnehmen, er riecht nach frischer Leber.

☐F **E)** Bei Patienten mit Apoplex kann man keinen typischen Geruch wahrnehmen.

Themenübergreifende Fragen

? 13.33 Was trifft für einen gesunden zwölf Monate alten Säugling zu?

1. Er sollte ca. 90 cm groß sein.
2. Er sollte sein Geburtsgewicht etwa verdoppelt haben.
3. Er kann seit mindestens drei Monaten frei sitzen.
4. Er kann kurz frei stehen.
5. Er kann einzelne Worte sprechen.

Welche Aussage(n) ist/sind richtig?

A) nur 1.
B) nur 5.
C) 3. und 4.
D) 2., 3. und 4.
E) 3., 4. und 5.

? 13.34 Erste Hilfe bei Nasenbluten:

1. Kopf im Sitzen nach vorne und Nasenflügel zusammendrücken
2. Kopf nach hinten und heiße Umschläge auf Stirn
3. im Liegen kalte Wadenwickel
4. stabile Seitenlage

Welche Aussage(n) ist/sind richtig?

A) nur 1.
B) nur 2.
C) 1. und 3.
D) 1. und 4.
E) 2. und 3.

→ **13.33 Lösung: E)**

Erörterung: Entwicklungsstufen eines Säuglings.

1. Ein einjähriger Säugling mißt zwischen 70 und 80 cm, mit zwei Jahren werden etwa 90 cm erreicht.

2. Mit 12 Monaten sollte der Säugling sein Gewicht verdreifacht haben, eine Verdoppelung des Gewichtes sollte bereits mit 4–5 Monaten erreicht sein.

3. Ab dem 9. Lebensmonat sollte ein Säugling frei sitzen können.

4. Mit einem Jahr kann ein gesunder Säugling kurz frei stehen.

5. Ebenso kann ein Einjähriges in der Regel 2–3 Worte sprechen.

→ **13.34 Lösung: A)**

Erörterung: Bei einfachem Nasenbluten sollte sich der Patient nach vorne neigen, damit er das Blut nicht verschlucken muß (Blut ist ein starkes Emetikum). Weiterhin sollten Nacken, Stirn und Nasenrücken gekühlt und die Nasenflügel für einige Minuten zusammengedrückt werden. Sistiert die Blutung noch immer nicht, kann das Nasenloch mit einer adrenalingetränkten Watte austamponiert werden.

? **13.35 Bei einem 18jährigen Patienten treten nach einem viralen Infekt mit Halsschmerzen und Fieber Gewichtsabnahme, Durst und Polyurie sowie Furunkel und Juckreiz auf.
Welches ist die wahrscheinlichste Diagnose?**

A) Rechtsherzinsuffizienz
B) Pyelonephritis
C) Diabetes mellitus
D) Hyperthyreose
E) Hepatitis-A-Infektion

? **13.36 Was trifft bei der Psoriasis vulgaris (Schuppenflechte) zu?**

1. Prädilektionsstellen sind Ellenbogen, Knie und Kreuzbeingegend
2. immer Schleimhautbefall
3. scharf begrenzte, rote, schuppende Herde mit silbrigem Schimmer

Welche Aussage(n) ist/sind richtig?

A) nur 1.
B) nur 3.
C) 1. und 2.
D) 1. und 3.
E) Alle Aussagen sind richtig.

→ 13.35 Lösung: C)

Erörterung: Ätiologie und Symptome eines Diabetes mellitus.

F A) Bei einer Rechtsherzinsuffizienz wären Ödeme zu erwarten.

F B) Die Pyelonephritis ist eine bakterielle Entzündung von Niereninterstitium und Kelchsystem, die Infektion erfolgt aufsteigend oder hämatogen. Eine erhöhte Infektanfälligkeit ist durch die Pyelonephritis allerdings wenig erklärbar.

✓ C) Ein Typ-1-Diabetes manifestiert sich häufig nach viralen oder auch bakteriellen Infekten, d. h. wenn immunologische Reaktionen ausgelöst werden. Der Diabetes mit absolutem Insulinmangel ist hier ein Autoimmunprozeß, bei dem sich Antikörper gegen Inselzellgewebe finden lassen. Gewichtsabnahme, Durst und Polyurie lassen sich durch die osmotische Diurese bei erhöhten Blutzuckerwerten erklären. Ebenso findet man bei Diabetes mellitus häufig Juckreiz und eine allgemeine Resistenzminderung, was im oben angeführten Fall die Furunkulose erklären kann.

F D) Bei der Hyperthyreose stehen Symptome wie Tachykardie, Unruhe, Nervosität, Struma und Appetitsteigerung bei gleichzeitiger Gewichtsabnahme im Vordergrund.

F E) Bei Hepatitis A wäre eventuell ein Ikterus, Leistungsschwäche und Hepatomegalie zu erwarten. Juckreiz kann ebenfalls bestehen.

→ 13.36 Lösung: D)

Erörterung: Die Disposition zur Psoriasis ist erblich. Sie manifestiert sich an der Haut, gelegentlich aber auch an den Schleimhäuten, Fingernägeln und Gelenken. Es entstehen scharf aber oft unregelmäßig begrenzte Papeln mit silbriger Schuppung, die konfluieren können. Vorwiegend sind die Streckseiten der Extremitäten und der behaarte Kopf betroffen. Oft zeigt sich eine Besserung im Sommer und eine Verschlechterung in den Wintermonaten. Juckreiz besteht kaum.

Themenübergreifende Fragen   329

? 13.37 Anfallsartiges Auftreten von Zittern, Schwitzen, Herzklopfen und Kopfschmerz deutet hin auf:

1. Depression
2. Gehirnverkalkung
3. Verminderung von Nebennierenhormonen
4. Hyperthyreose
5. Probleme vom Nebennierenmark ausgehend mit vermehrter Hormonausschüttung

Welche Aussagen sind richtig?

A) 1. und 5.
B) 2. und 3.
C) 4. und 5.
D) 1., 2. und 3.
E) 1., 4. und 5.

? 13.38 Motorradunfall, der Patient ist bei Bewußtsein und ansprechbar und hat offensichtlich eine geschlossene Unterschenkelfraktur. Was tun Sie?

1. stabile Seitenlage
2. in Rückenlage belassen
3. Unterschenkelfraktur stabilisieren
4. am Bein oberhalb der Fraktur einen Druckverband anlegen

Welche Aussage(n) ist/sind richtig?

A) nur 1.
B) nur 2.
C) 2. und 3.
D) 1., 3. und 4.
E) Alle Aussagen sind richtig.

→ 13.37 Lösung: A)

Erörterung: Adrenalin ist ein im Nebennierenmark gebildetes Katecholamin, welches sympathomimetische Wirkung hat, d. h. es steigert Herzfrequenz, Herzminutenvolumen und Blutdruck. Ferner vermindert es die Darmmotilität und läßt die Bronchialmuskulatur erschlaffen, Glukose wird aus den Speichern mobilisiert, es entsteht eine Hyperglykämieneigung. Auch Angstgefühle werden durch dieses Hormon verursacht.

✓ **1.** Bei einer Depression, insbesondere bei der larvierten Depression können die Patienten über die oben genannten Beschwerden klagen. Bevor man obige Symptome aber durch eine Depression erklärt, sollte man organische Ursachen sorgfältig ausgeschlossen haben!

F **2.** Eine Gehirnverkalkung oder Demenz beschreibt eine Verminderung intellektueller Fähigkeiten und äußert sich vor allem durch Wahrnehmungs-, Gedächtnis-, Denk- und Orientierungsstörungen, sowie durch Apraxie.

F **3.** Wie aus der Erörterung ersichtlich, führt ein Mangel an Katecholaminen zu entgegengesetzten Symptomen.

F **4.** Auch die Hyperthyreose zeigt oft ein Zittern (Tremor), Schweißneigung und Herzklopfen, jedoch eher dauerhaft und nicht anfallsweise. Auch ist Kopfweh kein typisches Symptom der Hyperthyreose.

✓ **5.** Bei vermehrter Ausschüttung von Katecholaminen, beispielsweise beim Phäochromozytom, einem meist gutartigen Tumor des Nebennierenmarkes, kommt es zu Schwitzen, Tachykardie (erscheint dem Patienten als Herzklopfen) und Zittern. Starke Blutdruckanstiege führen dabei zu Kopfschmerzen.

→ 13.38 Lösung: C)

Erörterung: Erste Hilfe bei geschlossener Unterschenkelfraktur.

F **1.** Die stabile Seitenlage wird beim bewußtlosen Patienten gewählt, um die Atemwege freizuhalten und einer Aspiration vorzubeugen.

✓ **2.** Den wachen und ansprechbaren Verletzten sollte man in Rückenlage bringen und sorgfältig beobachten.

✓ **3.** Für den weiteren Transport und zur Vermeidung weiterer Verletzungen stabilisiert man die verletzte Extremität am besten in einer Vakuummatratze oder -schiene.

F **4.** Da es sich hier offensichtlich um eine geschlossene Fraktur handelt, sollte eine Unterbindung der Blutzufuhr durch einen Druckverband unterbleiben. Dies wäre eventuell bei einer offenen Fraktur oder Wunde mit gefährlichen Blutverlusten nötig. Auf die mögliche Ausbildung eines die Blutversorgung sekundär unterbindenden Hämatoms muß geachtet werden.

? 13.39 Ein 50jähriger Patient mit Schüttelfrost, echtem Innenknöchelgeschwür mit randständiger Rötung, welches sich stark schmerzhaft mit zungenförmigen Ausläufern und Ödembildung zeigt, leidet am ehesten an:

A) Erythema nodosum
B) Nesselsucht
C) Thrombophlebitis
D) Erysipel
E) Psoriasis

? 13.40 Cerumen (Ohrenschmalz):

1. stellt eine Verschmutzung des Gehörganges dar und muß gründlich instrumentell entfernt werden
2. kann zu Schalleitungsstörungen führen
3. ist ein Zeichen für mangelnde Hygiene
4. wird im inneren Teil des äußeren Gehörganges gebildet
5. ist ein ausgezeichneter Nährboden für Bakterien

Welche Aussage(n) ist/sind richtig?

A) 1., 3. und 5.
B) 1., 2. und 3.
C) nur 2.
D) 2. und 4.
E) Alle Antworten sind richtig.

→ 13.39 Lösung: D)

Erörterung: Verschiedene entzündliche Hautveränderungen.

A) Ein Erythema nodosum zeigt sich als münzförmige, livide verfärbte und sehr schmerzhafte Knotenbildung, meist symmetrisch an den Schienbeinen. Fieber, Kopf- und Gelenkschmerzen sowie eine erhöhte Blutkörperchensenkungsgeschwindigkeit sind dabei oft zu finden. Es ist vermutlich eine Immunkomplexvaskulitis, die gehäuft zusammen mit Tuberkulose, Streptokokkeninfekten und bei bestimmten rheumatischen Erkrankungen auftritt.

B) Bei der Nesselsucht (Urtikaria) entstehen keine schmerzhaften, sondern juckende Effloreszenzen.

C) Entzündungen der Venenwand (Thrombophlebitis). Sie zeigt ein eher strangartiges Befallsmuster, entsprechend dem Verlauf der Venen.

D) Die Frage beschreibt ein typisches Erysipel, dabei diente das echte Innenknöchelgeschwür als Eintrittspforte für die sich in der Haut ausbreitenden Streptokokken, die Rötung ist üblicherweise scharf begrenzt.

E) Psoriasiseffloreszenzen sind nicht schmerzhaft. An den silbrig erscheinenden, verdickten Hautpartien zeigt sich allenfalls leichter Juckreiz. Fieber und Schüttelfrost finden sich nicht.

→ 13.40 Lösung: C)

Erörterung: Ohrenschmalz wird im knorpeligen äußeren Anteil des äußeren Gehörganges gebildet. Es setzt sich zusammen aus abgeschilferten Epidermiszellen, Talg und Pigment. Durch die Abschilferung mit anschließender Wanderung des Gehörgangsepithels wird das Cerumen ständig nach außen transportiert. Das Vorkommen von Cerumen ist sicherlich kein Anzeichen mangelnder Hygiene. Bei übermäßiger Bildung beziehungsweise gehindertem Transport nach außen oder Manipulationen am Gehörgang kann sich ein Schmalzpfropf bilden, was dann zu einer Schallleitungsschwerhörigkeit führt. Nur dann sollte der Gehörgang am besten durch Spülung mit warmem Wasser oder nötigenfalls instrumentell vom Cerumen befreit werden.

? 13.41 Prüfen Sie folgende Aussagenkombination:

Beim Glaukom (grüner Star) kommt es durch Netzhautablösung zur Erblindung,
weil
durch eine Verlegung des Tränenkanals der Augeninnendruck erhöht wird.

Antwort	erste Aussage	zweite Aussage	Verknüpfung
A	richtig	richtig	richtig
B	richtig	richtig	falsch
C	richtig	falsch	
D	falsch	richtig	
E	falsch	falsch	

? 13.42 Den Grad einer Verbrennungsverletzung beurteilt man nach:

A) den Hautveränderungen
B) dem Abstand der Hitzequelle von der Haut
C) der Art der Hitzeeinwirkung
D) der Neunerregel von Wallace
E) der Dauer der Hitzeeinwirkung

→ 13.41 Lösung: E)

Erörterung: Beim Glaukom oder grünen Star kommt es durch eine stetige (chronisches Glaukom) oder anfallsweise (akutes Glaukom) Erhöhung des Augeninnendruckes zu einer fortschreitenden Atrophie der Sehnervenpapille und damit zu Sehstörungen bis hin zur Erblindung. Beim akuten Glaukom treten stärkste Schmerzen auf, die in den gesamten Körper ausstrahlen können. Beim chronischen Glaukom ist die Druckerhöhung stetig, erstes für den Patienten wahrnehmbares Symptom sind Sehstörungen. Beim akuten Engwinkelglaukom kommt es durch eine Verlegung des Schlemmschen Kanals (stärkere Einengung des Kanals durch den Irisrand bei weiter Pupille) zur intraokulären Druckerhöhung. Bei einer Verlegung des Tränenkanals ist der Abfluß der Tränenflüssigkeit zur Nase hin verlegt, sie fließt daher über den Lidrand hinweg ab.

→ 13.42 Lösung: A)

Erörterung: Einteilung der Verbrennungen in vier Schweregrade:
I.: Erythem und Ödem, die Abheilung erfolgt ohne Narbenbildung.
II.: Erythem mit Blasenbildung.
III.: Blaß-weißliche Haut ohne Blasenbildung, wenig Schmerzempfindlichkeit durch Zerstörung der Schmerzrezeptoren, heilt unter Narbenbildung ab.
IV.: schwarz, trocken, verkohlt.

D) Die Neunerregel bei der Einteilung von Verbrennungen hilft, das Ausmaß der Verbrennungen (Anteil der verbrannten Körperoberfläche) abzuschätzen. Dabei gilt in etwa: Obere Extremität: 9%, untere Extremität 2 × 9%, Kopf 9%, Rumpf vorne und hinten je 2 × 9%.

? 13.43 Candida albicans kommt häufig als normaler Bewohner der Mundhöhle vor. Unter bestimmten Bedingungen kann aber auch eine Candidiasis als Krankheit auftreten, nämlich bei:

A) Reduktion der Abwehrkräfte des Organismus infolge von Erkrankungen des Knochmarks und nach Therapie mit Antibiotika, Kortikosteroiden oder Zytostatika

B) Genuß pilzbesiedelter Speisen, die spezielle Nahrungssubstanzen für das Pilzwachstum darstellen

C) Übertragung von besonders virulenten Pilzsporen von Mensch zu Mensch durch Küsse

D) Inhalation von besonders virulenten Pilzsporen

E) Bluttransfusionen, die zur Substitution von Erythrozyten durchgeführt werden

? 13.44 Welche der folgenden Zuordnungen von Inspektionsbefunden zu den Erkrankungen trifft beim Erwachsenen nicht zu?

A) Zyanose   Polyglobulie
B) Ikterus   Lebererkrankungen
C) Blässe   Anämie
D) Lidödeme   Herzinsuffizienz
E) Exophtalmus   Schilddrüsenüberfunktion

→ 13.43 Lösung: A)

Erörterung: Candida albicans ist Bestandteil der normale Flora von Haut und Schleimhaut des Menschen. Bei herabgesetzten Abwehrkräften des Organismus wird die Entwicklung einer sogenannten endogenen Candidainfektion begünstigt, das heißt, daß für Candida in diesem Falle besonders günstige Wachstumsbedingungen bestehen und die Hefe die restliche Normalflora somit überwuchert. Dies geschieht häufig bei malignen hämatologischen Erkrankungen, bei antimikrobieller und zytostatischer Therapie, bei AIDS und anderen erworbenen oder angeborenen Immunmängeln, bei vorbestehendem Diabetes mellitus und auch bei vorgeschädigter Haut (z. B. Windeldermatitis des Säuglings).

→ 13.44 Lösung: D)

Erörterung: Inspektion bezeichnet das Untersuchen eines Patienten durch Betrachten.

 A) Als Zyanose bezeichnet man eine blau-rote Verfärbung der Haut bei Vorkommen von mehr als 30 bis 50 g reduziertem Hämoglobin pro Liter Blut. Sie ist ein häufiges Symptom respiratorischer und zirkulatorischer Störungen. Bei Polyglobulie, beispielsweise bei der Polyzythämie kann eine Zyanose auch unter normalen Atmungs- und Kreislaufverhältnissen auftreten, da so viel Hämoglobin existiert, daß es in der Lunge gar nicht vollständig mit Sauerstoff gesättigt werden kann.

 B) Eines der Leitsymptome bei Lebererkrankungen ist die Gelbfärbung der Haut (Ikterus) bei Hyperbilirubinämie.

 C) Typisches Zeichen einer Anämie ist die Blässe. Cave: eine Zyanose bildet sich bei Anämie spät aus (Umkehrfall zur Polyglobulie).

 D) Leitsymptom bei Herzinsuffizienz sind Lungen- bzw. Beinödeme. Lidödeme zeigen sich beim nephrotischen Syndrom.

 E) Bei der autoimmunen Hyperthyreose (Typ Basedow) findet sich meist zusätzlich ein Exophthalmus.

Themenübergreifende Fragen

? 13.45 Welche Aussage zur Milzpalpation beim Erwachsenen sind richtig?

1. Die normal große Milz ist bei schlanken, jungen Erwachsenen in tiefster Inspiration meist tastbar.
2. Eine in Atemmittelstellung tastbare Milz ist immer vergrößert.
3. Die Milzgröße kann durch Perkussion zuverlässig ermittelt werden.
4. Der untere Rand der Milz bewegt sich bei Inspiration kaudalwärts.
5. Bei dünnen Bauchdecken ist die Milz im Zweifelsfalle an ihrer höckrigen Oberfläche zu erkennen.

Welche Aussagen sind richtig?

A) 1. und 4.
B) 2. und 4.
C) 1., 2. und 4.
D) 2., 3. und 5.
E) 2., 4. und 5.

? 13.46 Ein Kind hat eine stark ätzende Lauge getrunken. Folgende Maßnahme/n am Unfallort ist/sind zulässig:

1. Brechreiz auslösen durch Rachenreizung (Finger)
2. Brechreiz auslösen durch Sirupus Ipecacuanha
3. reichlich Wasser trinken lassen
4. verdünnten Speiseessig trinken lassen

Welche Aussage(n) ist/sind richtig?

A) Keine Aussage ist richtig.
B) nur 3.
C) 1. und 3.
D) 3. und 4.
E) Alle Aussagen sind richtig.

→ 13.45 Lösung: A)

Erörterung: Palpation bezeichnet das Untersuchen eines Patienten durch Tasten.

✓ **1.** Beim schlanken, jungen Patienten ist auch eine nicht vergrößerte Milz in tiefer Inspiration tastbar.

F **2.** Eine tiefliegende Milz kann, ohne vergrößert zu sein, auch einmal in Atemmittelstellung tastbar sein.

F **3.** Eine zuverlässige Erfassung der Milzgröße ist zum Beispiel durch die Sonographie möglich.

✓ **4.** Der Untersucher umfaßt den linken unteren Rippenrand mit seiner linken Hand. Bei der Palpation der Milz wird der Patient aufgefordert, tief einzuatmen, während die rechte Hand des Untersuchers vorsichtig tastet. Bei Inspiration erscheint die Milz durch die Zwerchfellverschiebung mit ihrem Unterrand am Rippenbogen.

F **5.** Die gesunde Milz besitzt eine glatte Oberfläche.

→ 13.46 Lösung: B)

Erörterung: Erste Hilfe bei Laugen-Unfall.

 1. und 2. Weder bei Laugen- noch bei Säureverätzungen sollte Brechreiz ausgelöst werden, denn dabei würde die Flüssigkeit bei erneuter Passage ein zweites Mal Schaden anrichten.

 3. Durch reichliche Flüssigkeitszufuhr kann die Lauge verdünnt werden.

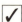 **4.** Die Behandlung von Laugenverätzungen mit schwachen Säuren ist kaum effektiver als eine starke Verdünnung mit Wasser. Außerdem ist die Verwechslungsgefahr sehr hoch, da die Noxe am Unfallort oft nicht eindeutig identifiziert werden kann.

Themenübergreifende Fragen   339

? 13.47 Was benötigen Sie für einen Prießnitz-Wickel?

1. warme, feuchte Leintücher
2. kalte, feuchte Leintücher
3. trockene Leintücher
4. trockene Wolltücher

Welche Aussagen sind richtig?

A) 1. und 3.
B) 2. und 3.
C) 2. und 4.

? 13.48 Prüfen Sie folgende Aussagenkombination:

Nach Aufnahme von zwei kräftigen Schlucken eines laugenhaltigen WC-Reinigers besteht die Initialtherapie (Sofortmaßnahme) in der Auslösung von Erbrechen,
weil
durch Erbrechen ein Teil des im Magen befindlichen Giftes eliminiert wird.

Antwort	erste Aussage	zweite Aussage	Verknüpfung
A	richtig	richtig	richtig
B	richtig	richtig	falsch
C	richtig	falsch	
D	falsch	richtig	
E	falsch	falsch	

➔ **13.47 Lösung: C)**

Erörterung: Der Prießnitz-Wickel ist ein feuchter, kalter Leibumschlag, der sich unter trockener Wollumhüllung erwärmt. Dies ist eine hydrotherapeutische Maßnahme, die evtl. mit Zusatz von Kräutern als sogenannte wärmeentziehende Maßnahme ca. 20 Minuten durchgeführt wird.

➔ **13.48 Lösung: D)**

Erörterung: Bei versehentlicher oraler Aufnahme von Säure oder Lauge sollte die Auslösung von Erbrechen dringend unterbleiben, da bei erneuter Passage der Speiseröhre die Flüssigkeit erneut schädigen kann, stattdessen sollte der Patient sofort in eine Klinik eingewiesen werden (Gastroskopie und Überwachung).
Natürlich werden durch die Auslösung von Erbrechen noch nicht resorbierte Stoffe wieder eliminiert, dies ist aber nur dann sinnvoll, wenn es sich nicht um ätzende Substanzen etc. handelt, also beispielsweise bei Vergiftung durch Beruhigungsmittel.

Literatur

1. Anamnese und Befund, Dahmer, 4. Auflage, Thieme Verlag
2. Anatomie; Schiebler, 4. Auflage, 1987, Springer Verlag
3. Bundesseuchengesetz, 14. Auflage, Verlag Reckinger & Co.
4. Checkliste Geriatrie, Wettstein et al., 1997, Thieme Verlag
5. Checkliste Innere Medizin, Hahn, 1997, Thieme Verlag
6. Concilium cedip, practicum, 1990, cedip GmbH
7. Concilium cedip, Naturheilweisen, Bd. 1 und 2, 1993, cedip GmbH
8. Das Grundgesetz, Bundesverlag
9. Erkrankungen während der Schwangerschaft, Beller u. Kyank, 5. Auflage, Thieme Verlag
10. Gefäßkrankheiten in der Praxis, Hubert Mörl, 3. Auflage, edition medizin
11. Gelbe Liste, Pharmaindex, 1992, IMP Kommunikationsgesellschaft
12. Gynäkologie und Geburtshilfe, Schmidt/ Mathiessen, 8. Aufl., 1992, Schattauer Verlag
13. Histologie; Schiebler, 2. Auflage, Springer Verlag
14. Innere Medizin, Classen/Diehl/Kochsiek, 3. Auflage, 1994, Urban & Schwarzenberg
15. Internistische Therapie; Wolff-Weihrauch, 10. Auflage, 94/95, Urban & Schwarzenberg
16. Klinikleitfaden Innere Medizin, Braun, 5. Auflage, 1994, Jungjohann Verlag
17. Körper des Menschen; Faller, 10. Auflage, 1984, Thieme Verlag
18. Lehrbuch Anatomie, Lippert, 2. Auflage, 1990, Urban & Schwarzenberg
19. Lehrbuch für Heilpraktiker; Richter, 3. Auflage, Urban & Schwarzenberg
20. MLP, Duale Reihe: Ökologisches Stoffgebiet, 1991, Hippokrates Verlag
21. Praxisleitfaden Naturheilkunde, Jungjohann Verlag, 2. Auflage, 1994
22. Prüfungsfragen für HP; Scharl, Dr. E. Wimmer Verlag
23. Pschyrembel, Klinisches Wörterbuch, 1996, de Gruyter
24. Pschyrembel, Wörterbuch der Naturheilkunde, 1996, de Gruyter
25. Psychiatrie, Hans Jürgen Möller, 1992, Kohlhammer Verlag
26. Roche Lexikon der Medizin
27. Rote Liste, 1996, Editio Cantor, Aulendorf
28. Taschenatlas der Physiologie, Silbernagl, 3. Auflage, 1988, Thieme Verlag
29. Therapie bei Nieren- und Hochdruckkrankheiten bei Diabetikern, J. Girndt, 1988, edition medizin

Praxiskunde

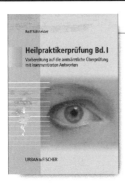

Noch mehr Prüfungsfragen!

- 333 Prüfungsfragen aktuell und sorgfältig ausgewählt
- Ausführliche Kommentare grundsätzlich und umfassend
- Richtige und falsche Aussagen werden fundiert und nach den neuesten medizinischen Erkenntnissen begründet

Heilpraktikerprüfung Bd. I
1998. 352 S., kt.
DM 48,– / ÖS 350,– / SFr 44,50
ISBN 3-437-55410-7

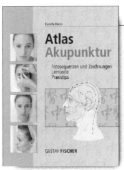

Einfach bestechend

Dieser Atlas vermittelt anschaulich und in hervorragender Bildqualität die 120 wichtigsten Akupunkturpunkte treffsicher zu stechen:
- Mit 400 Fotos als instruktive Sequenzen sowie 280 Strichzeichnungen
- Lokalisation, Punktaufsuchung, Stichrichtung und -tiefe, Nadelsensation sowie Bedeutung des Punktes sind detailliert beschrieben

Atlas Akupunktur
1998. 255 S., 680 Abb., geb.
DM 128,– / ÖS 934,– / SFr 114,–
ISBN 3-437-55370-4

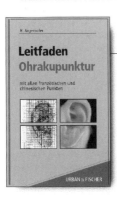

Der erste Atlas zur Ohrakupunktur im Kitteltaschenformat

Die einzige umfassende Darstellung aller chinesischen und französischen Akupunkturpunkte als praxisorientiertes Arbeitsbuch und Nachschlagewerk zur Ohrakupunktur.
- Enthält alle wesentlichen Ohrakupunkturpunkte mit Lokalisation und Indikationen
- Beschreibt konkrete Punktempfehlungen zu den 80 wichtigsten Therapieindikationen aus den Bereichen Schmerztherapie und chronische Erkrankungen
- Unterstützt die sofortige Umsetzung durch instruktive Abbildungen
- Gibt hilfreiche Tips zu bewährten Punktkombinationen und Behandlungsstrategien

Leitfaden Ohrakupunktur
1999. Ca. 240 S., zahlr. Abb. u. Tab., geb.
Ca. DM 72,– / ÖS 526,– / SFr 65,50
ISBN 3-437-55420-4
Erscheint im April '99